Säure-Basen-
Harmonie durch
Trennkost

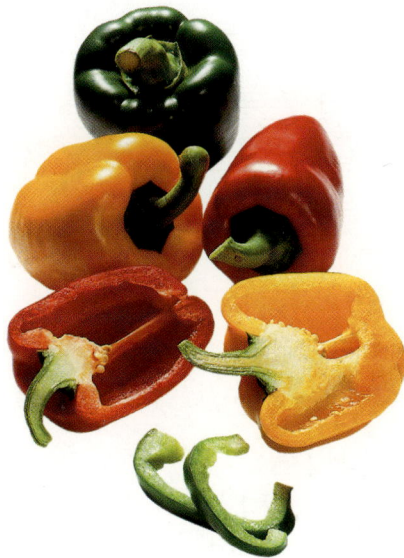

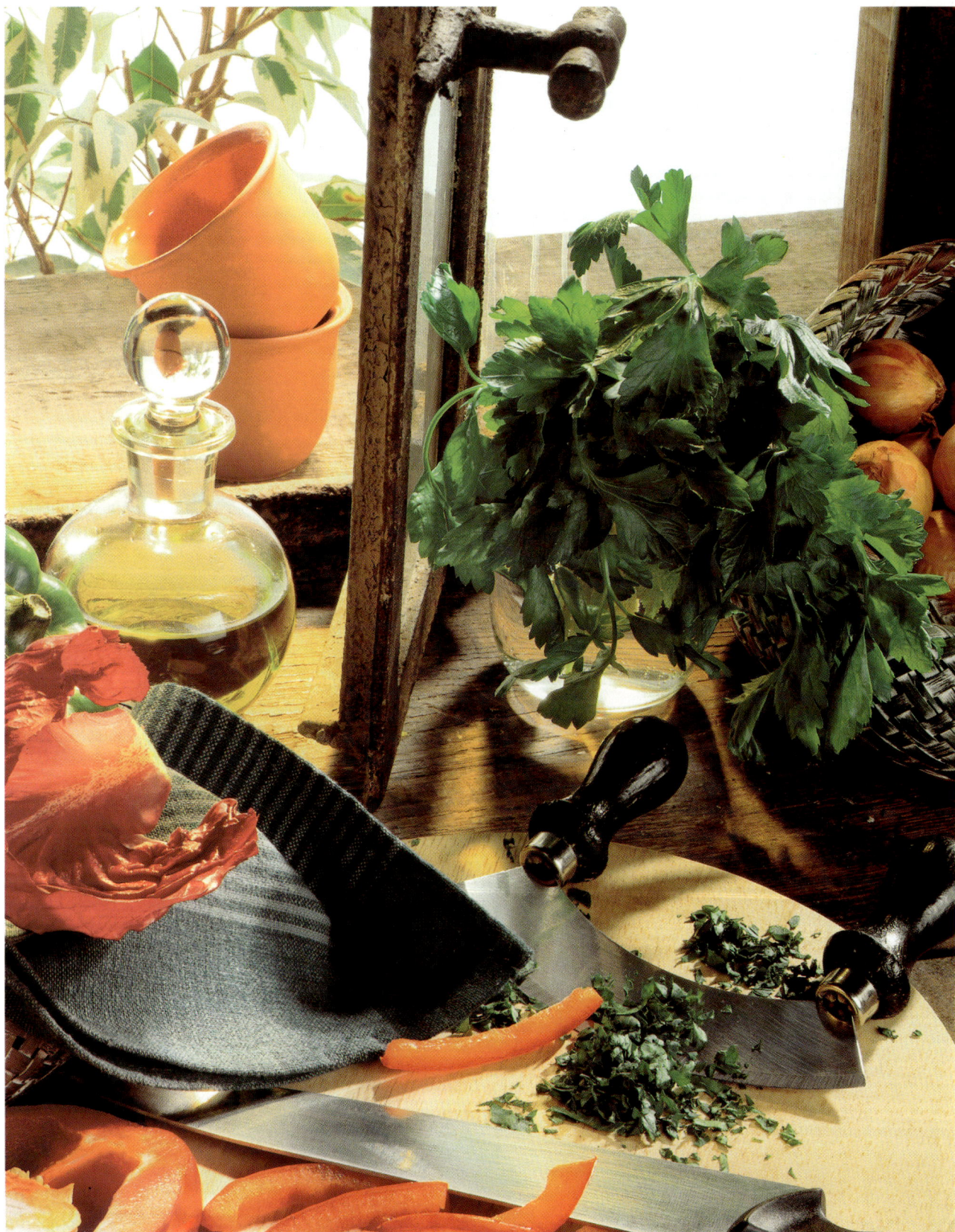

Dr. med. Thomas M. Heintze
Ursula Summ

Säure-Basen-Harmonie durch Trennkost

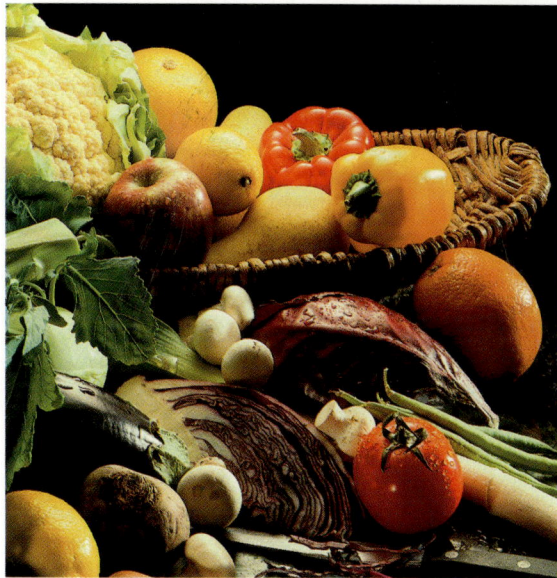

FALKEN

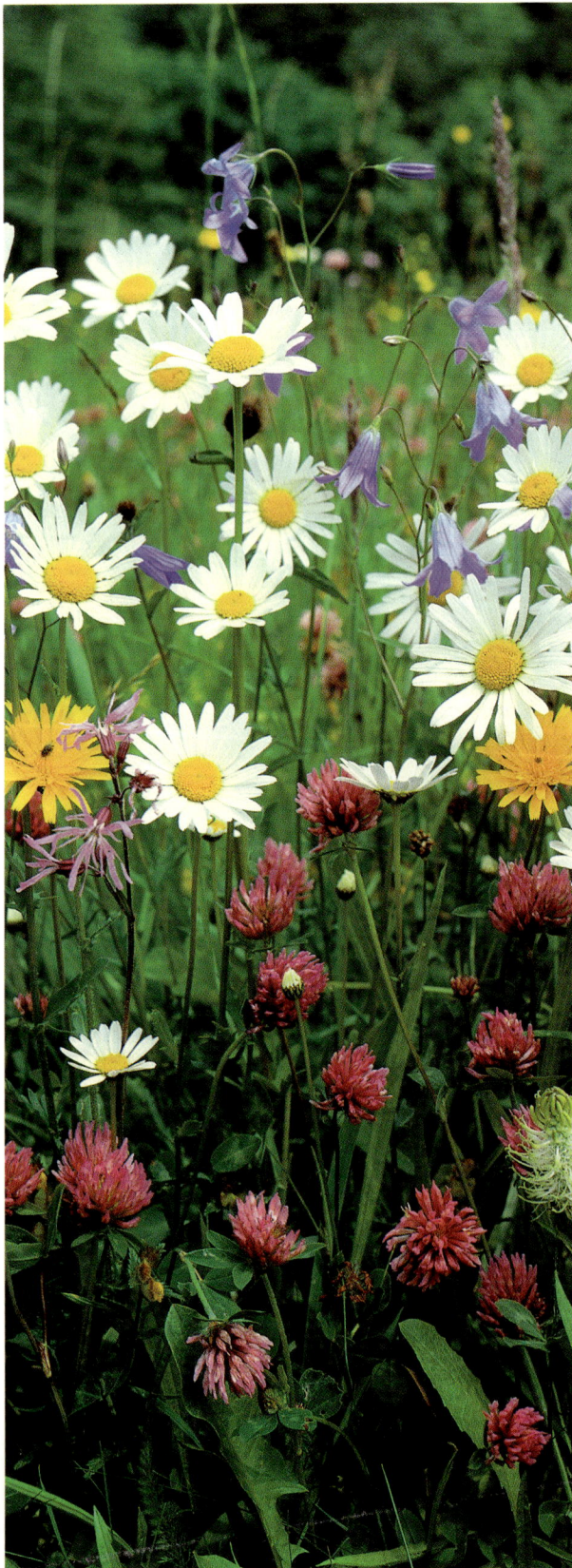

Inhalt

Einleitung

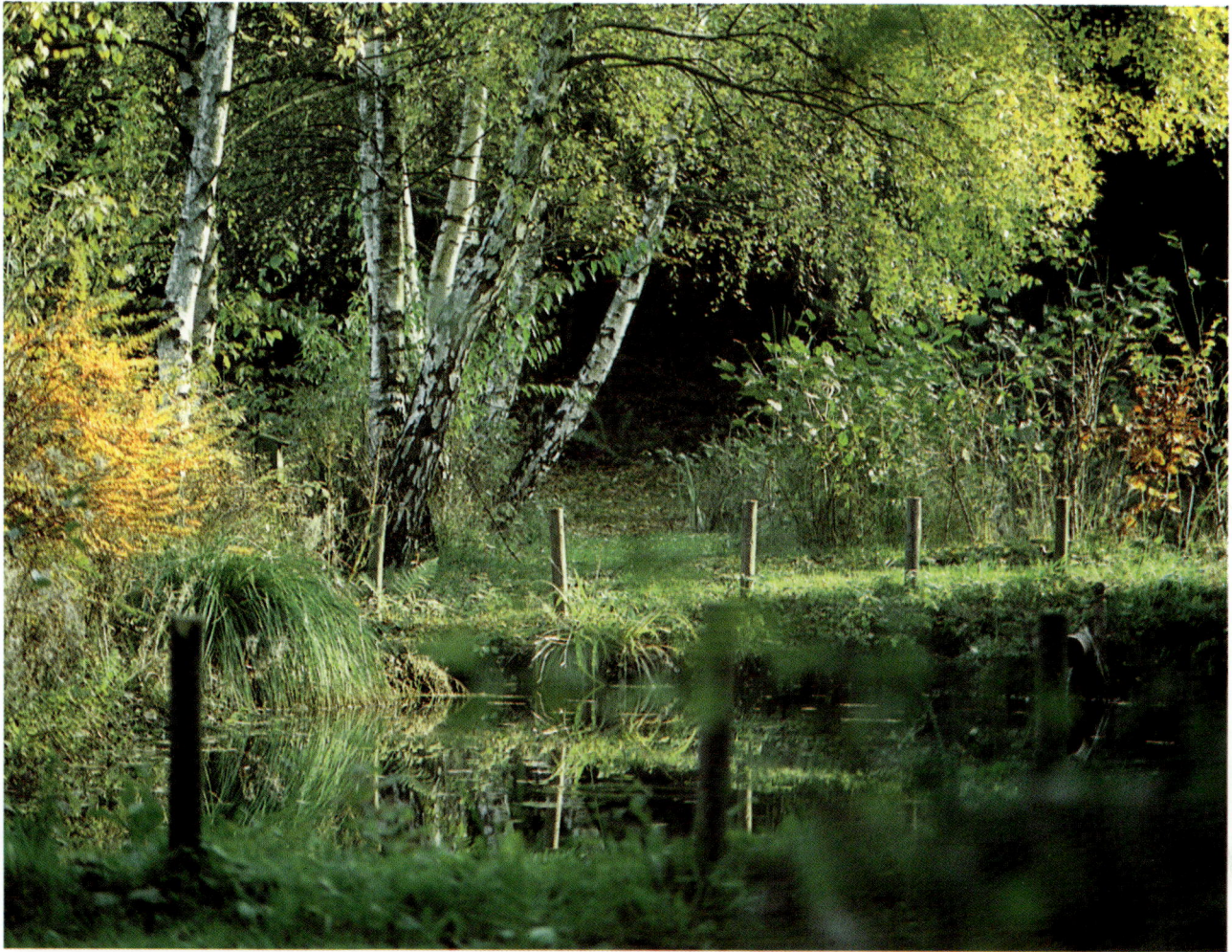

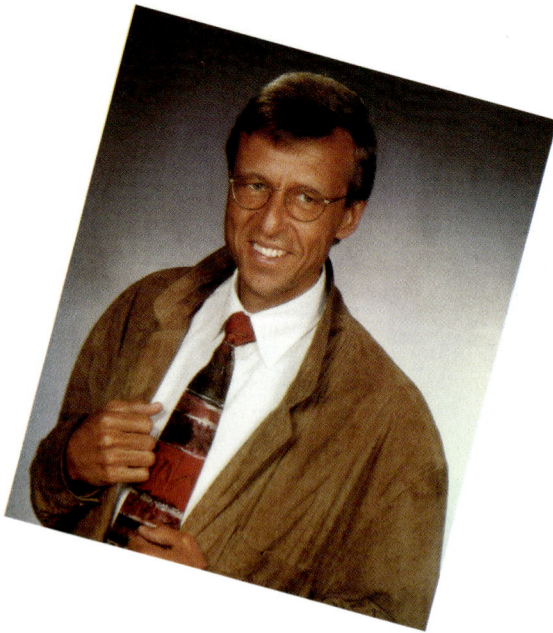

Vorwort

Begriffe, wie saurer Regen und eine Übersäuerung des Bodens, sind in unserem Wort- und Wissensschatz heute fest verankert. Auch die Folgen dieser „Säurekatastrophen", wie das Waldsterben und die Zerstörung von historischen Gebäuden, kennen wir.

Doch das Thema Übersäuerung betrifft nicht nur unsere Umwelt. Es gibt auch eine säurebedingte Inweltbelastung (auch Innenweltbelastung oder Belastung des inneren Milieus genannt), die Mitverursacher von zahlreichen Störungen und Krankheiten ist. Zu diesen gehören unter anderem auch die „Killer Nr. 1" bei uns: Herzinfarkt, Schlaganfall und Krebs.

Bereits im altindischen Ayurveda findet sich folgender Satz: „Säure ist Tod, Base ist Leben – Unendlichkeit." Auch Hippokrates hat sich 400 v. Chr. über den Säure-Basen-Aspekt wie folgt geäußert: „Von allen Zusammensetzungen unserer Körpersäfte wirkt sich die Säure zweifellos am schädlichsten aus." Von ihm stammt auch der Satz: „Eure Nahrungsmittel sollen eure Heilmittel sein, eure Heilmittel sollen eure Nahrungsmittel sein."

Vor 500 Jahren bereits gab Paracelsus, ein großartiger Arzt, Philosoph und Alchemist, vielen seiner Patienten sein berühmtes „Sal polychrestum et mirabile" (ein reichlich Basenbildner enthaltendes Salz) und konnte so viele seiner Problempatienten erfolgreich behandeln. In der ersten Hälfte des 20. Jahrhunderts maßen die Ärzte Dr. M. O. Bircher-Benner und Prof. Dr. W. Kollath basenüberschüssiger Kost Heilwirkung zu, wie auch Dr. Howard Hay seiner Trennkost.

Und all diese Persönlichkeiten irrten sich nicht. Unser Stoffwechsel kann nur optimal funktionieren, wenn der Körper im Säure-Basen-Gleichgewicht ist. Zwar kann unser Organismus gewisse Schwankungen selbst mittels eines ausgeklügelten Puffersystems ausgleichen, doch können diese Mechanismen durch bestimmte Faktoren geschwächt werden. Und dann ist der Übersäuerung Tür und Tor geöffnet.

Ist unser Körper übersäuert, hat das in jedem Fall Auswirkungen auf die Gesundheit. Zwar muß dies nicht sofort sein, sondern kann sich auch erst nach einiger Zeit äußern, doch die Gefahr ist da.

Eine Umstellung der Ernährung im Sinne der Hayschen Trennkost sowie eine gesunde Lebensweise helfen in großem Maße, einer Übersäuerung entgegenzuwirken. Denn sowohl eine unausgewogene Ernährung als auch z. B. Streß und Kummer sind typische Faktoren, die zu einer Übersäuerung des Körpers führen können.

In diesem Buch werden zunächst Ursachen und Auswirkungen von Übersäuerung anschaulich dargestellt. Sie erhalten Hinweise, was Sie gegen eine Übersäuerung tun können – sowohl durch harmonisches Essen als auch durch eine Veränderung Ihrer Lebensweise. Danach erfahren Sie etwas über die Trennkost, deren Ziel es ist, den Körper im Säure-Basen-Gleichgewicht zu halten. Neben einem ausführlichen Trennungsplan und wertvollen Hinweisen zur Durchführung der Trennkost, erwarten Sie im Anschluß viele Rezepte für alle Mahlzeiten des Tages.

Nutzen Sie die Chance, etwas für sich und Ihre Gesundheit zu tun. Dabei profitieren sowohl Körper als auch Geist und Seele.

Dr. med. Thomas M. Heintze

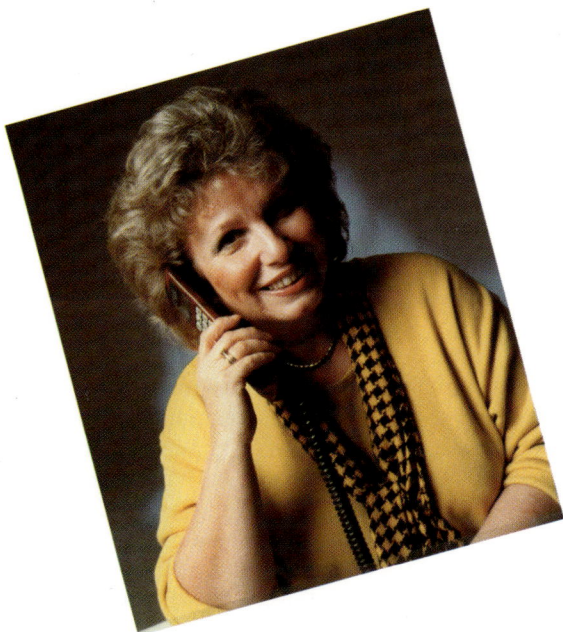

„Viele Menschen kennen die Sterne, die Planeten, den Mond, die Erde, die Tiere, Pflanzen und Steine – doch die Elemente, von denen die Gesundheit abhängt, die kennen sie nicht." Diese sehr weisen Worte stammen von dem Ernährungswissenschaftler Dr. Felix Kieffer – und erst beim zweiten Durchlesen wurde mir so richtig bewußt, wie recht er damit hat. Denn viel zu viele Menschen überlassen alleine den Medizinern ihre Gesundheit und scheuen die Eigenverantwortung. Dabei steckt in jedem von uns „der kleine Doktor", und niemand kennt den eigenen Körper besser als man selbst.

Damit keine Mißverständnisse entstehen, ich möchte Sie nicht von einem Arztbesuch abhalten, sondern Sie nur darauf aufmerksam machen, daß Schmerzen und Krankheiten Warnsignale des Körpers sind. Sie einfach nur mit Medikamenten bekämpfen zu wollen, ohne deren Ursache zu erforschen, wäre sehr blauäugig. Unser intelligenter Körper verfügt nämlich über eine sehr ausdrucksvolle Organsprache, und es ist sehr hilfreich, diese Sprache verstehen zu lernen.

Oftmals sind es nur Kleinigkeiten, z.B. das Fehlen eines Mineralstoffs oder eines Vitamins, welches dem Körper ordentlich zusetzen kann. Fehlt beispielsweise Magnesium, so kann dies heftige Wadenkrämpfe zur Folge haben. Aber auch das Herz kann unter Magnesiummangel leiden und sendet daraufhin Schmerzen aus.

Solche Mangelzustände zeigen sich nicht unbedingt sofort in „dramatischen" Krankheitssymptomen, sondern vielfach nur in kleinen Störungen der Befindlichkeit. Man fühlt sich nicht ganz wohl in seiner Haut, ist ständig müde und gereizt und fühlt sich den beruflichen und privaten Anforderungen körperlich wie geistig nicht mehr gewachsen. Hinzu kommt die oft selbst herbeigeführte, hektische Lebensweise, die die Lebensqualität deutlich vermindert. Eine erhöhte Anfälligkeit für Krankheiten kann die Folge sein.

Zum Glück ist die Wissenschaft heute so weit fortgeschritten, daß niemand mehr dieser Entwicklung hilflos ausgeliefert ist. Jeder kann selbst einiges dazu beitragen, sein Krankheitsrisiko so gering wie möglich zu halten. Um gesund zu bleiben, ist es besonders wichtig, seinen Körper im Säure-Basen-Gleichgewicht zu halten, denn dieses ist in großem Maße mitverantwortlich für das reibungslose Funktionieren des Stoffwechsels. Innere Harmonie gibt dem Körper die Gelegenheit „Gesundheitsreserven" zu bilden und gegen Störungen von außen gewappnet zu sein.

Aus meiner eigenen Erfahrung heraus kann ich folgendes dazu sagen: Als ich noch nichts von der Hayschen Trennkost und vom Säure-Basen-Gleichgewicht wußte, ernährte ich mich hauptsächlich von Fertigprodukten, Süßigkeiten und Schweinefleisch. Ich wurde damals sehr krank und sehr dick. Rheumatische Beschwerden in beiden Oberarmen, Gicht in den Händen, eine schlechte Verdauung, Kopfschmerzen und noch einiges mehr trieben mich an den Rand der Verzweiflung. Doch aus Unwissenheit brachte ich meine Krankheiten nicht mit meiner total säureüberschüssigen Ernährung in Verbindung, sondern glaubte an eine Vererbung meiner Leiden. Dies war für mich die einfachste Erklärung und gleichzeitig ein Abschieben der eigenen Verantwortung. Heute weiß ich aus eigener Erfahrung und durch meine langjährige berufliche Tätigkeit, daß die Beachtung des Säure-Basen-Gleichgewichts eine wichtige Rolle für Gesundheit und Wohlbefinden spielt.

Darum lassen Sie sich nun zunächst von Dr. Thomas M. Heintze aus ärztlicher Sicht über die Bedeutung des Säure-Basen-Gleichgewichts aufklären. Nachfolgend zeige ich Ihnen dann, wie Sie Ihr Wissen in die Praxis umsetzen können.

Ursula Summ

Herzlichst
Ihre Ursula Summ

Zivilisationskrankheit Übersäuerung

Was versteht man unter Übersäuerung?

Es wird viel über Übersäuerung gesprochen und geschrieben. Doch in den meisten Fällen werden die recht schwierigen Vorgänge in unserem Körper, die zu einer Disharmonie führen, nur angerissen oder lückenhaft dargestellt. Daher möchten wir Ihnen nachfolgend wichtiges und detailliertes Hintergrundwissen zum Thema vermitteln.

Was sind Säuren, was sind Basen?

Ein kleiner Chemie-Exkurs

Vereinfacht dargestellt, sind Säuren chemische Verbindungen, die sauer reagieren. Basen, chemisch gesehen die Gegenspieler der Säuren, sind Verbindungen, die basisch reagieren. Treffen ein Säure- und ein Basemolekül zusammen, entstehen ein neutrales Molekül, ein sogenanntes Salz, und Wasser. Die Wirkung der Säure und der Basen ist dann aufgehoben.

Ein schönes Beispiel ist hier das Kochsalz (NaCl). Es setzt sich aus Natrium (Na) und Chlor (Cl) zusammen und reagiert chemisch gesehen neutral. Chlor für sich allein hingegen, ist ein äußerst aggressives Atom. In Verbindung mit dem Natrium (wie hier bei Kochsalz) entsteht aber ein ungefährliches Salz.

Säuren und Basen kommen überall vor – zum Beispiel in unseren Lebensmitteln. Ein Apfel enthält viel Fruchtsäure und schmeckt dementsprechend sauer. Oder auch eine Autobatterie. Sie enthält Schwefelsäure, welche für die Funktion der Batterie von großer Bedeutung ist. Herkömmliche Seife hingegen wirkt basisch, und auch Küchennatron ist eine Base.

Der Chemiker kann eine Säure oder eine Base ganz einfach identifizieren, und zwar mit Hilfe von Lackmuspapier. Vielleicht erinnern Sie sich dabei an Versuche im Chemieunterricht in Ihrer Schulzeit. In Apotheken kann man zwei verschiedene Sorten Lackmuspapier kaufen – blaues und rotes. Kommt beispielsweise blaues Lackmuspapier mit Säure in Kontakt, verfärbt es sich rot. Dies ist dann ein Nachweis für Säure. Tauchen Sie doch einfach einmal blaues Lackmuspapier in Essig oder Zitronensaft. Sie werden sehen, daß es sich rot verfärbt. Aber auch Bohnenkaffee und schwarzer Tee rufen eine Rotfärbung hervor, denn sie enthalten beträchtliche Mengen an Tanninsäure. Basen verfärben rotes Lackmuspapier blau. Dies ist dann der Nachweis für Basen. Kalkwasser enthält beispielsweise viele Basen und verursacht somit eine Blaufärbung.

Mischt man nun eine Säure und eine Base mit gleicher Konzentration im gleichen Mengenverhältnis, dann neutralisieren sich die beiden Lösungen. Es entstehen Wasser und ein Salz. Taucht man in diese Verbindung dann Lackmuspapier, tritt keine Verfärbung auf.

Was versteht man unter einem pH-Wert?

Die Stärke bzw. den Grad einer Säure oder einer Base drücken Naturwissenschaftler mit Hilfe der sogenannten „pH-Skala" aus. Diese reicht von 0 bis 14, wobei 0 für den stärksten Säuregrad, 14 für den höchsten basischen Grad steht. Der pH-Wert von 7 ist der Neutralpunkt. Substanzen mit diesem Wert reagieren neutral, also weder basisch noch sauer. Reines Wasser hat beispielsweise einen pH-Wert von 7. Die pH-Skala ist logarithmisch aufgebaut. Dies bedeutet, daß beispielsweise eine Säure mit einem pH-Wert von 5 100mal saurer ist als eine mit einem pH-Wert von 6.

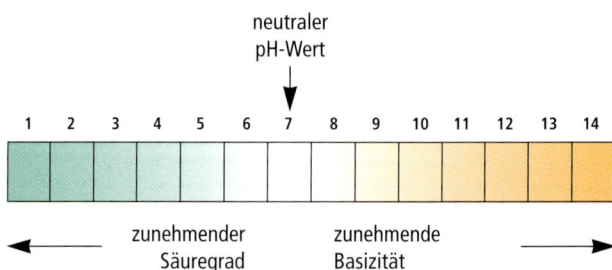

Der pH-Wert von menschlichem Blut liegt zwischen 7,3 und 7,45. Der Mensch lebt somit in einem basischen Bereich und schöpft daraus offenbar seine Lebenskraft. Innerhalb der oben genannten Wertegrenzen wird der Blut-pH-Wert vom Körper sehr fein reguliert. Dies ist wichtig, damit der Stoffwechsel richtig funktioniert. Im Extremfall kann der Wert zwischen 7,0 und 7,8 schwanken. Außerhalb dieser Spanne ist menschliches Leben nicht mehr möglich. Die meisten biochemischen Vorgänge im Körper laufen bei einem bestimmten pH-Wert am besten ab. Verändert sich dieser (z. B. durch falsche Ernährung), können viele Stoffwechselvorgänge nur noch verlangsamt ablaufen oder werden gänzlich gestört. Man wird krank.

Wieso enthält unser Körper Säuren und Basen?

Nicht nur in unserer Umwelt kommen Säuren und Basen vor. Unser Körper nimmt auch Säuren über die Nahrung auf, z.B. Fruchtsäuren und Essig. Außerdem werden dem Körper über die Nahrung, je nach Lebensmittel, sogenannte Säure- und Basenbildner (S. 23) zugeführt, die dann im Stoffwechsel Säuren und Basen zu bilden vermögen. Darüber hinaus produziert unser Organismus auch selbst Säuren und Basen, welche er für wichtige Stoffwechselfunktionen benötigt.

Dies alles ist von der Natur so gewollt und macht allein noch nicht krank, wenn der Säure-Basen-Haushalt des Menschen in Ordnung ist. Führt man aber zu viele Säuren oder zu viele Säurebildner zu, bzw. ist der Körper nicht mehr in der Lage einen Säureüberschuß auszugleichen, dann droht die Gefahr einer Übersäuerung (S. 17).

Ein ausgeklügeltes Regulationssystem hält bei Gesunden das Verhältnis von Säuren und Basen im vorgegebenen Gleichgewicht. Diese Art von Wechselbeziehungen gibt es in der Natur überall: Tag und Nacht, Ebbe und Flut, Mann und Frau, Wärme und Kälte – und auch Säuren und Basen. Das eine kann ohne das andere nicht funktionieren. Beides zusammen ist notwendig – jedoch in einem harmonischen Gleichgewicht.

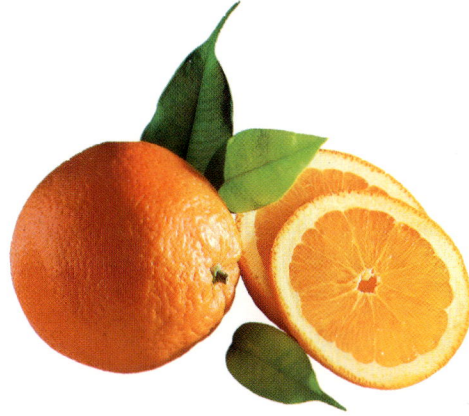

Was eine Welt mit Tagen aber ohne Nächte wäre, können Sie sich sicher schnell ausmalen. Welche Auswirkungen aber ein Mißverhältnis zwischen Säuren und Basen im Körper auf uns Menschen hat, ist vielen nicht bekannt. Die Tabelle unten auf der Seite gibt Ihnen darüber Auskunft.

Wie Säuren und Basen auf unseren Körper wirken		
Wirkung auf	**bei Säure-Basen-Gleichgewicht**	**bei Übersäuerung**
Blutdruck	sinkt	steigt
Atmung	geht langsamer	geht schneller
Blutzucker	sinkt	steigt
Stoffwechsel	verlangsamt sich	überaktiv
Körpertemperatur	sinkt	steigt
Entzündungen	verringerte Anfälligkeiten	höhere Anfälligkeiten
Schlaf	gesundes Schlafbedürfnis, normale Müdigkeit	vermehrte Schlafstörungen
Leistungsfähigkeit	große Spannkraft, sehr ausdauernd	wenig Antrieb, schlapp, schnell müde
Sonnenlichtempfindlichkeit	geringe Empfindlichkeit gegen UV-Strahlen	erhöhte Empfindlichkeit gegen UV-Strahlen
Vegetatives Nervensystem	entspannt, ruhig	erhöhte Anspannung
Stimmung	gehoben, fröhlich, gut gelaunt	gedrückt, verstimmt, depressiv

Übersäuerung durch Disharmonie

Im gesunden Körper herrscht ein bestimmtes Gleichgewicht zwischen Säuren und Basen. Ist dies gestört, d. h. ist die Konzentration von basischen (alkalischen) Elementen vermindert oder aber die von Säuren erhöht, spricht man von Übersäuerung, saurem Zustand oder auch Azidose.

Da die Säure den Körper belastet, muß sie ausgeschieden werden. Würde dies nur über Nieren (Urin) und Dickdarm (Stuhl) geschehen, könnten diese Organe durch die Säure Schaden nehmen. So hat die Natur sich etwas einfallen lassen und sogenannte „Puffersysteme" (S. 15) entwickelt. Die Säuren werden damit im Körper durch Mineralstoffe neutralisiert bzw. abgepuffert. Bei dieser biochemischen Reaktion entstehen neutrale Salze, die unser Körper leicht ausscheiden kann. Das Gleichgewicht ist wieder hergestellt, und unsere Organe haben keine Beeinträchtigung erfahren.

Leider werden die Puffersysteme durch bestimmte Faktoren außer Kraft gesetzt, so daß Säureüberschüsse im Körper verbleiben und die Übersäuerung weiter besteht. Das zu den Säuren hin verschobene Gleichgewicht führt dann zu vielerlei Symptomen und macht krank.

Die gesundheitliche Bedeutung der Säure-Basen-Harmonie im Körper ist wesentlich größer und reicht weiter, als bisher angenommen wurde. Dennoch schenkt man in großen Teilen der heute praktizierten Medizin dem Säure-Basen-Haushalt zu wenig Beachtung. Ebenso werden die Regulationsmechanismen des Körpers, die für ein Säure-Basen-Gleichgewicht sorgen, zu Unrecht als „ausreichend" eingestuft.

Sind die Säuren immer die Bösen?

Zahlreiche Funktions- und Befindlichkeitsstörungen sowie Erkrankungen lassen sich über die Wiederherstellung des Säure-Basen-Gleichgewichts entscheidend positiv beeinflussen. Bevor jedoch der Eindruck entstehen könnte, die Säuren seien immer die Schurken und die Basen stets die Guten, möchten wir Ihnen nachfolgend kurz die Bedeutung von Säuren für den Stoffwechsel erläutern.

Unser Blut ist stets bestrebt, ein Übermaß an Säuren abzufangen bzw. zu „puffern" (S. 16). Dennoch haben Säuren im Körper wichtige physiologische Aufgaben zu erfüllen. Eine erstaunliche Bedeutung kommt ihnen z. B. im arbeitenden Muskel zu. Es ist oberflächlich gedacht, wenn man die durch die Muskelarbeit entstehende Milch- und Kohlensäure nur als Abfallstoff ansehen würde. Beide Säuren rufen nämlich ein Müdigkeitsgefühl hervor und mahnen uns so, rechtzeitig mit der Muskelarbeit aufzuhören. Die Säuren zwingen uns zu einem bestimmten und für den Körper positiven Verhalten. Außerdem erweitern sie die Blutgefäße beträchtlich, so daß der arbeitende Muskel besser durchblutet wird. Dadurch kann im Übermaß entstandene Milchsäure schneller und besser wieder abgebaut und abtransportiert werden.

Denken wir auch einmal an das Gefühl von Schmerz, das ebenfalls durch biochemischen Säurereiz auf freie Nervenendigungen zustande kommen kann und als feines Warnsystem unseres Körpers angesehen werden muß. Oder rufen wir uns die Wirkung der im Magen gebildeten Salzsäure einmal ins Gedächtnis. Gäbe es sie nicht, könnten wir einen Großteil der aufgenommenen Nahrung nicht oder nur zu einem Teil verdauen und verwerten.

Und so gibt es noch eine Reihe weiterer Beispiele, die zeigen, daß es ohne Säuren nicht geht. Die sich im gesunden Stoffwechsel vollziehende Säurebildung ist also notwendig für den richtigen Ablauf unseres Stoffwechsels. Ein Säureüberschuß hingegen macht krank.

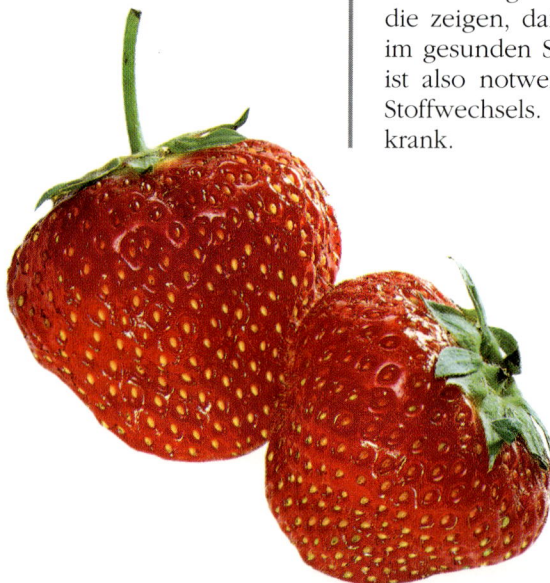

Wie entsteht Übersäuerung?

Welche Übersäuerungsfaktoren gibt es?

Viele Faktoren können zu einer Übersäuerung führen, wenn unser Körper geschwächt ist. Dabei verstärkt sich die Gefahr, wenn mehrere Faktoren zusammenkommen.

Übersäuerungsfaktoren

- falsche Ernährung

- Vitamin- und Mineralstoffmangel

- übermäßiger Konsum von Genußmitteln

- falsche Lebensweise (Bewegungsmangel)

- Streß und negative Emotionen (z.B. Neid, Wut und Ärger)

- Krankheiten

- falsche Atmung

- chemische Arzneimittel

- Elektrosmog

- Umweltgifte

Falsche Ernährung macht sauer

Nimmt man die falschen Lebensmittel zu sich, kann es schnell zu einer Übersäuerung kommen. Ganz besonders wichtig ist hierbei die Menge der säurebildenden Lebensmittel (S. 23). Nahrungsmittel, die viel tierisches Eiweiß enthalten (z.B. Fleisch, Fisch, Eier und Käse), zählen zu dieser Gruppe.

Aber auch ein Zuviel an raffinierten und denaturierten Lebensmitteln (z.B. Weißmehlprodukte und zuckerhaltige Nahrungsmittel) löst im Körper eine verstärkte Säurebildung aus. Wieso? Bei der Herstellung von raffiniertem Zucker beispielsweise, werden diesem sämtliche Vitamine und Mineralstoffe entzogen. Wird der Zucker dann nach Genuß verstoffwechselt, fehlen diese für die Umwandlung wichtigen Stoffe (z.B. die B-Vitamine). Verzehrt man nun häufig größere Zuckermengen, ist die vollständige Verstoffwechselung und Neutralisierung der Säuren, die im Körper durch den Zucker entstehen, beeinträchtigt. Es kommt zu einer Übersäuerung.

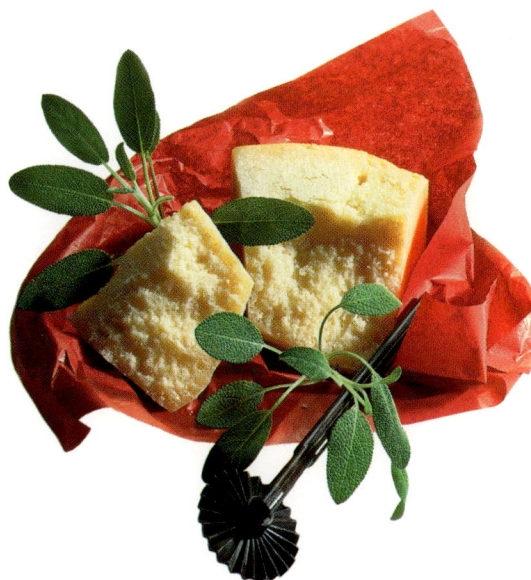

Ein zu großer Verzehr von Fett und fettreichen Speisen kann ebenfalls übersäuernd wirken. Fette werden im Körper zu verschiedenen Säuren abgebaut. Hat der Körper ein Mineralstoff- und Vitamindefizit, dann können diese nur unvollständig verstoffwechselt werden. Übersäuerung ist die Folge.

Von weiterer Bedeutung ist die Zubereitung der Nahrung: Ein zu langes und zu starkes Erhitzen führt zu einer Verschiebung des Verhältnisses zwischen Säure- und Basenbildnern im Gericht hin zu den Säurebildnern. Durch das Kochen gehen nämlich Basenbildner (z.B. Mineralstoffe aus Gemüse und Kartoffeln) in die Kochflüssigkeit über und sind somit „verloren". Daher unser Rat: Schütten Sie bei Gemüse und Kartoffeln die Garflüssigkeit mit den ausgelösten basenbildenden Mineralstoffen nicht weg, sondern verwenden Sie sie weiter (z.B. für eine Sauce).

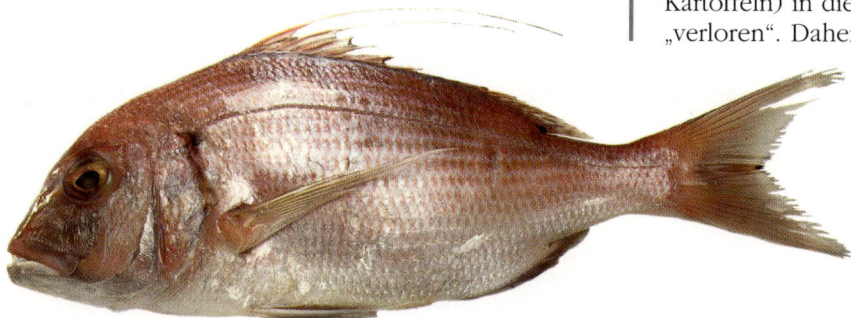

Vitamine und Mineralstoffe puffern die Säuren

Nimmt man über die Nahrung zu wenig Vitamine und basenbildende Mineralstoffe auf, dann verschiebt sich das Gleichgewicht im Körper sehr schnell in Richtung „sauer". Zu den basenbildenden Mineralstoffen zählen hauptsächlich Natrium, Kalium, Kalzium, Magnesium und Eisen. Sie werden laufend im Körper für Neutralisierungsvorgänge gebraucht. Um diese Defizite auszugleichen, müssen sie daher von außen (über die Nahrung) neu zugeführt werden. Daher die Empfehlung, naturbelassene Lebensmittel zu essen, denn sie enthalten die meisten Vitamine und Mineralstoffe. Gemüse, Salat und Obst (klassische „Vitamin- und Mineralstoffbomben") sollten täglich auf dem Speiseplan stehen. So kann man viel für seine Säure-Basen-Harmonie tun.

Sauer durch Genußmittel

Ein hoher Konsum von Bohnenkaffee und schwarzem Tee, aber auch übermäßiger Alkoholgenuß und das Rauchen belasten unseren Körper und können zu einer Übersäuerung führen.

Kaffee wird durch einige seiner Inhaltsstoffe und durch bei seiner Verdauung übrigbleibende Reststoffe im Körper zu Säure. Dies ist auch bei entkoffeiniertem Kaffee der Fall. Zudem beschleunigt Kaffee die Ausscheidung von basenbildendem Kalzium über den Darm, was somit zu einer verminderten Basenpufferung führt.

Bei Alkoholkonsum werden die basenbildenden Mineralstoffe Kalzium, Kalium und Magnesium verstärkt ausgeschleust – die Basenpufferung verringert sich. Zudem reizt Alkohol die Magen- und Speiseröhrenschleimhaut und belastet die Leber.

Wie auch bei Kaffee, ist ein maßvoller Genuß von Alkohol durchaus akzeptabel, wenn man gesund ist und sich ansonsten ausgewogen ernährt. 1 bis 2 Tassen Kaffee sind in der Regel akzeptabel. Alkohol sollte man nicht jeden Tag trinken. Es empfiehlt sich außerdem, auf Weinschorle (Wein gemischt mit Wasser) auszuweichen oder einfach auf Mineralwasser umzusteigen. Wenn Sie als alkoholisches Getränk am liebsten Wein trinken, dann bevorzugen Sie Rotwein. Dieser enthält sogenannte „bioaktive Substanzen", die vor Herzinfarkt und Krebs schützen können. Aber auch hier macht das Maß die Wirkung. Die schützende Kraft der bioaktiven Substanzen wird bei größerem Rotweingenuß irgendwann durch die negativen

Einflüsse des Alkohols aufgehoben. Sie können aber auch mit rotem Traubensaft etwas für Ihre Gesundheit tun, denn dieser enthält ebenfalls die genannten Substanzen.

Das Rauchen kann man als „Schnellstraße" zu einer gefährlichen Übersäuerung bezeichnen. Es beeinträchtigt nämlich die Bildung von Natriumbicarbonat, welches normalerweise Säuren im Körper unschädlich macht (S. 16). Des weiteren führt Rauchen zu großen Kalziumverlusten (und somit zu Osteoporose) und beeinträchtigt den Sauerstofftransport durch die roten Blutkörperchen enorm. Bei Rauchern sind bis zu einem Viertel aller roten Blutkörperchen durch Kohlenmonoxyd blockiert. Da der Körper aufgrund dieses Sauerstoffmangels vermehrt rote Blutkörperchen produziert, um das Defizit auszugleichen, verschiebt sich das Verhältnis von festen zu flüssigen Blutbestandteilen hin zu den festen. Das Blut wird dickflüssiger. Das Risiko für Herzinfarkt, Schlaganfall und Thrombosen steigt dadurch deutlich. Außerdem verlangsamt Rauchen die Magen-Darm-Tätigkeit. Dies hilft zwar einerseits, sich nach dem Essen weniger müde zu fühlen (Verdauen macht schlapp), andererseits wird so aber die Magen-Darm-Passage gestört und die Bildung von Säuren verstärkt.

Die richtige Lebensweise ist entscheidend

Hier gilt der Satz: „Wer rastet, der rostet und übersäuert." Bewegungsarmut beschleunigt durch ein damit verbundenes Sauerstoffdefizit die Bildung von Säuren im Körper. Aus diesem Grund sind Kinder, die sich in aller Regel mehr bewegen als wir Erwachsenen, weniger von Übersäuerung betroffen. Außerdem haben sich bei ihnen noch keine großen Säuredepots gebildet.

Sauer durch Streß und negative Emotionen

„Ich bin Sauer!" Man sagt dies so locker dahin, aber es ist schon etwas daran, wenn man sich die Veränderung des Säure-Basen-Gleichgewichts im Körper ansieht. Streß und bestimmte Emotionen, wie Ärger, Wut, Streit, Mißgunst und Neid, können zu einer Übersäuerung des Körpers führen. Man ist dann im wahrsten Sinne des Wortes „sauer".

Krankheiten fördern die Übersäuerung

Bestimmte Krankheiten können eine Übersäuerung des Körpers bewirken. Beispielsweise führen längere Atempausen während des Schlafens, die besonders häufig bei Übergewichtigen auftreten, zu einer Übersäuerung. Große Säuremengen können auch bei

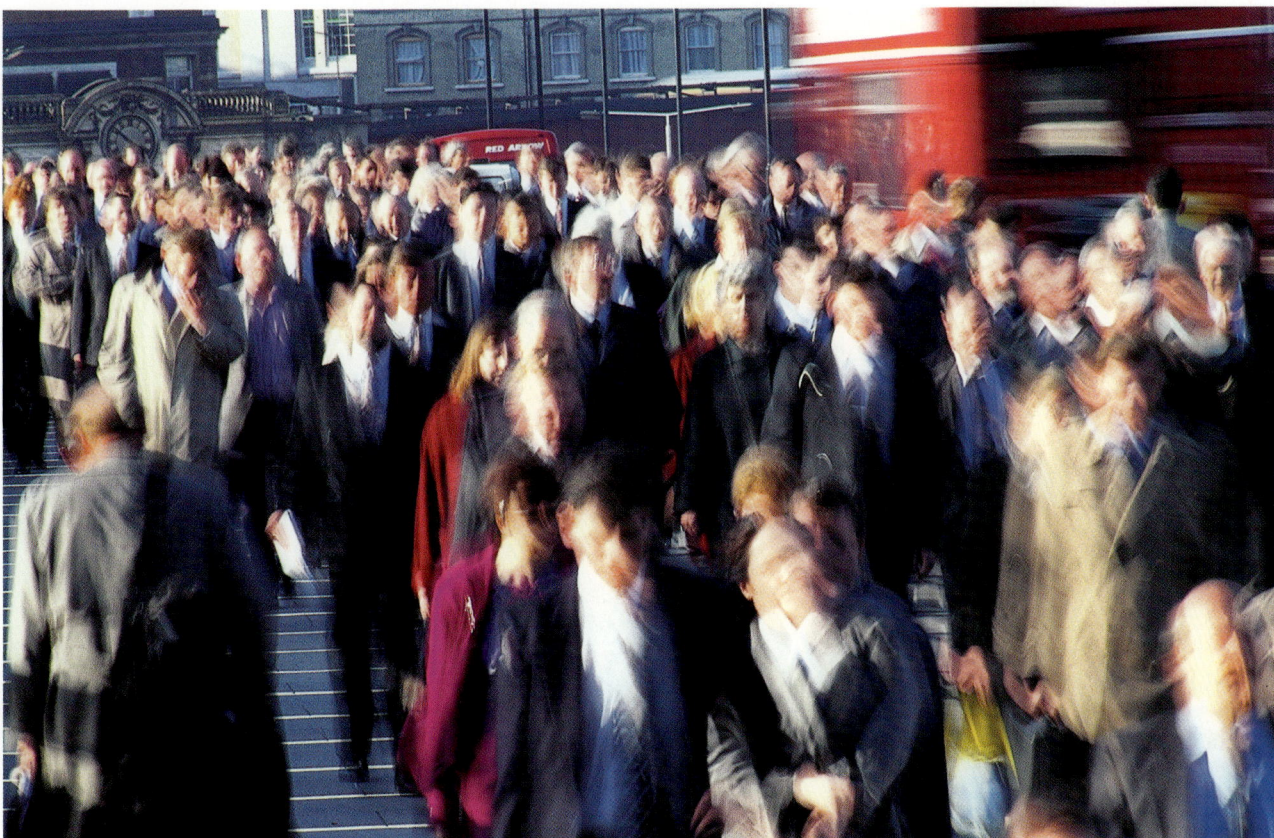

Lebererkrankungen und durch chronische Verstopfung entstehen. Ist die Verdauung gestört, kommt es als Folge einer unzureichend großen Menge an Verdauungssäften im Darm durch Gärungs- und Fäulnisvorgänge zu einer vermehrten Säurebildung.

Ebenso kann eine eingeschränkte Funktion von Bauchspeicheldrüse und Galle, welche beide basische Verdauungssekrete bilden, zu einer Übersäuerung führen. Die Gallenflüssigkeit hat in der Regel einen pH-Wert von bis zu 8,5, das Sekret der Bauchspeicheldrüse einen von 7,5 bis 8,8. Bei einer eingeschränkten Funktion dieser beiden Organe kann der saure Speisebrei, der aus dem Magen in den Darm gelangt, nur noch unzureichend basisch gemacht werden. Die Wirksamkeit der Enzyme im Darm ist dann eingeschränkt, denn diese benötigen ja ein basisches Milieu. So gelangen dann mehr saure Substanzen in das Körpergewebe als eigentlich gut ist.

Die Stoffwechselerkrankung Diabetes mellitus geht auch stets mit einer Übersäuerung einher. Bevor man das Insulin entdeckte, wurden Diabetespatienten daher mit hohen Basengaben behandelt.

Falsche Atmung macht sauer
Atmet man zu flach, wie es heute viele Menschen unbewußt tun, wird zu wenig Kohlensäure abgeatmet. Dies führt dann allmählich zu einem Zustand der Übersäuerung.

„Gesundmacher" Arzneimittel?
Auch wenn man meint, sich mit chemischen Medikamenten etwas Gutes zu tun, wenn man Beschwerden hat, sollte man ihre Auswirkungen auf das Säure-Basen-Gleichgewicht nicht außer Acht lassen. Z.B. führen bestimmte Schmerzmittel und Antirheumatika zu Übersäuerung.

Elektrosmog beeinflußt das Säure-Basen-Gleichgewicht
Unbewußt setzt man sich heute dem Elektrosmog aus – oft ohne zu wissen, welche Auswirkungen er auf unseren Körper hat. Beispielsweise können Fernsehen, Radio, Funktelefone, Halogenlampen, Hochspannungsleitungen und Radar zu einer Übersäuerung des Körpers führen. Auch der Haushaltsherd spielt da eine Rolle. Ein Gasherd belastet dabei weniger als ein Elektroherd, dieser wiederum weniger als die Mikrowelle.

Umweltgifte übersäuern uns
Bestimmte Kunststoffe, Farben, Spritz- und Düngemittel, aber auch Abgase und Verbrennungsrückstände, können eine Übersäuerung des Organismus bewirken. Lärm (eine „akustische Umweltverschmutzung") macht auf die Dauer ebenfalls sauer.

Innere und äußere Ursachen der Übersäuerung

Innere Ursachen
Unter inneren Ursachen versteht man stoffwechselbedingte Faktoren, die eine Übersäuerung bewirken. Beispielsweise können chronische Verstopfung, Streß, falsches und zu flaches Atmen und Blutarmut zu einer Übersäuerung führen. Der Körper produziert dann zuviel Säure bzw. hat nicht mehr die Möglichkeit, den Säureüberschuß abzupuffern oder auszuscheiden.

Äußere Ursachen
Hierunter versteht man Faktoren, die von außen auf den Organismus einwirken und dann zu einer Übersäuerung führen. Im Vordergrund steht dabei unsere Ernährung: Ißt man beispielsweise zu viele Säurebildner (S. 23), dann werden im Körper aus diesen Säuren produziert, die der Körper eigentlich gar nicht benötigt. Und so muß er Mittel und Wege suchen, sie wieder „loszuwerden". Die Gefahr, die von Lebensmitteln ausgeht, die viel tierisches Eiweiß enthalten (z.B. Fleisch und Fisch), ist dabei größer als die, die von denaturierten und raffinierten Produkten (z.B. Zucker und Weißmehlprodukte) ausgeht.

Aber nicht nur die Höhe der Zufuhr an Säurebildnern ist ausschlaggebend, sondern auch die im Körper enthaltene Menge an Basenelementen. Hat der Körper zu wenige davon, dann kann er die von außen bewirkte Übersäuerung nicht abfangen.

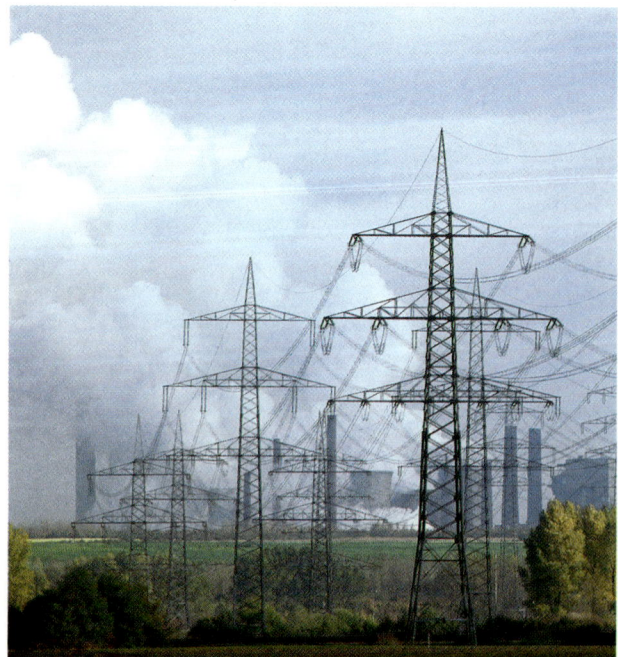

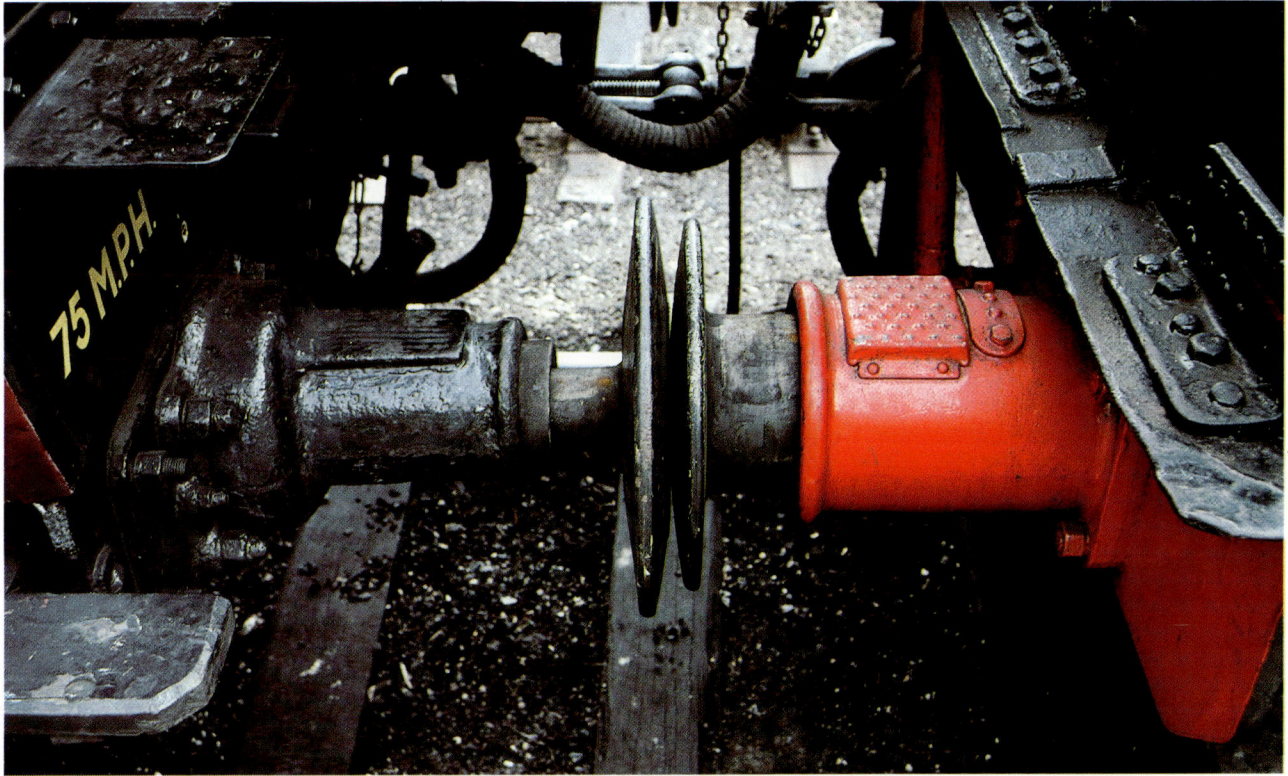

Wie schützt sich unser Körper normalerweise?

Das milieu interieur

Ist es nicht verwunderlich, daß unsere Körpertemperatur im Sommer und im Winter gleichbleibend bei etwa 37 °C liegt? Oder daß wir einen recht konstanten Blutzuckerspiegel von 100 mg Blutzucker pro 100 ml Blut haben und daß gerade so viele Mineralstoffe und Vitamine im Blut gelöst sind, wie eben nötig ist?

Ein vielseitiger französischer Wissenschaftler, Claude Bernard, der diese Zusammenhänge eingehend untersuchte, prägte vor gut 100 Jahren den Begriff „milieu interieur". Dieser bezeichnet ein im Blut stets gleichbleibendes Milieu, welches erforderlich ist, damit alle Stoffwechselvorgänge optimal ablaufen können. Trotz des ständigen Konzentrationswechsels von bestimmten Stoffen in den Geweben, bleibt die Zusammensetzung des Blutserums weitgehend konstant. Unser Körper ist wie ein gut organisierter Betrieb, in dem die Arbeitsabläufe über eine Vielzahl von Signalen, Kontrollmechanismen und Schaltungen geregelt werden. Und so wird in unserem Körper nicht nur die Zusammensetzung des Blutes, sondern auch sein Fließvermögen, sein Volumen und der Blutdruck durch spezielle Meßinstrumente überwacht und notfalls korrigiert.

Heute spricht man in diesem Zusammenhang von den „Normwerten des Blutes", die ein gesunder Mensch hat.

Krankheiten gehen mit einer Störung des Gleichgewichts im Blut einher. Seine Zusammensetzung verändert sich, was man durch bestimmte Analysen nachweisen kann.

Was bewirken Puffer?

Die Puffer an einem Eisenbahnwaggon dienen dazu, Druck- und Stoßkräfte, die beim Rangieren oder während der Fahrt entstehen, abzufangen (abzupuffern).

Was beim Zug mechanisch passiert, das läßt sich im übertragenen Sinne auch auf andere Situationen anwenden. Ein Pufferstaat beispielsweise, kann zwischen 2 rivalisierenden Großmächten ausgleichend wirken. Oder eine gewisse Geldreserve, sozusagen ein Geldpuffer, kann eine plötzlich notwendige größere Ausgabe auffangen, ohne daß man gleich sein Konto überziehen muß.

Auch unser Blut muß in der Lage sein, unerwartete Stöße aufzufangen – also abzupuffern. So auch Säurestöße, die zwangsläufig durch den Lebensprozeß entstehen. Und dies muß Sekunde für Sekunde, Tag und Nacht ohne Unterbrechung funktionieren. Ein Versagen dieser Pufferung würde auf der Stelle zu einer Säurekatastrophe, zu Übersäuerung, führen.

Im Körper haben wir es nun nicht mit mechanischen, sondern mit chemischen Kräften zu tun. Zum besseren Verständnis machen wir daher nachfolgend einen kleinen Exkurs in die Naturwissenschaft. Biochemische Puffersysteme sind in der Lage, plötzliche, stoßartige Veränderungen des pH-Wertes aufzufangen. Puffer sind dabei Substanzen, die eine Änderung des pH-Wertes abpuffern, indem sie starke Säuren und Basen in schwache Säuren und Basen und ihre Salze umwandeln.

Charakteristisch für alle Puffersysteme ist, daß im Körper eine schwache Säure und eine ihr zugehörige Base nebeneinander in einer Lösung vorliegen. Im Blut haben wir so kohlensaure Salze von Natrium und Kalium und ferner in geringerer Menge von Kalk und Magnesium vorliegen. Außerdem ist dort etwas gasförmige Kohlensäure und gelöste Kohlensäure vorhanden. Diese bunte Mischung wirkt nach beiden Seiten ausgleichend, d.h. sie puffert sowohl Säure- als auch Basenüberschüsse. Stellt man sich die kohlensaure Salze wie einen trockenen Schwamm vor, so kann dieser Wasserstoffionen (H^+-Ionen) von Säuren aufsaugen, wenn zu viele davon im Blut sind. Die Säuren werden so abgepuffert. Die Kohlensäure im Blut hingegen ist mit einem völlig durchtränkten Schwamm zu vergleichen, aus dem man Wasserstoffionen herauspressen kann, wenn zu wenige davon im Blut sind. So werden Basen gepuffert.

Unsere Puffersysteme

Unser Körper verfügt über verschiedene Puffersysteme, die pH-Entgleisungen entgegenwirken. Dazu gehören das Hämoglobin (der rote Blutfarbstoff), bestimmte Eiweißkörper, das Bicarbonatsystem sowie Nieren und Lunge. Auch über bestimmte Schweißdrüsen kann Säure abgesondert werden. Das Mineralstoffreservoir des Körpers (das Skelett) stellt ebenfalls bei Bedarf Basen zum Abpuffern zur Verfügung.

Organe und Puffersysteme arbeiten stets fein aufeinander abgestimmt. Produzieren beispielsweise Magenzellen eine bestimmte Menge an Salzsäure und geben sie in den Magen ab (zum Verdauen von Eiweiß), dann bildet unser Körper gleichzeitig die 2,3fache Menge an Natriumbicarbonat und gibt sie ins Blut ab, um diese Salzsäureproduktion auszugleichen (abzupuffern).

Sind unsere Puffersysteme in gutem Zustand, dann können sie das Säure-Basen-Gleichgewicht aufrechterhalten. Ist dies jedoch nicht der Fall, muß unser Körper auf eingelagertes Puffermaterial zurückgreifen (z.B. aus dem Skelett). Dieser „Ressourcenraub" kann auf Dauer krank machen.

Eine der wichtigsten Aufgabe des Organismus ist es, das Blut so rein wie möglich zu halten. Unter allen Körperflüssigkeiten hat das Blut daher das wirksamste Regulationssystem. Durch die Atmung wird der Säure-Basen-Haushalt zwar auch ausgeglichen bzw. beeinflußt (insbesondere der pH-Wert), jedoch kann die Lunge allein keine Normalisierung des Säure-Basen-Gleichgewichts erreichen. Auch den Nieren stehen für die Säureausscheidung mehrere Mechanismen zur Verfügung. Sie scheiden Stoffwechselprodukte aus (sogenannte „fixe Säuren"), die nicht als Gas abgeatmet werden können. Dies sind meist starke Säuren, hauptsächlich Phosphor- und Schwefelsäure aus dem Stoffwechsel.

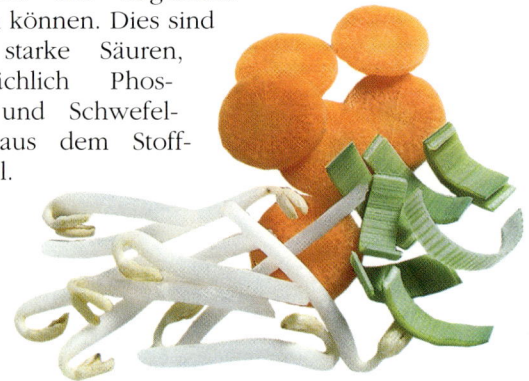

Wann versagen unsere Puffersysteme ihren Dienst?

Auf der einen Seite steht das Idealbild der Gesundheit, weit weg davon ist die Krankheit. Dazwischen befindet sich eine große Grauzone. Durch eine Vielzahl von belastenden Einflüssen und Faktoren (S. 11) entwickelt sich allmählich eine Krankheitsanfälligkeit, die dann durch zusätzliche Auslöser in eine manifeste Erkrankung übergeht.

Wenn sich zuviel Säure im Körper angesammelt hat und weitere Säuren von außen zugeführt bzw. im Organismus gebildet werden, ist irgendwann die Regulationsfähigkeit des Körpers erschöpft. Dann treten Symptome auf, die sich, je nach individueller Schwachstelle, an verschiedenen Orten oder in einer Störung der unterschiedlichsten Körperfunktionen äußern können.

Wichtig ist, die Auslöser der Krankheit nicht mit den Ursachen gleichzusetzen. Die Auslöser bringen erst das Faß zum Überlaufen. Diesem Vorgang sind jedoch bereits viele belastende Faktoren bzw. Einflüsse oder auch ein Mangel an schützenden Faktoren vorhergegangen.

Eine krankheitsbedingte, unzureichende Ausscheidung von Säuren über Nieren, Haut und Darm führt zu einer Anreicherung von Giften und Säuren im Körper. Diesen Säureüberschuß auszuscheiden, kann unter Umständen Jahre dauern. Wenn jemand über Jahrzehnte hinweg Säuren im Körper angesammelt hat, ist es falsch zu erwarten, daß diese durch 2 bis 3 Wochen Diät und Behandlung wieder komplett ausgeschieden werden können.

Was passiert bei Übersäuerung?

Latente und lokale Azidose

Übersäuerung ist nicht gleich Übersäuerung. Gerade die latente und die lokale Azidose sind Krankheiten, die oft nicht diagnostiziert werden, weil sie noch keine pH-Wert-Verschiebung bewirken.

Die verborgene Übersäuerung (latente Azidose) ist in der Schulmedizin weitgehend unbekannt. Sie macht sich noch nicht im Blut bemerkbar, geht aber der akuten Azidose voraus. Die latente Azidose ist somit ein Übergangsstadium, in dem der Körper noch Säuren puffern kann, aber dafür bereits Basenreserven (z.B. aus dem Skelett) mobilisieren muß.

Bei lokaler Azidose (örtlicher Übersäuerung) kommt es nur in einem ganz bestimmten Bereich des Körpers zu einer Übersäuerung. Im übrigen Körper liegt der ph-Wert des Blutes und der Gewebsflüssigkeit noch im normalen Bereich. Es fehlen also die für die allgemeinen Azidosen beschriebenen pH-Wert-Verschiebungen in Blut und Urin. Die Übersäuerung ist lediglich auf eine bestimmte Region beschränkt, z.B. auf den Muskel der linken Herzhälfte, ohne daß in anderen Herzabschnitten, Organen oder Geweben die gleiche Übersäuerung besteht. So kann es z.B. zu einer übersäuerungsbedingten Starre der roten Blutkörperchen kommen, welche Störungen des Blutflusses oder sogar, bei einem völligen Stillstand des Blutes, einen Herzinfarkt oder, im Gehirn, einen Schlaganfall zur Folge haben kann. Das Verhindern dieser Übersäuerungsstarre der roten Blutkörperchen ist daher ein entscheidender Dreh- und Angelpunkt, wenn man diesen beiden häufigen Todesursachen entgegenwirken möchte.

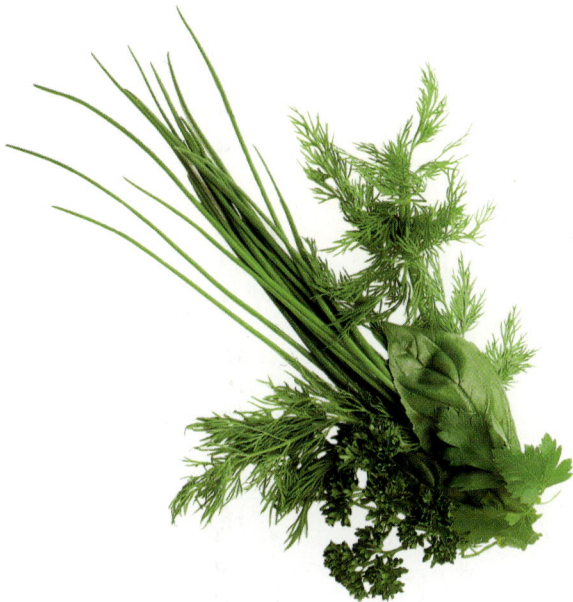

Stadien der Übersäuerung

1. Idealzustand

Das Blut ist im Säure-Basen-Gleichgewicht, und auch im Gewebe ist noch nichts Krankhaftes festzustellen. Der Idealzustand liegt beispielsweise bei einem Neugeborenen vor, der einen völlig unbelasteten Schwangerschaftsverlauf hinter sich hat.

2. Unterschwellige Übersäuerung

Dieser Zustand liegt bei den meisten Menschen bereits vor. Die Menge der Pufferbasen im Blut ist verringert, ohne daß pH-Veränderungen erkennbar sind.

3. Akute Übersäuerung

Ein Patient mit einer akuten Infektion ist beispielsweise in einem akuten Übersäuerungszustand. Die Ausscheidungsorgane Nieren, Darm und Lunge arbeiten dann auf Hochtouren, um gegebenenfalls zusätzlich durch Entzündungen, Fieber und andere Ausscheidungsvorgänge (wie z.B. Erbrechen, Durchfall und reichliches Wasserlassen) Gifte und Säuren ausscheiden zu können.

4. Chronische Übersäuerung

Diese Erscheinungsform liegt z.B. bei chronischen Rheumapatienten vor. Abbaukrankheiten finden sich hier oder gehen von diesem Stadium aus. In der Langzeitbeobachtung zeigt sich sehr deutlich, daß der Mensch sehr viele Reserven hat, die sich aber leider auch erschöpfen können. So wird dann aus Gesundheit über eine sehr lange Grauzone allmählich Krankheit, bis plötzlich „aus heiterem Himmel" eine schwere Erkrankung auftritt. Diese wurde jedoch durch eine allmählich zunehmende Übersäuerung vorbereitet und zuletzt durch einen möglicherweise geringen Anlaß ausgelöst.

Symptome der Übersäuerung

Die Liste möglicher Symptome ist lang: anhaltende Abgeschlagenheit oder Müdigkeit (auch ohne vorherige Aktivität), ständig kalte Hände und Füße, Kopfschmerzen oder Migräne, wiederkehrende Atemwegsinfekte, Muskel- und Gelenkschmerzen, Pilzinfektionen, Hautentzündungen, chronische Magen-Darm-Störungen, Osteoporose, Haarausfall, Antriebsschwäche, Bandscheibenbeschwerden, Bindegewebsschwäche (äußert sich z.B. durch Krampfadern, Hämorrhoiden und Leistenbrüche), ein zu hoher oder zu niedriger Blutdruck, depressive Verstimmung, Durchblutungsstörungen, Gedächtnisschwäche, Herzrhythmusstörungen, Hörsturz, Konzentrationsstörungen, Nervenschmerzen, Gicht, Nierenerkrankungen, Osteoporose, rheumatische Erkrankungen, Schlafstörungen und Reizbarkeit.

Auch die „Killer Nr. 1", Schlaganfall und Herzinfarkt, können u. a. durch eine Übersäuerung verursacht worden sein. Durch eine vermehrte Säureabgabe in den Magen können außerdem Sodbrennen und Magenschleimhautentzündungen sowie Magen- und Zwölffingerdarmgeschwüre auftreten. Der Darm kann mit Blähungen, Verstopfung, Durchfall und Entzündungen reagieren. Sogar Hämorrhoiden lassen teilweise Rückschlüsse auf Übersäuerung zu.

Weitere Beschwerden einer chronischen Übersäuerung können Karies, langanhaltendes Zahnfleischbluten, Zahnfleischentzündung und chronische Muskelverspannungen in den meisten Fällen der Schulter-, Nacken- und Rückenmuskulatur) mit knotigen Verhärtungen sein.

Die verschiedenen Formen der Azidose sind tagtäglich an Patienten zu beobachten. Über die Jahre hinweg kann auch ein Wechsel von Säurekrankheiten erfolgen. Erst leidet man an einer chronisch wiederholt auftretenden Bronchitis, dann an einer Verschlimmerung des Weichteilrheumas, gefolgt von Herzbeschwerden, und später wieder an einem Schub einer chronischen Bronchitis.

Wie der Körper auf Übersäuerung reagiert

Wie Sie bereits gelesen haben, kann sich eine Übersäuerung äußerst vielfältig äußern. Nachfolgend möchten wir Ihnen einige Beispiele näher erläutern, was in unserem Körper bei Übersäuerung passiert und welche Folgen dies haben kann.

Säuredeponie Bindegewebe

Das Bindegewebe macht mit fast 4 kg beim normalgewichtigen Erwachsenen das 2- bis 3fache des Lebergewichtes aus. Es durchzieht die Organe, ist Wasserspeicher, Stützgewebe und die größte „Zwischendeponie" für Säuren.

Durch das Bindegewebe werden Nährstoffe zu den Organzellen hin- und Säuren sowie Schlacken davon wegtransportiert. Das Bindegewebe bezeichnet man auch als Vorniere bzw. Vorflutniere, weil hier Säuren und Schlacken zwischengelagert werden, bis sie durch die Nieren entsorgt werden.

Die Funktion unserer Organzellen ist von der Beschaffenheit des Bindegewebes abhängig. Ist dieses zunehmend verschlackt und übersäuert, dann ist die Regulations- und Funktionsfähigkeit der Zellen eingeschränkt. So können z. B. gelöstes Quecksilber aus Amalgamfüllungen und ein Übermaß an Säuren im Körper diese Regulationsfähigkeit der Zellen sehr beeinträchtigen.

Treiben wir Sport oder aktivieren wir durch reichliches Trinken von säurearmem Mineralwasser unsere Nieren, dann kann das Bindegewebe eine ganze Menge von Giftstoffen und Säuren ausscheiden. Tun

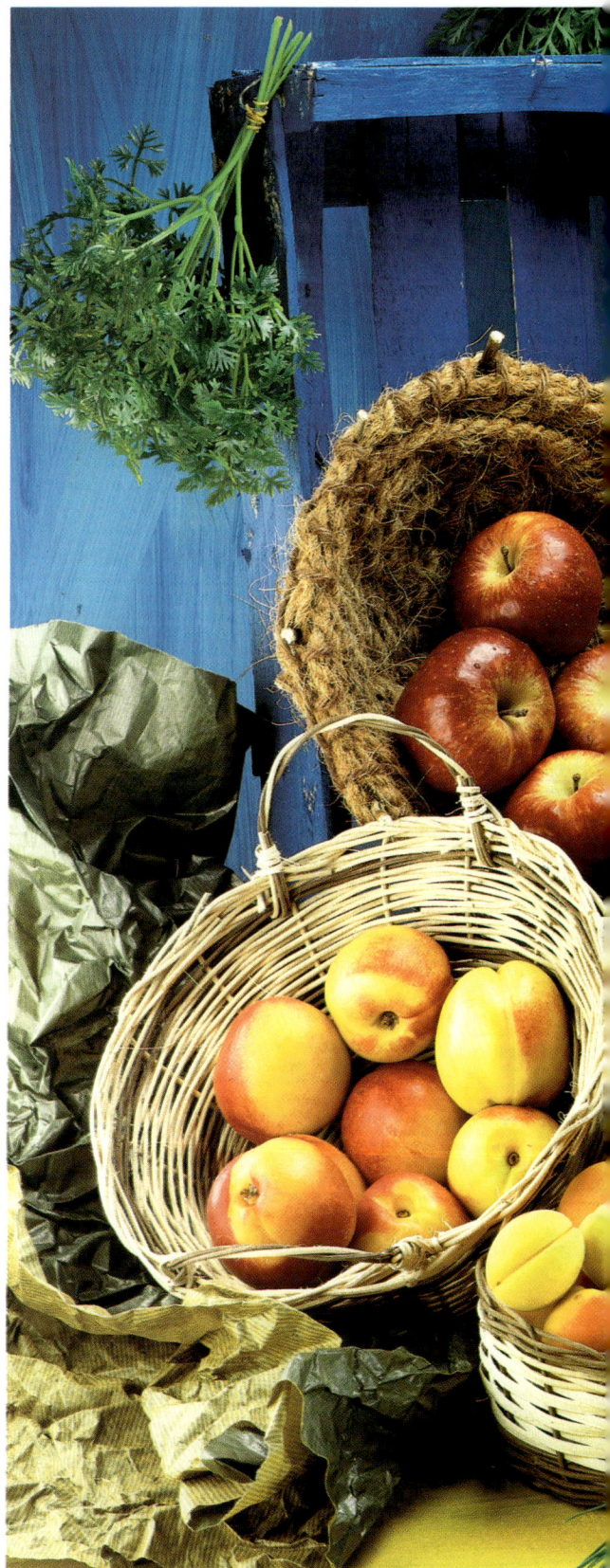

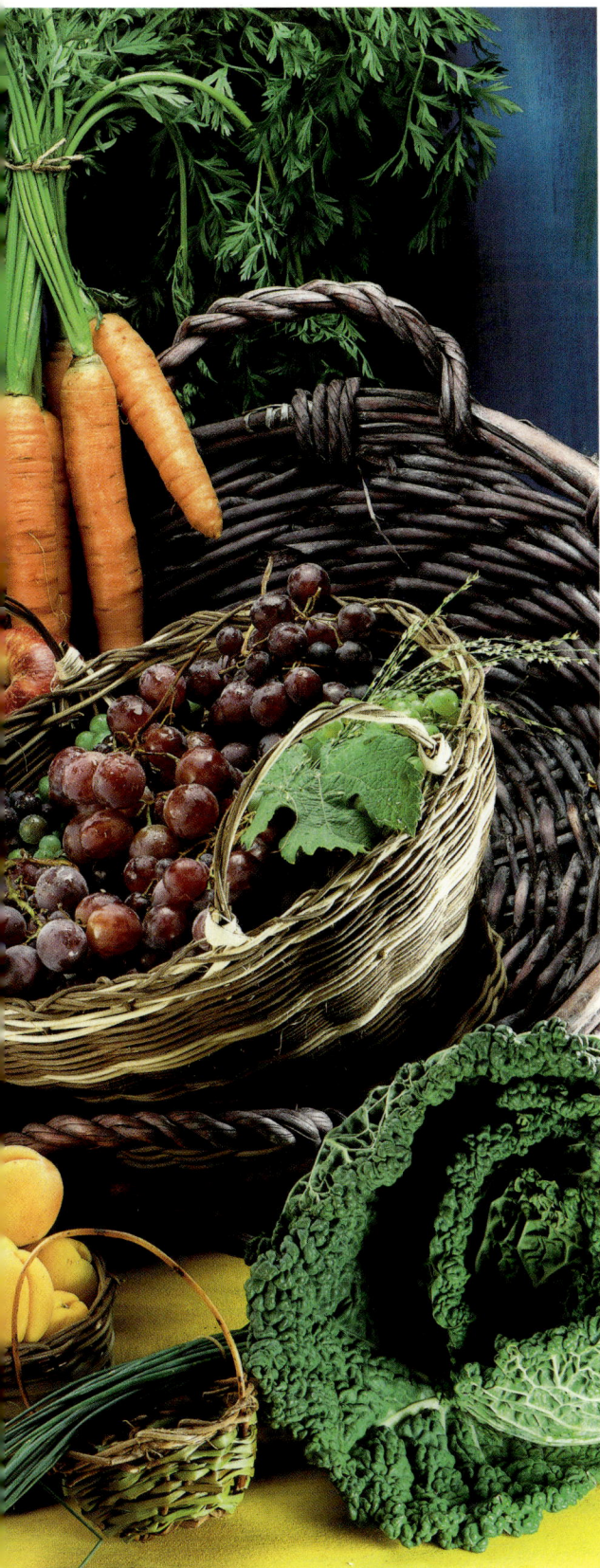

wir hingegen nichts gegen eine steigende Übersäuerung, muß das Bindegewebe diese neuen Säuren speichern.

Ist die „Säuredeponie" Bindegewebe auf Grund einer bestehenden Übersäuerung überlastet, entstehen die ersten Krankheiten. Beispielsweise lagern sich Säuren als Kristalle (z. B. Harnsäurekristalle) im Bereich unserer Gelenke ab. Man spricht dann von Gicht, Rheuma und anderen entzündlichen Gelenkerkrankungen. Schreitet die Übersäuerung fort, können sich die Säuren auch in unseren Muskeln festsetzen. Sie versteifen die Muskulatur, und es kommt zu Verkrampfungen. Da verkrampfte Muskelpartien die in ihnen verlaufenden Nerven einklemmen, sind Verspannungsschmerzen die Folge.

Entmineralisierung der Knochen

Unser Körper versucht immer, einen Säureüberschuß zu neutralisieren. Reichen die Puffersysteme nicht aus, werden zuerst Knochen, Nägel und Zähne entmineralisiert, um an die für die Pufferung notwendigen Mineralstoffe zu gelangen. Hiermit wird vielfach die zunehmende Knochenbrüchigkeit (Osteoporose) beim Menschen erklärt. Durch gezielte biochemische Untersuchungen läßt sich bei einem übersäuerten Patienten ein verminderter Kalziumcarbonatgehalt nachweisen. Ein Zeichen für das Abziehen von Kalzium für Neutralisierungs(Puffer-)vorgänge.

In einer Studie mit 25 Vegetariern und 25 Fleischessern beispielsweise erwiesen sich bei Röntgenaufnahmen die Knochen der Vegetarier als wesentlich dichter. Ein Beweis dafür, daß ein reichlicher Verzehr von Basenbildnern (Gemüse & Co) einer Entmineralisierung vorbeugen kann.

Der Darm hilft sich selbst

Was kann passieren, wenn wir eine sehr säurereiche, ballaststoffarme Mahlzeit essen? Der mit der Magensalzsäure versetzte Speisebrei gelangt portionsweise in den Zwölffingerdarm. Von dort wird er weiter in Dünn- und Dickdarm transportiert und kann da normalerweise mit Hilfe der Verdauungssäfte problemlos abgebaut werden.

Im Idealfall finden sich im Dickdarm körpereigene Bakterien, die vielerlei gesundheitszuträgliche Funktionen haben. Man nennt sie auch „Darmflora". Durch zahlreiche Faktoren bedingt, u. a. durch eine qualitativ schlechte Nahrung, hat heute jedoch kaum noch ein Mensch eine gesunde Darmbakterienflora. Chronische Störungen können dann dazu führen, daß Bakterien bis in den Dünndarm hinaufsteigen, wo sie eigentlich nicht hingehören. Auch Pilze können auftreten. Mittels einer dadurch beginnenden Fäulnis und Gärung wirkt der Darm dann als Gärbottich: Es kommt zur Bildung von Säuren, Fuselalkoholen und

Giften. Die Zotten an den Darmwänden verweigern jedoch die Aufnahme der Säuren. So kommt es nach einer säurereichen Mahlzeit häufig zu Durchfall, der die Säuren aus dem Körper heraustransportiert. Der Darm hat sich selbst geholfen. Durchfall kann somit ein sinnvoller Regulationsmechanismus des Körpers sein, eine vorhandene Störung schnell auszugleichen.

Was geschieht bei Übersäuerung im Magen?

Unser Magen ist das Zentrum von Säurebildung und -ausscheidung. Gelangen Speisen in den Magen, produziert er Salzsäure, um sie verdauen zu können. Gleichzeitig wird die 2,3fache Menge Natriumbicarbonat gebildet und ins Blut abgegeben. Von da gelangt es zu Leber, Bauchspeicheldrüse und Dünndarm, um dort basische Verdauungsenzyme zu produzieren. Außerdem wird es für Pufferfunktionen verwendet.

Benötigen die genannten Organe jedoch mehr Basen zur Verdauung, als sie erhalten haben, muß der Magen nochmals Natriumbicarbonat produzieren. Da diese Bildung mit einer gleichzeitigen Produktion von Salzsäure gekoppelt ist, entsteht so eine übermäßige Salzsäuremenge. Diese kann zu Sodbrennen, Magenschleimhautentzündung und Magengeschwüren führen.

Die Belegzellen des Magens bilden also einerseits Salzsäure, die in den Magen abgegeben wird, und andererseits Natriumbicarbonat, welches ins Blut geht. Diese Doppelfunktion ist für unser inneres Gleichgewicht grundlegend wichtig. Nun nehmen aber viele Menschen, die unter Sodbrennen und Magenbeschwerden leiden, sogenannte „Säureblocker", um der Säurebildung entgegenzuwirken. Dies ist aber falsch, denn die Säureblocker bringen unseren Stoffwechsel aus dem Gleichgewicht. Durch Säureblocker kommt es auch zu einer Blockade der Basenproduktion im Magen. Automatisch werden die Organe, die Basen benötigen (Leber, Bauchspeicheldrüse und Dünndarm), biochemisch geschwächt und in ihrer Funktion beeinträchtigt. Dies schwächt dann den gesamten Organismus, da die normalen Verdauungsvorgänge beeinträchtigt werden.

Durch die Wirkung der Säureblocker wird auch das Blut nicht mehr mit der Basenmenge versorgt, die es braucht. So können im Gewebe abgelagerte Säuren schlechter ins Blut zurückströmen und auch schlechter ausgeschieden werden. Der ganze Organismus übersäuert und wird immer kränker. Die Magenbeschwerden sind zwar verschwunden, doch wird das Problem nach innen verlagert und ist nach wie vor vorhanden.

Bei Magenproblemen ist es daher wesentlich sinnvoller, die Ernährung umzustellen und viele Basenbildner (Obst, Salat, Gemüse) zu essen.

Warum macht Übersäuerung müde?

Bei der Zellatmung wird im Organismus Kohlensäure gebildet. Bevor diese von der Lunge abgeatmet werden kann, verbleibt sie im Blut. Kohlensäure wirkt auf das Atemzentrum, in dem sie die Atemfrequenz erhöht, um ein rasches Ausscheiden zu beschleunigen. Erhöht sich jedoch als Folge von Überanstrengung oder schlechter Blutzirkulation der Kohlendioxydspiegel im Körper zu sehr, bewirkt die Kohlensäure eine Blutübersäuerung. Diese schädigt das Atemzentrum, und man atmet langsamer. Dadurch wird weniger Sauerstoff aufgenommen, und die Zellen leiden unter Sauerstoffmangel. Das Ergebnis: Übersäuerung und Müdigkeit.

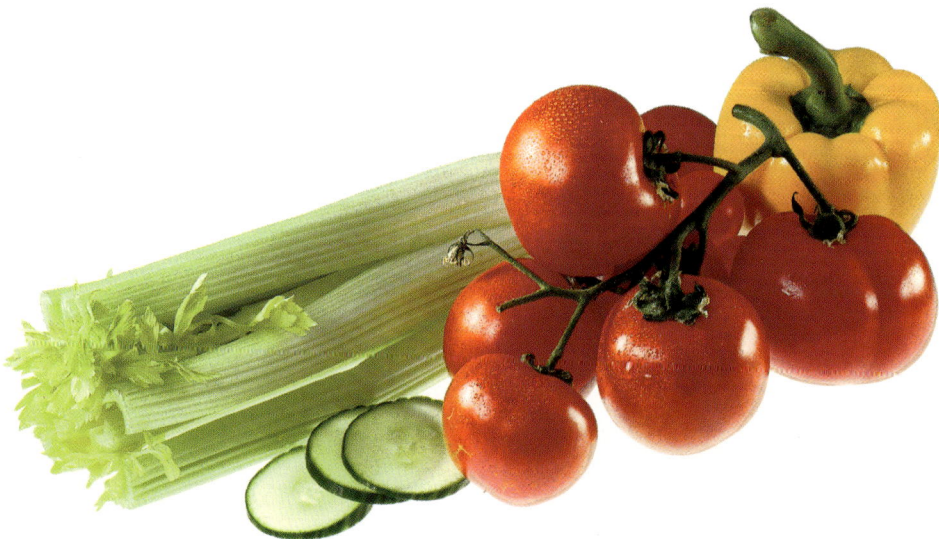

Wie kann ich erkennen, ob eine Übersäuerung vorliegt?

Äußere Merkmale

Die nachfolgend beschriebenen Veränderungen sollen nur ein grober Anhaltspunkt sein und sind für den Laien nicht immer einfach zu erkennen. Konsultieren Sie daher bitte in jedem Fall noch einmal einen kundigen Arzt.

Farbe der Haut

Bei Mitteleuropäern hat sie normalerweise einen leicht rosafarbenen Ton. Krankhafte Veränderungen können sein: blaß, rot bis blaurötlich, grau, gelblich, grünlich und bräunlich.

Oberfläche der Haut

Die gesunde Haut ist rosig, weich und glatt, glänzend und rein. Ein chronisch kranker Mensch hat eher eine spröde, rissige, rauhe oder schmutzig aussehende Haut.

Spannungszustand der Haut

Die normale Haut schmiegt sich dem Körper festhaftend an – wie ein gutsitzendes Trikot. Gifte in der Haut machen sie weniger elastisch und schlaff.

Haar

Gesundes Haar ist seidig-glänzend und elastisch. Schädigungen des Haares äußern sich durch trockenes, sprödes, glanzloses und mattes Aussehen. Schuppen sind ein Zeichen für Übersäuerung, denn sie geben dem Körper die Möglichkeit einer Säureausscheidung. Weitere Schädigung führt zu lokalem und diffusem Haarausfall.

Nägel

Gesunde Nägel sind kräftig, elastisch, glänzend und rosafarben, mit ausgeprägtem weißem Mond. Krankhafte Veränderungen sind Verdickungen, ein Dünnerwerden der Nägel und leichtes Einreißen.

Augenbindehaut

Eine Blässe weist klassisch auf Blutarmut hin, während eine hochrote Verfärbung für eine Entzündung spricht. Hier können äußere Ursachen eine Rolle spielen, aber auch innere, da über die Tränenflüssigkeit Gifte ausgeschwemmt werden.

Mund

Normalerweise ist die Mundspalte gerade; Ober- und Unterlippe sind deutlich sichtbar in einer roten Farbe. Bei Übersäuerung können die Lippen wulstig vorgewölbt oder, bei einer weiteren Degeneration, nur noch als schmaler Spalt erkennbar sein.

Zunge

Eine gesunde Zunge ist rosafarben, feucht und ohne Belag. Veränderungen bei Übersäuerung: sehr große Zunge, Zahneindrücke, weißer, grüner oder brauner Belag, sowie Einrisse und Zerklüftungen.

Mundgeruch

Ist welcher festzustellen, muß man untersuchen, ob die Ursachen im Mundraum, im Bereich der Bronchien oder im Magen-Darm-Trakt liegen.

Schweiß

Schweißgeruch entsteht, wenn die Haut als „dritte Niere" Gifte und Säuren mit ausscheiden muß.

Der Urin-pH-Wert

Die verschiedensten Formen der Übersäuerung sind tagtäglich für den Kundigen zu beobachten. Wenn Sie selber die Symptome kennen, können Sie gezielt etwas für Ihre Gesundheit tun. Dann passiert Ihnen hoffentlich nicht, was folgendes australisches Sprichwort sagt: „Wer heute den Kopf in den Sand steckt, knirscht morgen mit den Zähnen."

Die Urin-pH-Messung ist nur bedingt aussagefähig, da sie nur die freien, im Urin ausgeschiedenen Säuren und nicht die fixen Säuren und die Basen erfaßt. Nichtsdestotrotz ist sie zur Orientierung sinnvoll.

Urin-pH-Meßstreifen sind in jeder Apotheke erhältlich. Gute sollten dabei einen pH-Bereich von 5,0 bis 8,0 abdecken. Außerdem müssen die verschiedenen pH-Werte durch deutlich unterschiedliche Verfärbungen erkennbar sein.

Man benetzt die Teststreifen mit Urin und vergleicht sie mit der beiliegenden Farbskala. So kann man die Wirkung einzelner Mahlzeiten auf den Säure-Basen-Haushalt kontrollieren.

Nach einer basenüberschüssigen Mahlzeit (S. 23) sollte der pH-Wert ansteigen, nach einer säureüberschüssigen (S. 23) muß er sinken – dann ist Ihr Säure-Basen-Haushalt „im Lot". Bei einer mehrfachen täglichen Messung sollten die Werte zwischen 6,0 und 7,4 liegen, am besten jedoch überwiegend neutral bzw. leicht basisch sein. Sinnvoll ist es, über mehrere Tage hinweg mehrere Messungen pro Tag durchzuführen. Später müssen Sie dann nur noch ab und zu kontrollieren, wenn Sie durch basenüberschüssige Ernährung und eventuelle Zufuhr von Basenpulver (S. 33) Ihre Säure-Basen-Harmonie erreicht haben.

Und so können Sie testen ob Ihr Körper noch Basenreserven hat: Nehmen Sie 1 Teelöffel Natriumbicarbonat (Kaiser's Natron) zu sich, und messen Sie danach den Urin-pH-Wert. Wenn dieser basisch ist, hat der Körper noch Basenreserven. Ist der Urin jedoch sauer, hat sich der Körper die Basen offenbar sofort „gekrallt", da sie ihm fehlten.

Was tun bei Übersäuerung?

Harmonische Lebensmittelauswahl

Unsere Lebensmittel kann man nach ihrer Wirkung auf unseren Körper in verschiedene Gruppen einteilen: in Säurebildner, Basenbildner und saure Lebensmittel. Bei Säure- und Basenbildnern unterscheidet man dann noch einmal nach der Stärke ihres Einflusses auf den Körper (siehe Kasten rechts).

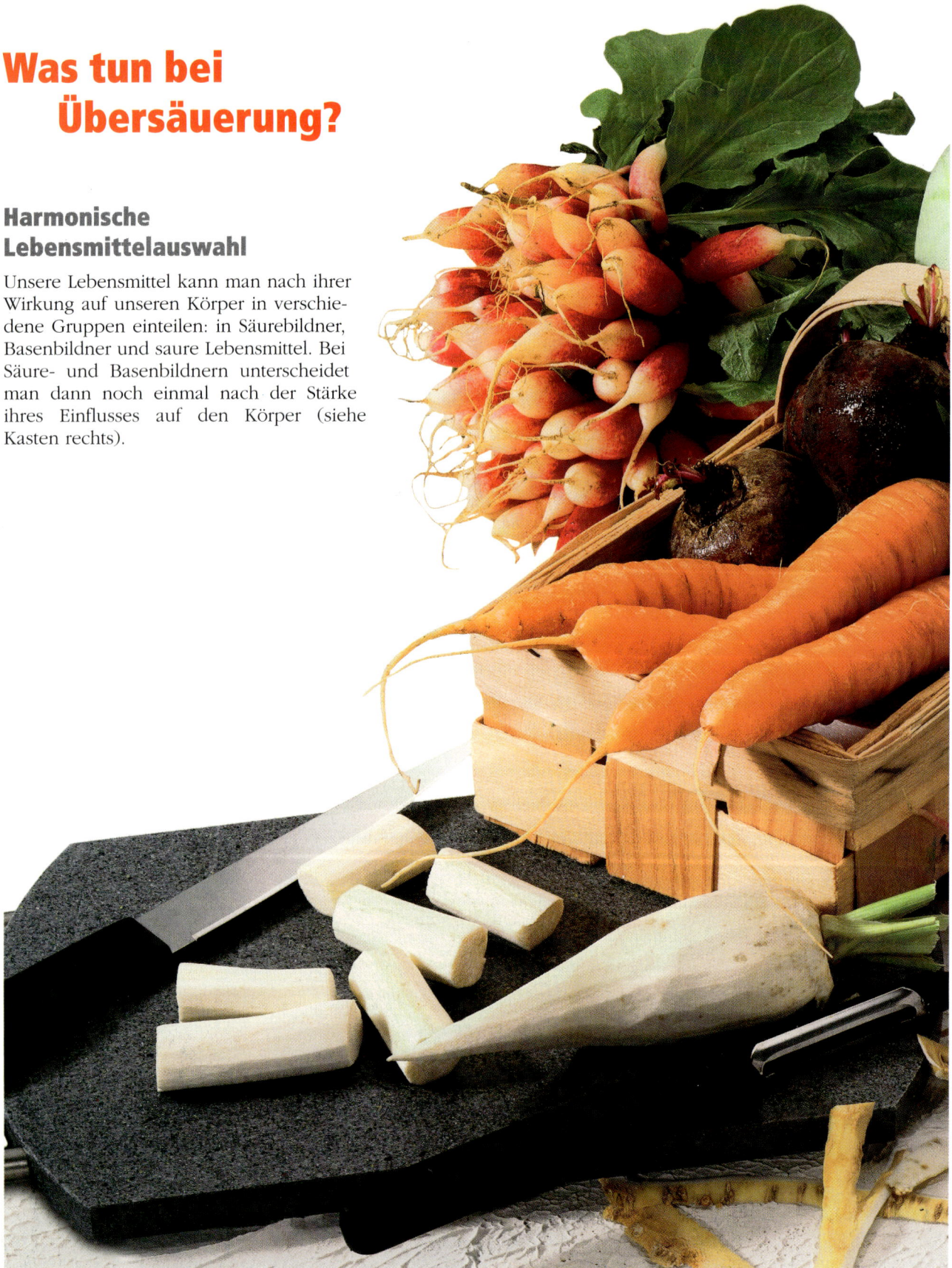

Säurebildner

Säurebildende Lebensmittel schmecken nicht sauer und enthalten auch keine Säuren. Jedoch entstehen aus ihnen im Verlauf der Verdauung saure Substanzen. Zu den Säurebildnern zählen vor allem tierische Lebensmittel, tierische Fette, Getreide und raffinierter Zucker. Da viele Säurebildner Grundnahrungsmittel sind, kann man sie nicht einfach weglassen. Dies könnte nämlich zu Mangelerscheinungen führen. Die Lösung ist, ihren Konsum mehr oder weniger deutlich einzuschränken. In welchem Ausmaß man dies tut, hängt vom einzelnen Menschen ab.

Tierische Lebensmittel

Bei den tierischen Lebensmitteln gibt es nochmals Abstufungen, was die Stärke der Säurebildung betrifft. Die Aminosäuren des Eiweißes, das im Käse und in der Milch enthalten ist, bilden bei der Verstoffwechselung im Körper nur wenig Säure. Als Stoffwechselprodukte entsteht sogenannte „Ketonsäure", die nach der Oxidation neutralisiert und ausgeschieden wird, sowie giftiger, aber nicht saurer Harnstoff, der den Körper über die Nieren und die Schweißdrüsen der Haut verläßt.

Fleisch, Geflügel, Fisch, Meeresfrüchte und Eier hingegen enthalten beachtliche Mengen an Zellkernmaterial. Dieses ist reich an Phosphor, Schwefel und Purinen, welche sich beim Abbau in mehrerlei Hinsicht negativ auf die Säure-Basen-Bilanz auswirken. Phosphor und Schwefel sind typische Säurebildner. Die Purine wirken basisch. Damit der Körper sie ausscheiden kann, müssen sie jedoch in verschiedene belastende Säuren umgewandelt werden – unter anderem in Harnsäure. Der Verzehr von tierischem Gewebe führt somit immer zu einer Säureproduktion im Körper. Je höher der Fleischkonsum ist, desto mehr Säure wird im Stoffwechsel gebildet.

Bei Tieren liegen die Verhältnisse anders. Sie können, im Gegensatz zum Menschen, mittels des Enzyms Urikase die Harnsäure in das weniger schädliche Endprodukt Allantoin überführen. So ist es fleischfressenden Tieren wie z.B. dem Hund möglich, 98% ihrer Harnsäure zu neutralisieren. Das Endprodukt Allantoin wird dann durch die Nieren problemlos ausgeschieden. Der menschliche Organismus kann jedoch nur 2% der Harnsäure neutralisieren. Der Rest muß über die Nieren ausgeschieden werden, was diese belastet.

Purine kommen aber nicht nur im tierischem Gewebe vor, sondern auch in pflanzlichen Nahrungsmitteln wie z.B. in Hülsenfrüchten (Bohnen, Linsen, Erbsen, Sojabohnen). Ebenso sind Kaffee, schwarzer Tee und Kakao (somit auch Schokolade) sehr purinreich. Deshalb zählen sie ebenfalls zu den säurebildenden Lebensmitteln.

Fette

Durch die Verdauung von Fetten werden dem Körper gesättigte und ungesättigte Fettsäuren zur Verfügung gestellt. Gesättigte Fettsäuren sind für den Körper besonders schwer zu verarbeiten, deshalb spielen sie für die Übersäuerung eine große Rolle. Sie kommen vor allem in tierischen Fetten, wie Schweineschmalz und Talg, aber auch in fettem Fleisch oder Fisch (z. B. Heilbutt und Makrele) vor. Außerdem enthalten gehärtete pflanzliche Fette, wie Margarine und raffinierte Öle, beträchtliche Mengen an unnatürlichen und gesättigten Fettsäuren. Erdnußöl produziert dabei besonders viel Säure.

Naturbelassene, kaltgepreßte Pflanzenöle hingegen sind reich an ungesättigten Fettsäuren und somit für eine Säure-Basen-Harmoniekost geeignet.

Getreide

Bei der Verdauung von Getreide, wie z. B. Weizen, Roggen, Gerste und Hirse, wird eine gewisse Säuremenge gebildet. Dies ist unabhängig davon, ob wir das Getreide in Form von Körnern, Flocken oder Mehl zu uns nehmen.

Zwischen Vollkornmehl oder Naturreis und Weißmehl oder poliertem Reis ist bezüglich der Höhe der Säureproduktion zunächst kein wesentlicher Unterschied festzustellen. Bezieht man aber die Höhe des Mineralstoffgehalts dieser Produkte in seine Betrachtungen mit ein, sieht es anders aus. In Hinblick auf den Kohlenhydratgehalt wird auch Vollkorngetreide als Säurebildner bezeichnet. Sein Mineralstoffreichtum verhilft ihm jedoch zu einer leicht basenbildenden Wirkung. Außerdem werden dem Körper bei der Verstoffwechselung von Vollkornprodukten keine Mineralstoffe entzogen, was wiederum weniger übersäuernd wirkt. Somit sind Getreide und Getreideprodukte zwar Säurebildner, aber die Vollkornprodukte haben eine so positive Wirkung auf das Säure-Basen-Gleichgewicht, daß man sie täglich essen sollte.

Basenbildner

Lebensmittel, die als Basenbildner bezeichnet werden, enthalten sehr wenig oder keine Säure und sind reich an Basen sowie basenbildenden Mineralstoffen. In diese Gruppe gehören z. B. Obst, Gemüse und Salat sowie Kräuter, Kartoffeln und Pilze.

Ißt man täglich viel aus dieser Lebensmittelgruppe, dann kann man so die negative Wirkung der Säurebildner ausgleichen. Mehr dazu erfahren Sie auf S. 33).

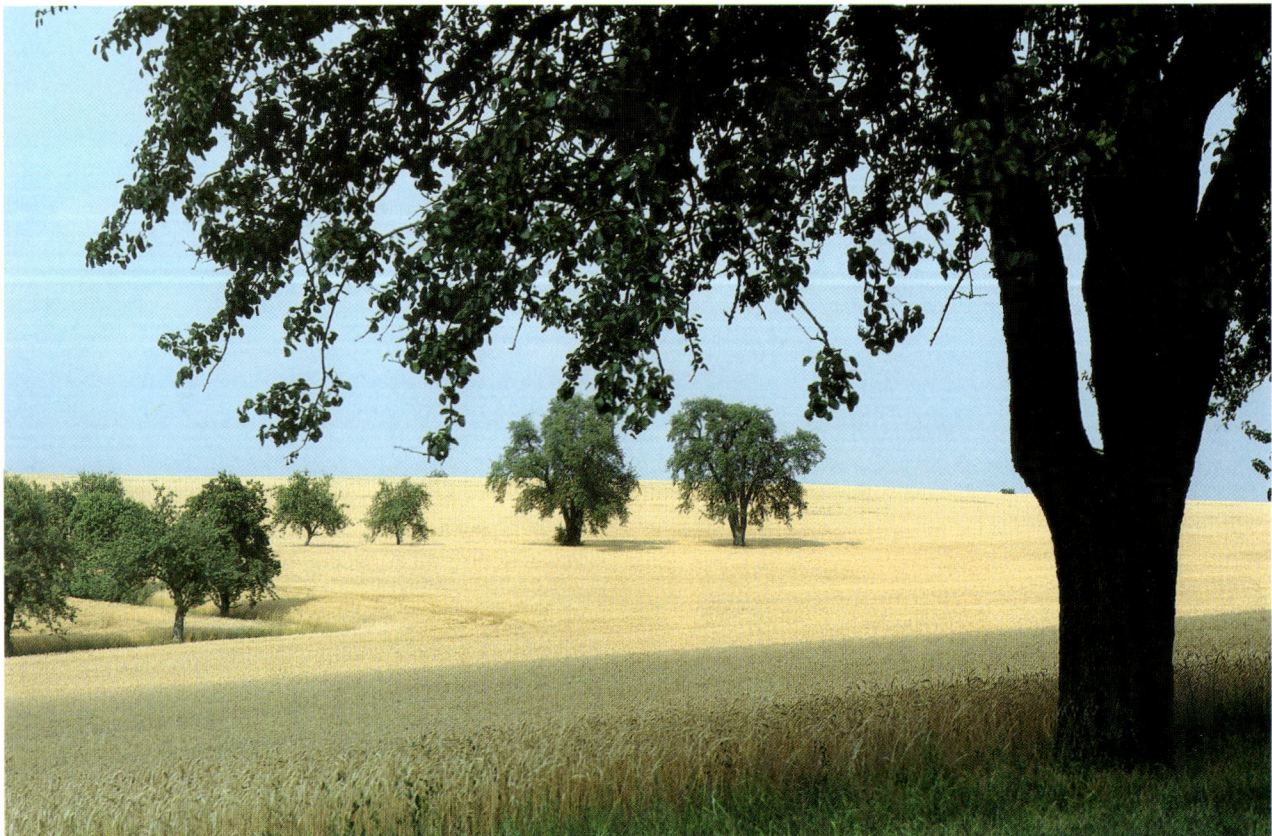

Saure Lebensmittel

Saure, d.h. sauer schmeckende Lebensmittel, die einen sauren pH-Wert haben, wirken im Stoffwechsel eines Gesunden basenbildend. Bei Menschen, deren Stoffwechsel jedoch nicht optimal funktioniert, können sie aber im Organismus in ihrer ursprünglichen Form verbleiben und so die Übersäuerung verstärken.

Ob Sie zu dieser Personengruppe gehören, läßt sich nach einem größeren Verzehr von sauren Lebensmitteln leicht feststellen. Fragen Sie sich, ob sich Ihr allgemeines Wohlbefinden nach dem Essen verbessert oder verschlechtert hat, und überprüfen Sie, ob die Symptome einer Übersäuerung (z.B. Gereiztheit, Müdigkeit und Lustlosigkeit) verschwunden sind oder sich verstärkt haben. Fühlen Sie sich nach dem Essen besser, ist dies ein Zeichen dafür, daß die Basenbildner gewirkt haben. Fühlen Sie sich schlechter, haben die Lebensmittel keine basenbildende Wirkung im Körper hervorrufen können – die Übersäuerung ist geblieben.

Christopher Vasey, ein bekannter Naturheilarzt, der sich mit dem Säure-Basen-Haushalt beschäftigt hat, erstellte eine Liste mit allen relevanten sauren Lebensmitteln:

Saure Lebensmittel

- mehrere Stunden alte Molke
- Joghurt
- Dickmilch
- Kefir
- unreife Früchte (je unreifer die Frucht, desto saurer)
- Beeren (z.B. Erdbeeren, Stachelbeeren, Johannisbeeren und Himbeeren)
- Zitrusfrüchte (z.B. Zitronen, Mandarinen, Grapefruits und Orangen)
- Zitrusfruchtsaft
- Steinobst (z.B. Kirschen, Zwetschgen, Aprikosen und Pfirsiche)
- Kernobst (z.B. Äpfel und Birnen)
- Tomaten
- Rhabarber
- Sauerkraut
- Honig
- Essig

Saure Lebensmittel zeichnen sich durch einen typisch säuerlichen Geschmack aus. Dieser ist um so ausgeprägter, je höher der Säuregrad ist. Allerdings kann der saure Geschmack bei manchen Lebensmitteln durch Zucker übertönt werden (wie bei Honig). So sind auch industriell hergestellte, süße Getränke sehr sauer. Colagetränke weisen beispielsweise einen pH-Wert von 2,4 auf, Orangenlimonaden einen von 3,2. Der hohe Zuckeranteil von bis zu 50 g pro Liter täuscht über diese Säuremenge jedoch hinweg.

Sämtliche Früchte (außer Bananen) enthalten in unterschiedlicher Menge Säuren. Bei allen Obstsorten sollten Sie daher folgendes beachten: Je nach Sorte variiert der Gehalt an Fruchtsäuren bei einer Obstart. Auch der Reifezustand spielt eine Rolle. Mit zunehmender Reife nimmt der Säuregehalt im Obst ab und der Zuckergehalt zu. Unreif gepflückte Früchte, die zum Nachreifen gelagert werden, enthalten mehr Säure als solche, die schon reif geerntet wurden. Fruchtsäfte müssen in der Regel als saurer eingestuft werden als die Früchte selbst. Dies liegt daran, daß man mehr davon trinkt als von den Früchten ißt. Beispielsweise trinkt man zwar leicht den Saft von 3 Orangen, ißt jedoch selten 3 Orangen nacheinander. Desweiteren bleibt ein Teil der basenbildenden Mineralstoffe von den Orangen beim Pressen im Fruchtfleisch zurück, welches nicht in den Saft gelangt.

Der in der Naturheilkunde bekannte Satz: „Ein Nahrungsmittel kann nur beurteilt werden in bezug auf den Verdauungstrakt, mit dem es in Berührung kommt", gilt für den Säure-Basen-Haushalt besonders. Christopher Vasey hat deshalb Lebensmittel, wie Tomaten, Essig, Zitronensaft und Molke, nicht in diesem Sinne als Basenbildner aufgenommen, wie dies oft getan wird. Ihm geht es um den sauren Charakter eines Produktes und nicht um die eventuell basenbildende Wirkung nach dem Abbau und der Weiterverwendung im Körper. Seines Erachtens besteht das Problem darin, daß nicht jeder Organismus Säure richtig abbauen kann. Bei Menschen mit gestörtem Stoffwechsel wirken diese Nahrungsmittel nämlich säurebildend.

Unser Fazit: Cola und Limonaden weglassen. Die anderen sauren Lebensmittel maßvoll verzehren, wenn Sie sie vertragen.

Das Verhältnis Säurebildner zu Basenbildnern

Im Blut eines gesunden Menschen sind 20mal so viele freie Basen wie Säuren enthalten. Das Verhältnis ist also 20 : 1. Dies zeigt klar, von welcher Seite aus die größere Gefahr droht – nämlich von den Säuren. Wenn der Schöpfer uns 20mal mehr Basen als Säuren ins Blut gegeben hat, spricht das für seine Fürsorge, mit der er uns vor einem Übermaß an Säure schützen möchte.

In Anlehnung an das Säure-Basen-Verhältnis im Blut sollten harmonische Mahlzeiten daher zu 60 bis 80% aus Basenbildnern bestehen. Wie dies in der Praxis aussehen kann, erfahren Sie auf S. 33.

Ersatz für säurebildende Lebensmittel

Viele säurebildende Lebensmittel kann man problemlos ersetzen. Die Tabelle zeigt Ihnen, wie es geht.

Säurebildende Lebensmittel	Ersatzlebensmittel
Fleisch, Geflügel, Fisch, Meeresfrüchte	Tofu, Gemüse
Wurst und Käse als Brotbelag	Quark, Frischkäse
raffiniertes Pflanzenöl	kalt und schonend gepreßtes Pflanzenöl
tierisches Kochfett (Butter, Schmalz, Talg, Speck, gehärtete Margarine, gehärtete Plattenfette)	kalt und schonend gepreßtes Pflanzenöl, ungehärtete Margarine, ungehärtetes Kokosfett
Pommes frites, Kartoffelchips	Salz- und Pellkartoffeln
Weißbrot, Mischbrot	Vollkornbrot
geschältes Getreide (auch polierter Reis)	Vollkorngetreide, Naturreis
Weißmehlprodukte	Vollkornprodukte
getrocknete Hülsenfrüchte (Erbsen, Linsen, Bohnen)	frische Hülsenfrüchte, frisches Gemüse
saure, unreife Früchte	süße, reife Früchte
weißer Zucker, Kandis, brauner Zucker, Traubenzucker	Ahornsirup, Rübensirup, Honig, Apfel- und Birnendicksaft, Frutilose
Marmelade, Konfitüre	Honig, Mandelpüree
Schokolade, Bonbons, Konfekt, Eiscreme, Plätzchen und andere Süßigkeiten	Dörrobst (z.B. Datteln, Pflaumen, Rosinen, Aprikosen und Feigen)
alle Nüsse (außer Paranüssen und Mandeln)	Paranüsse und Mandeln
Fleischbrühe	Gemüsebrühe
Essigessenz für Salatsaucen	Molkosan, Brottrunk, Saft von reifen Zitronen, Limettensaft, in geringen Mengen milder Essig (z.B. Obst- oder Balsamessig)
Bohnenkaffee, schwarzer Tee	Getreidekaffee, schwarzer Tee (lang gezogen und mit Sahne verfeinert)
industriell hergestellte Getränke (Limonaden, Cola, Brausen, Lightgetränke), Wein und andere alkoholische Getränke	frische Fruchtsäfte (auch mit Wasser verdünnt), Wasser, Mineralwasser, Kräutertee, Gemüsesäfte

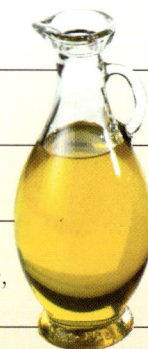

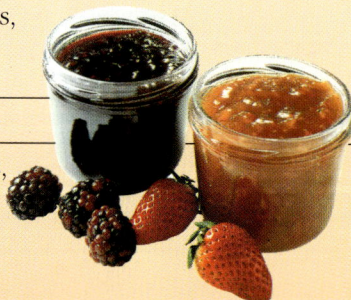

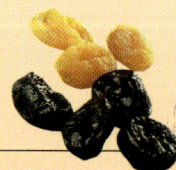

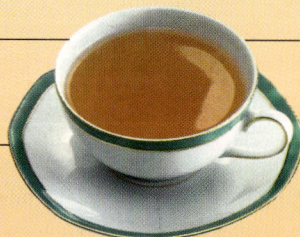

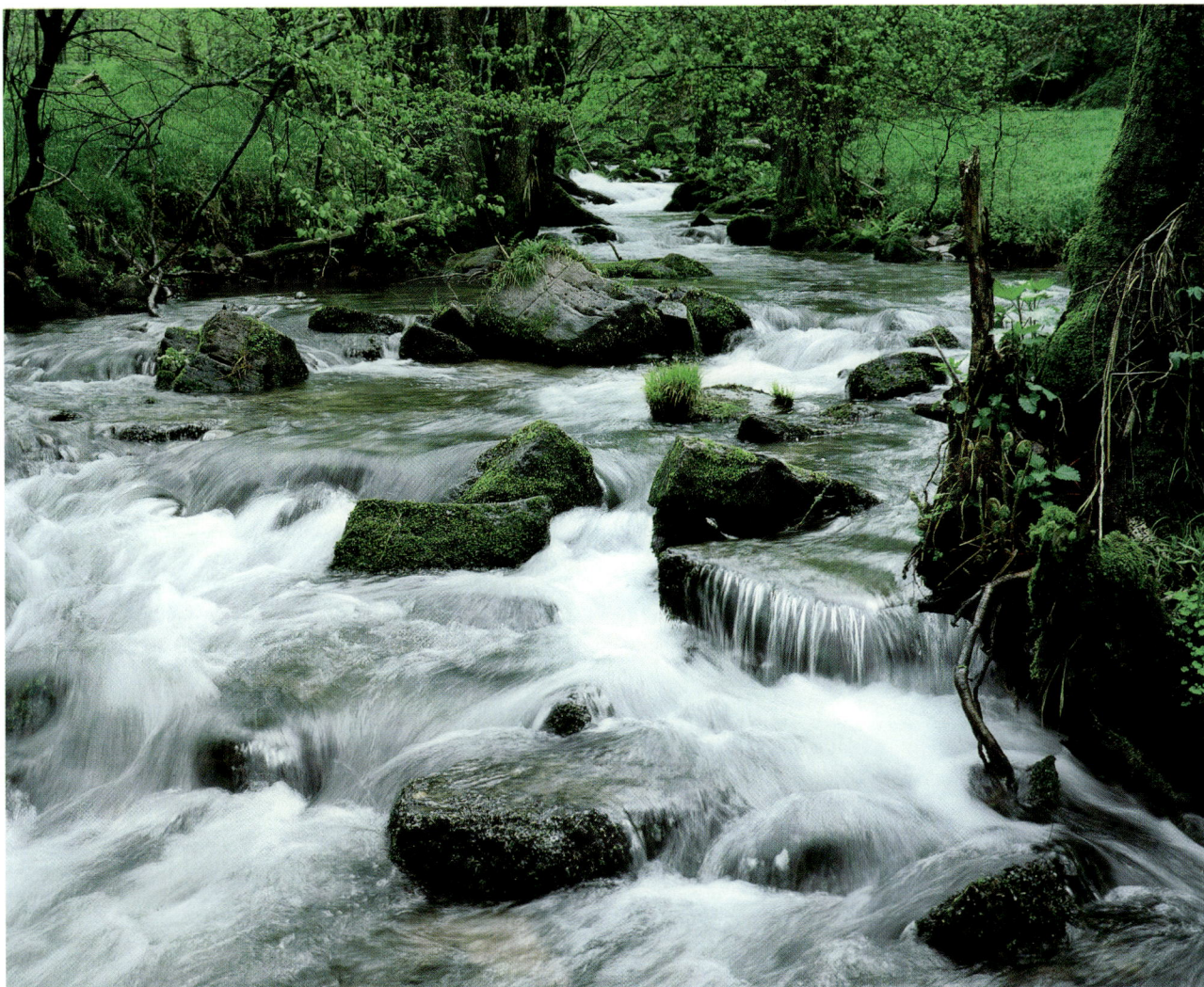

Der Mensch im Einklang mit dem Essen

Nicht nur die richtige Auswahl der Lebensmittel schafft Harmonie. Auch die richtige Einstellung zum Essen und das Umfeld bei der Nahrungsaufnahme müssen stimmen.

Wenden Sie Ihrem Essen daher Aufmerksamkeit zu, und passen Sie die Mahlzeiten Ihrem Tages- und Arbeitsrhythmus an. Kauen Sie gründlich, und essen Sie in Ruhe. Genießen Sie Ihre Mahlzeit, denn sie gibt Ihnen und Ihrem Körper Kraft für die nächsten Stunden. Vermeiden Sie daher während der Mahlzeiten Arbeit, Streit und Hektik. Dies stört nicht nur Sie, sondern hindert auch Ihre Verdauungsorgane daran, effektiv zu arbeiten.

Sollten Streß, Ärger oder Zeitdruck einmal nicht zu vermeiden sein, lassen Sie die Mahlzeit lieber ausfallen und holen Sie später nach.

Harmonisch leben für Gesundheit und Wohlbefinden

Nicht nur mit der Auswahl der richtigen Lebensmittel können Sie einer Übersäuerung vorbeugen. Auch eine naturgemäße Lebensführung trägt ihren Teil dazu bei und hilft, zahlreichen Erkrankungen entgegenzuwirken oder eine bestehende Übersäuerung zu bessern.

Unsere zivilisationsbedingte, unnatürliche Lebensführung ist gekennzeichnet durch Streß, Hektik, Bewegungsmangel, falsche Ernährung, Elektrosmog, zuwenig Entspannung, schlechte Luft, unnatürliche Lebensrhythmen, Überforderung und unzureichende Entgiftung. Hier bedarf es einer neuen, naturgemäßen Lebensordnung, die die natürliche Harmonie wiederherstellt. Anregungen, wie dies aussehen kann, finden Sie auf den folgenden Seiten.

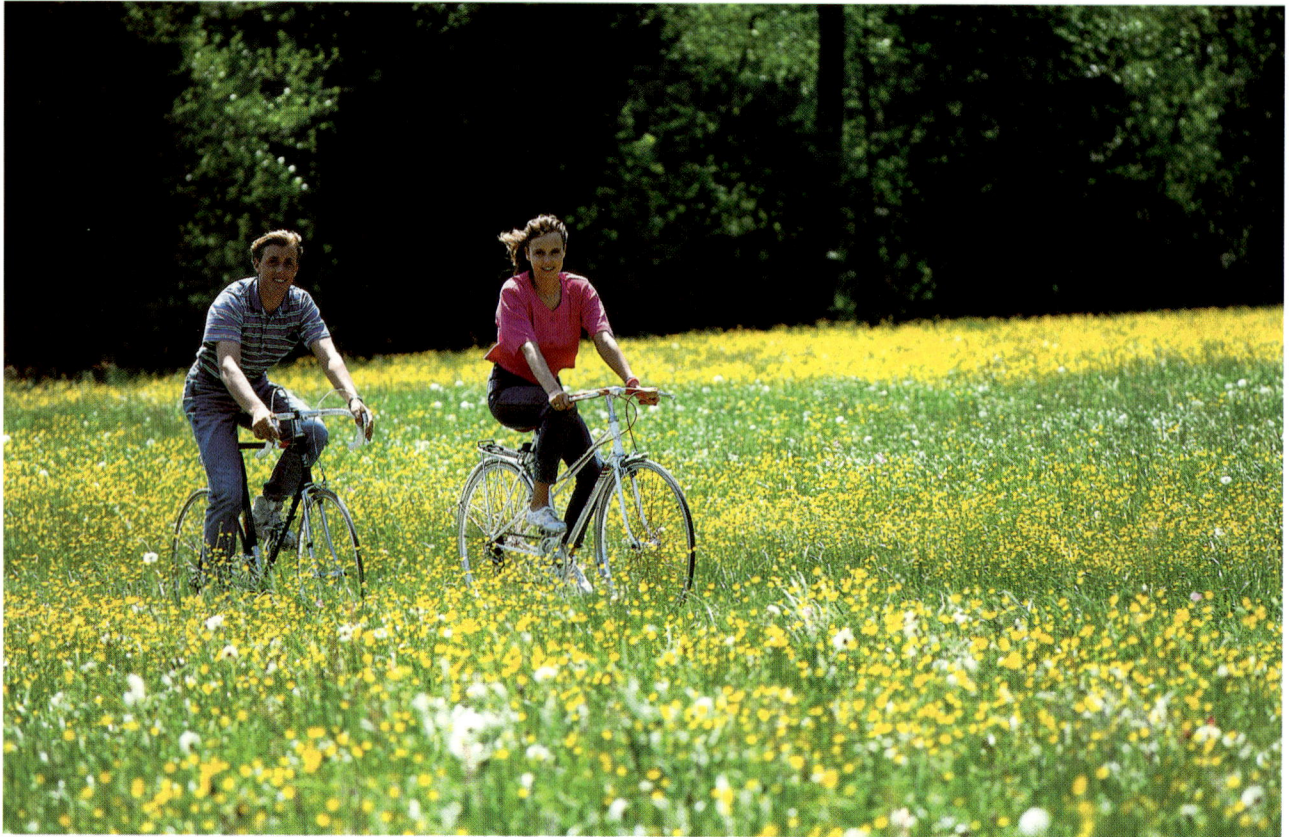

Bewegung hält gesund

Durch regelmäßige, mindestens 20minütige Bewegung größerer Muskelgruppen (z. B. strammes Gehen, Laufen, Radfahren oder Schwimmen) tun Sie enorm viel für die Gesundheit. Ihr Stoffwechsel wird aktiviert; Säuren und Schlacken können zügig abtransportiert werden. Die Bewegung regt den Kreislauf an, trainiert das Herz und verbessert den Muskelstoffwechsel. Außerdem wird die Darmtätigkeit angeregt.

Durch das beschleunigte Atmen kann verstärkt Kohlensäure ab- und Sauerstoff eingeatmet werden. Das verbessert die Sauerstoffversorgung des Körpers und wirkt sich so positiv auf den Säure-Basen-Haushalt aus. Bewegung sorgt aber auch für eine verstärkte Durchblutung des Körpers, auch der Bandscheiben und Gelenkknorpel, die dann besser mit Nährstoffen versorgt werden.

Da man bei sportlicher Betätigung vermehrt Kalorien verbraucht, verringert sich das Risiko für Übergewicht. Ihr Abwehrsystem wird gestärkt, und Ihre Stimmung bessert sich, denn Sport wirkt antidepressiv. All diese positiven Wirkungen von Sport auf unseren Körper sollten Grund genug sein, den „inneren Schweinehund" zu überwinden und sich öfter mal körperlich zu betätigen.

Frische Luft und Wechselduschen machen fit

Sorgen Sie für ausreichend frische Luft, atmen Sie richtig, und setzen Sie sich nur maßvoll dem Sonnenlicht aus. Tägliche Wechselduschen regen den Kreislauf an und sorgen für morgendliche Frische. Duschen Sie dabei erst warm, dann, gemäß Kneipp, kalt. Die Kaltdusche beginnt am rechten Fuß und geht bis zum rechten Unterschenkel. Dann folgen der linke Fuß und der linke Unterschenkel. Danach werden der rechte und der linke Oberschenkel abgeduscht. Weiter geht es mit dem rechten und dem linken Unterarm. Dann mit dem rechten und dem linken Oberarm. Zuletzt werden Rücken, Brust und Bauch, Kopf und Genitalbereich kalt geduscht. Anschließend sollten Sie sich gleich abfrottieren.

Eine morgendliche Bürstenmassage der Haut ist ebenfalls wohltuend, macht wach und stärkt Wohlbefinden sowie Immunabwehr.

Aktivität und Passivität im Gleichgewicht

Bewegung und Ruhe, Arbeit und Freizeit, sowie Streß und Muße sollten sich am Tag abwechseln. Viele Einflüsse lassen unsere innere Anspannung steigen – also ist es ganz wichtig, für ausreichend Entspannung zu sorgen. Beispielsweise ist man nach einer sportlichen Betätigung wohltuend entspannt. Und auch durch Autogenes Training, Progressive Muskelentspannung, verschiedene Arten der Meditation sowie durch Yoga können Sie sich in einen angenehmen Entspannungszustand versetzen. Bei körperlicher Bewegung ist es wichtig, diese bewußt in den Alltag einzubauen. Legen Sie z. B. kurze Wege zu Fuß oder mit dem Fahrrad statt mit dem Auto zurück. Oder lassen Sie Fahrstuhl und Rolltreppe links liegen und nehmen stattdessen lieber die Treppe. Wenn Sie längere Autofahrten zurückzulegen haben, müssen Sie nicht ganz bis zum Ziel fahren, sondern können das Auto ein Stück vom Zielort weg parken und zumindest einen Teil des Weges zu Fuß gehen.

Bei den enormen Leistungsanforderungen, die heute an uns gestellt werden, ist es besonders wichtig, sich durch Körpertraining, Gymnastik und Entspannung fit zu halten und seinem Körper die Möglichkeit zu geben sich zu regenerieren.

Geregelte Ausscheidung hält den Körper gesund

Die Reinhaltung der Körpersäfte ist eine „gute Lebensversicherung". Sorgen Sie deshalb für eine geregelte Ausscheidung von Stuhl, Harn und Schweiß.

Durch eine ballaststoffreiche Nahrung mit viel Salat, Gemüse, Obst und Vollkornprodukten, läßt sich eine chronische Verstopfung bessern oder sogar beheben. Außerdem kann man Verdauungsproblemen damit vorbeugen. Auch Trinken ist wichtig. Ein gesunder Erwachsener sollte etwa 2 bis 2,5 l Flüssigkeit täglich zu sich nehmen, damit die Entgiftungsmöglichkeiten über die Nieren optimal genutzt werden können. Schwitzen ist ebenfalls gut für unsere Gesundheit, z. B. durch körperliche Aktivität oder durch Saunagänge.

„Seelische Hygiene" für inneres Gleichgewicht

Pflegen Sie einen kultivierten Lebensstil, ohne Streß und Überaktivität. Schaffen Sie sich jeden Tag ein kleines „Highlight". Ob dies ein Besuch bei Freunden, ein gutes Buch, ein angenehmes Telefonat oder ein bißchen Zeit für Sie selbst ist, das liegt an Ihnen. Jeder Mensch hat Wünsche und Träume, für die er lebt. Dabei muß nicht alles gleich in Erfüllung gehen. Auch die Vorfreude kann schön sein.

Eine heitere, gelassene Grundstimmung, die Einstellung, Probleme als Herausforderung anzusehen

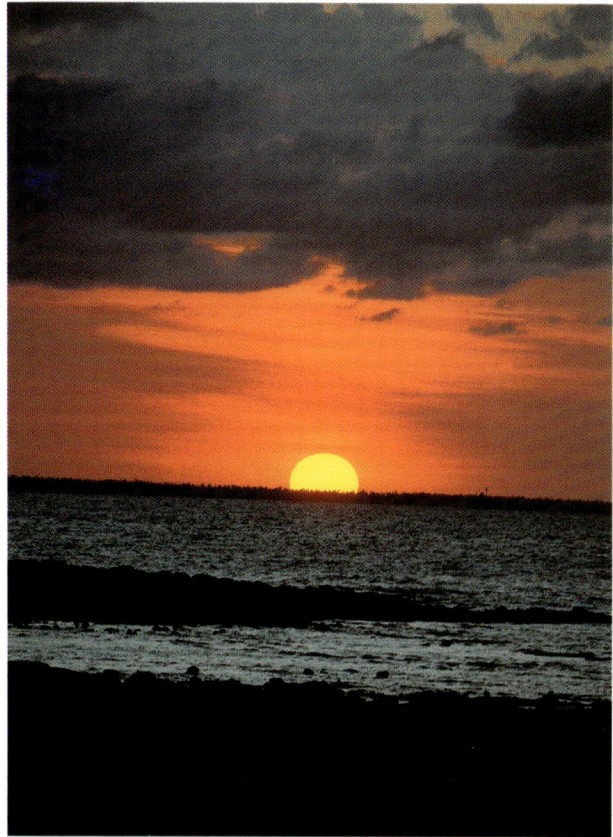

und in all dem, was geschieht, einen Sinn zu sehen, hilft uns, gesund zu bleiben und Erkrankungen schneller zu überwinden.

Es gibt sogar Untersuchungen, die einen Zusammenhang zwischen seelischen Verstimmungen und dem Säure-Basen-Haushalt herstellen. Schon 1940 zeigte Prof. Hoff mit seinem Team, daß eine Stoffwechselverschiebung zum Sauren hin zu depressiven Verstimmungen führen kann. Umgekehrt herrscht bei basischer Stoffwechsellage eine freudige Stimmung.

Wer kennt nicht das Sprichwort „Sauer macht lustig"? Daß diese Aussage von der Wahrheit nicht weit entfernt ist, denken die wenigsten. Beispielsweise fungieren saure Früchte im Stoffwechsel als Basenbildner und sorgen für Harmonie, Ausgeglichenheit und Wohlbefinden. So wirkt „Materielles" im Körper auf die Seele. Genau dies hat auch Dr. Hay, der Erfinder der Trennkost, beschrieben. Die Ernährung ist also nicht nur für die Gesundheit von größter Bedeutung, sondern ist auch mitverantwortlich für unsere Gefühle.

Mit Trennkost zur Säure-Basen-Harmonie

Was ist Trennkost?

Der Name „Trennkost" ist inzwischen zu einem feststehenden Begriff geworden, doch bringen leider sehr viele Menschen diese Ernährungsform nur mit einer Abmagerungskur in Verbindung. Dabei war das ursprüngliche Anliegen von Dr. Howard Hay, dem Erfinder der Hayschen Trennkost, den Körper zu entgiften und zu entsäuern. Eine gleichmäßige Gewichtsabnahme bis hin zum Normalgewicht ist dabei nur eine angenehme Begleiterscheinung. Übergewichtige nehmen mit dieser Kostform ab, und Untergewichtige nehmen zu. Die Erklärung liegt hier ganz einfach darin, daß die Verdauungsorgane durch die harmonische Ernährungsweise entlastet werden und ihre Verdauungssäfte leichter herstellen können. Der gesamte Verdauungsprozeß erhält die Chance, sich zu normalisieren, der Körper scheidet überschüssige Säuren aus oder neutralisiert sie mit Hilfe basischer Mineralstoffe. Der ganze Organismus kommt wieder ins Gleichgewicht. Und auch das Körpergewicht pendelt sich dort ein, wo es eigentlich sein soll.

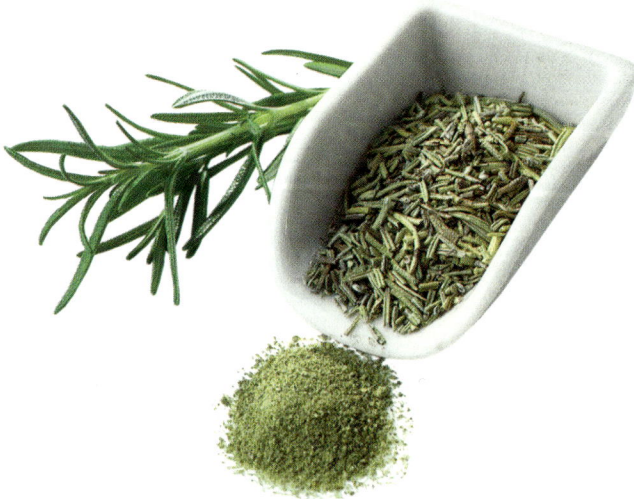

Die richtige Kombination ist entscheidend

Im Prinzip verrät der Name „Trennkost" bereits das grundlegende Geheimnis dieser Kostform – nämlich die Trennung bestimmter Nahrungsmittelgruppen innerhalb einer Mahlzeit. Sinn und Zweck dieser Trennung ist es, eine gewisse Ordnung in den Verdauungsprozeß zu bringen. So können alle Verdauungsorgane ungehindert arbeiten. Verdauung und Verstoffwechselung laufen optimal ab.

Schauen Sie sich einmal den Trennungsplan auf S. 34 bis 37 an. Sie finden dort eine Eiweiß-, eine Kohlenhydrat- und eine neutrale Gruppe. Bei der Trennkost sollten überwiegend eiweißreiche Nahrungsmittel innerhalb einer Mahlzeit nicht gemeinsam mit überwiegend kohlenhydratreichen Lebensmitteln verzehrt werden. So wird beispielsweise empfohlen, Fleisch, Geflügel, Wurst oder Fisch nach Möglichkeit niemals zusammen mit Kartoffeln, Reis oder Nudeln zu essen.

In der Trennkost gibt es aber noch eine dritte Gruppe an Lebensmitteln, die neutralen. Sie dürfen jederzeit mit eiweißreichen oder kohlenhydratreichen Nahrungsmitteln kombiniert werden. Der Grund: Sie stören weder die Eiweiß- noch die Kohlenhydratverdauung. Daher bezeichnet man sie auch als „neutral". Möglicherweise finden Sie die Zuordnung der einzelnen Lebensmittel zu den Gruppen als widersprüchlich. Aber sie beruht auf langjährigen Erfahrungen. So sind z. B. gesäuerte Milchprodukte zwar eiweißreich, gelten aber dennoch als neutral, da das Eiweiß durch die Säuerung verändert wurde und so leichter verdaulich ist. Rohes Fleisch und roher Fisch sind ebenfalls eiweißreiche Lebensmittel. Sie gelten in der Trennkost aber als neutral, weil ihre Zellstrukturen noch so sind, wie die Natur sie gebildet hat. Durch ein Erhitzen werden die Zellstrukturen verändert, und das Eiweiß ist somit schwerer vom Körper aufspaltbar. Dennoch sollten Sie rohes Fleisch und rohen Fisch nur in Maßen verzehren, da sie nicht zu den empfehlenswerten Nahrungsmitteln zählen. (Siehe auch die Rubrik „Diese Lebensmittel bitte meiden" im Trennungsplan auf S. 37.)

Zu den neutralen Lebensmittel gehören nach dem Verständnis der Trennkostlehre unter anderem alle Fette, naturbelassenen Öle und Butter sowie alle sehr fettreichen Lebensmittel, wie Sahne, vollfetter Käse (ab 60 % Fett i. Tr.), geräucherter Fisch und rohe Wurst. Und das hat folgenden Grund: Fett wird nicht im Magen, sondern erst im oberen Teil des Dünndarms verdaut. Somit stört es den vorangegangenen Verdauungsprozeß nicht. Obwohl Fette und fettreiche Lebensmittel unsere Verdauung nicht ungünstig beeinflussen, sollten Sie sie nicht zu häufig und auch nie in sehr großen Mengen verzehren, da sie eben viel Fett und somit Kalorien enthalten.

Neben den genannten Lebensmitteln befinden sich in der neutralen Gruppe auch Salate und fast alle Gemüsesorten. Dies hat seinen Grund, denn Salat und Gemüse enthalten weder viel Eiweiß noch viele Kohlenhydrate, dafür aber viel Wasser, was die Verdauung beschleunigt. Somit behindern Salat und Gemüse die natürlichen Verdauungsabläufe nicht. Außerdem sind sie reich an wertvollen Mineralstoffen und Vitaminen und wirken so basenbildend im Körper. Welche Lebensmittel noch in die neutrale Gruppe gehören, können Sie auf S. 36 nachschlagen.

Mit einigen Lebensmitteln, auch mit einigen neutralen, sollten Sie in der Trennkost vorsichtig umgehen und sie nicht zu häufig verzehren. Zu diesen zählen Fleisch, Wurst und Schinken, aber auch Geräuchertes und Gepökeltes. Auch wenn Sie diese Nahrungsmittel im Trennungsplan auf S. 34 bis 37 finden, dürfen Sie dies keinesfalls als Aufforderung verstehen, sie häufig zu verzehren. Der Plan soll Ihnen nur zeigen, zu welcher Gruppe bestimmte Nahrungsmittel gehören. Schließlich können Sie selbst entscheiden, was Sie essen möchten oder nicht. Wesentlich ist, daß die Lebensmittel Ihnen bekommen.

Die Vorteile der Trennkost

Die Vorzüge einer getrennten Eßweise liegen klar auf der Hand. Durch den getrennten Verzehr von eiweiß- und kohlenhydratreichen Nahrungsmitteln werden dem Körper während der Verdauungsphase keine unnötigen Energien geraubt. Die Verdauung von Kohlenhydraten und Eiweißen behindert sich nicht gegenseitig. Dadurch kommt es nach dem Essen nicht zu einem Leistungsknick. Sogar nach einer reichhaltigen Mahlzeit fühlt man sich frisch und fit. Bei einer gemischten Kost ist dies oft anders. Sicher haben auch Sie schon die Erfahrung gemacht, daß man etwa 20 Minuten nach einem „herkömmlichen" Essen von einer bleiernen Müdigkeit befallen wird. Trennkostgerechte Speisen belasten hingegen den Körper und die Fitneß nicht.

Durch das getrennte Essen werden unsere Verdauungsorgane entlastet. Dadurch kommt es zusätzlich zu einer besseren Verdauung der Nahrung im Darm. So können wichtige Nährstoffe, wie beispielsweise Vitamine, Mineralstoffe, Spurenelemente und andere Vitalstoffe, besser in den Körper aufgenommen werden. Das ist besonders wichtig, weil gerade die Mineralstoffe einen wertvollen Beitrag zur Aufrechterhaltung des Säure-Basen-Gleichgewichts leisten. Zusätzlich wird durch eine gute Verdauung sichergestellt, daß die lebenden Mikroorganismen im Darm nicht mit unverdautem Speisebrei versorgt werden. Dies wirkt sich nämlich negativ auf die Mikroorganismen im Darm aus und führt zur Bildung von sogenannten „Schlackenstoffen". Diese beeinträchtigen wiederum die Verdauung und werden darüber hinaus als Giftstoffe zur Leber transportiert. Da die Leber, die „Chemiefabrik" in unserem Körper, alle ankommenden Stoffe verwerten bzw. entgiften muß, belastet ungünstig zusammengestellte Nahrung demnach auch so wichtige Organe wie die Leber.

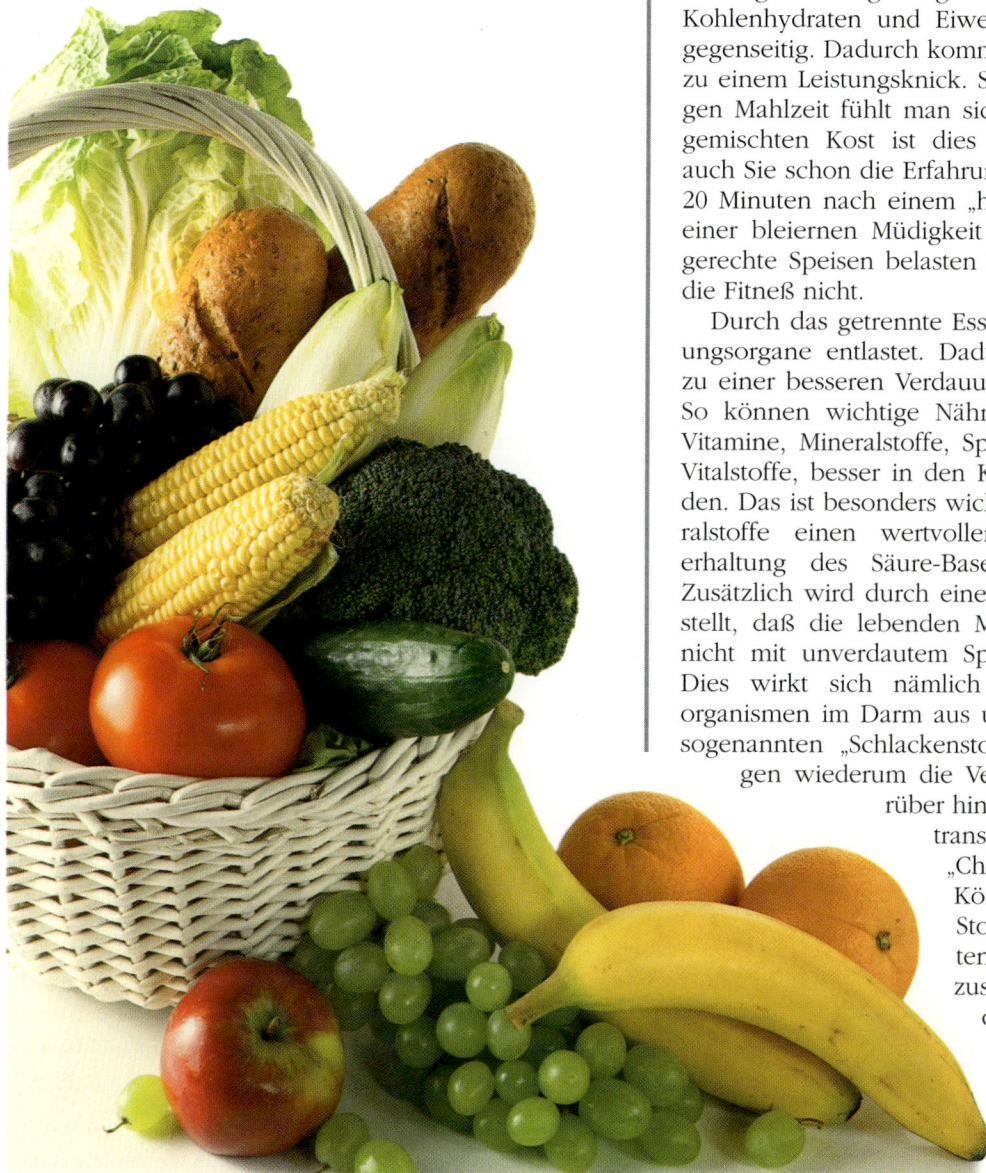

Der Einstieg in die Trennkost

In kleinen Schritten zum Ziel

Eine wichtige Voraussetzung, um die Trennkost erfolgreich durchzuführen, ist die innere Bereitschaft, etwas in seinem Leben verändern zu wollen. Natürlich ist es nicht immer einfach, alte, liebgewordene Gewohnheiten von heute auf morgen zu verwerfen. Dies wird aber auch nicht verlangt! Beginnen Sie in kleinen Schritten.

Überstürzen Sie nichts. Nehmen Sie sich gerade jetzt, am Anfang, ein wenig Zeit und Muße, um dieses vielseitige und interessante Thema etwas eingehender zu studieren. Beginnen Sie mit der Ernährungsumstellung in kleinen Schritten. Kombinieren Sie dann innerhalb einer Mahlzeit nur solche Nahrungsmittel miteinander, deren Gruppen sich gegenseitig gut vertragen. Schauen Sie sich den Trennungsplan (S. 34 bis 37) noch einmal genauer an. Für eine Eiweißmahlzeit kombinieren Sie z.B. Fleisch oder Fisch mit Gemüse, das in etwas Butter oder Öl geschwenkt wird. Als Kohlenhydratmahlzeit eignet sich ein Kartoffel- oder Nudelauflauf. Natürlich sollte auch hier das Gemüse oder der Salat nicht fehlen. Essen Sie am Tag etwa 5 kleinere Mahlzeiten statt 3 große. Dies ist wichtig, um den Blutzuckerspiegel konstant zu halten und nicht in eine Unterzuckerung zu kommen. Denn bei Unterzuckerung drohen Heißhungerattacken.

Ein Tag mit der Trennkost

Frühstück und 1. Zwischenmahlzeit

Beide Mahlzeiten sollten überwiegend aus basenbildenden Lebensmitteln bestehen. Das bedeutet, daß Sie z.B. soviel reife Früchte oder frische Rohkost essen können, wie Ihr Körper verlangt und verträgt. Ist Ihr Organismus es nicht gewohnt, mit entsprechend großen Mengen an Obst oder rohem Gemüse fertigzuwerden, dann können Sie selbstverständlich auch ein Müsli oder ein belegtes Brot zum Frühstück essen. Im Rezeptteil dieses Buches finden Sie eine Fülle attraktiver Frühstücksideen. Zwischen Frühstück und Zwischenmahlzeit sollten Sie eine Eßpause von 2 bis 3 Stunden einlegen. Trinken Sie in dieser Zeit etwa stündlich 1 Glas stilles Mineralwasser oder Früchte- oder Kräutertee.

Mittagessen

Zum Mittagessen können Sie unter einer Eiweiß- und einer Kohlenhydratmahlzeit auswählen. Versuchen Sie, vor jedem Mittagessen eine große Portion Salat oder Rohkost zu essen. Dadurch werden dem Körper wichtige Vitamine, Mineralstoffe, Spurenelemente und Enzyme zugeführt, die ihn mit basischen Stoffen versorgen. Im Rezeptteil dieses Buches finden Sie bei einigen Rezepten unter der Rubrik „Tip" auch Hinweise auf geeignete Salate.

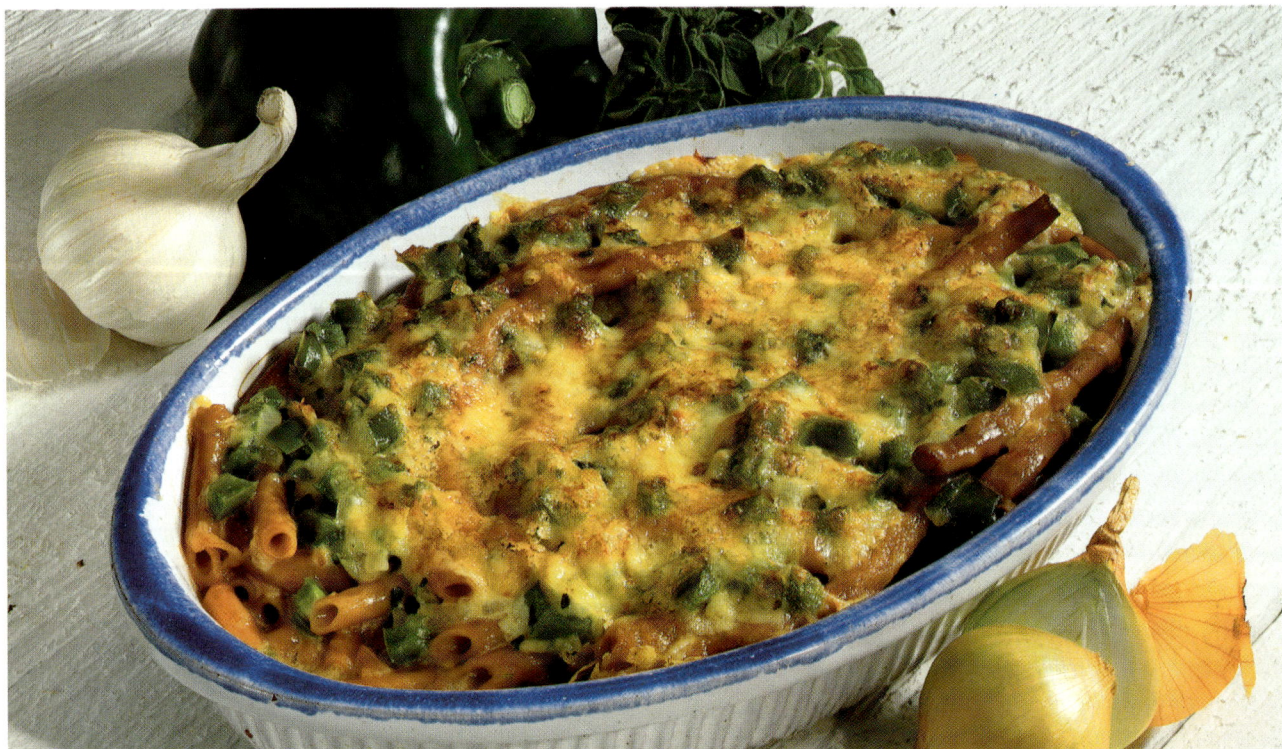

Testen Sie, welche Gemüsesorten Sie roh vertragen. Sorten, die Ihnen Verdauungsprobleme bereiten, sollten Sie meiden. Nehmen Sie sich Zeit zum Essen. Kauen Sie jeden Bissen gründlich durch. Denn je besser Sie kauen, desto einfacher haben es die Verdauungssäfte beim Aufspalten der Speisen.

Nach dem Mittagessen sollten Sie dem Magen eine Verdauungspause von 3 bis 4 Stunden gönnen. Während der Hauptmahlzeit empfiehlt es sich, nichts zu trinken, da sonst wichtige Verdauungsenzyme verdünnt werden. Kurze Zeit vor und etwa 1 Stunde nach dem Essen sollten Sie jedoch reichlich Flüssigkeit in Form von stillem Mineralwasser oder Kräutertee zu sich nehmen. Wem Wasser auf Dauer nicht schmeckt, der kann 1 Zitronenscheibe oder 1 Schuß Obstsaft hineingeben.

2. Zwischenmahlzeit

Am Nachmittag sinkt bei fast allen Menschen der Blutzuckerspiegel. Eine reife Banane, frische Datteln und Feigen, Nüsse, Kerne oder Rosinen wirken jetzt wahre Wunder und bringen verbrauchte Energien zurück.

Im Rezeptteil finden Sie zusätzlich sehr schmackhafte Anregungen für Zwischenmahlzeiten.

Abendessen

Am Abend ist basenreiche Kost angesagt. Darum sollte der Gemüseteller zu einer kohlenhydratreichen Mahlzeit nicht fehlen. Eine eiweißreiche Mahlzeit am Abend ist nicht unbedingt empfehlenswert, da Eiweiß über Nacht schwerer verdaulich ist. Doch ab und an, je nach Verträglichkeit, können Sie auch am Abend eine Eiweißmahlzeit essen.

Wie hilft Trennkost bei Übersäuerung?

Sich säurearm und basenreich zu ernähren, ist eine wertvolle Hilfe, den Säure-Basen-Haushalt wieder in Ordnung zu bringen.

Dr. Howard Hay waren die Zusammenhänge zwischen Übersäuerung und Krankheit wohl bekannt. Darum empfahl er, neben der Trennung der einzelnen Nahrungsmittel zusätzlich auf basenbildende Kost zu achten und weniger von den Nahrungsmitteln zu essen, die im Körper saure Rückstände hinterlassen (S. 23).

Unser Körper mit seinen nicht zählbaren bewußten und unbewußten Funktionen, gleicht einem Wunderbauwerk mit ungeheuren Energien. Um diese Energien (z. B. für Wachstum, Zellerneuerung, Körperbewegungen, Körperwärme, Gedanken und Gefühle) täglich neu entwickeln zu können, benötigt er den geeigneten Brennstoff. Und dieser ist unsere Nahrung. Eiweiße, Kohlenhydrate und Fette liefern dem Körper die geeigneten Bausteine. Diese sind zwar wertvoll, jedoch hinterlassen viele nach der Aufspaltung und Verstoffwechselung saure Abfallstoffe im Organismus. Je mehr wir also säurebildende Nahrungsmittel aufnehmen, um so höher sind die belastenden Rückstände in unserem Körper.

Natürlich hat die Natur für Übersäuerung einen Ausgleich geschaffen. Basen sind die Gegenspieler der Säuren. Sie haben eine ausgleichende Wirkung und erzielen somit einen positiven Einfluß auf unseren Säure-Basen-Haushalt. Das bedeutet, daß pflanzliche Lebensmittel (also Basenbildner) Grundbestandteil jedes Gerichtes sein sollten.

Eine einfache Faustregel kann hier sehr hilfreich sein: Ißt man 1 Teil starke Säurebildner (z. B. 100 g Fleisch, Fisch, Eier oder Käse), sollten dazu 3 bis 4 Teile Basenbildner (z. B. 300–400 g Salat, Rohkost oder Gemüse) verzehrt werden.

Ebenso bei den Kohlenhydraten: Ißt man 1 Teil schwach säurebildende Lebensmittel (z. B. 100 g Naturreis oder Vollkornnudeln), dann sollten dazu 3 bis 4 Teile Basenbildner (z. B. 300–400 g Salat, Rohkost oder Gemüse) verzehrt werden.

Bei dieser Zusammenstellung erhält unser Körper alle Nährstoffe die er benötigt und darüber hinaus ausreichend Basenbildner, die für ein ausgewogenes Säure-Basen-Gleichgewicht im Körper sorgen. Und so sollte die Lebensmittelauswahl bei der Trennkost aussehen: viel frische Salate, Rohkost, Gemüse, Obst, Vollkornerzeugnisse, Kartoffeln, Samen, Keimlinge, Kerne, Nüsse und kaltgepreßte Öle und in geringen Mengen Milchprodukte, Fisch und Fleisch. Darüber hinaus ist es wichtig, daß alle Lebensmittel möglichst naturbelassen sind. Also nicht die Pommes frites, sondern lieber Pellkartoffeln und nicht fertig gekaufte Gemüsebratlinge, sondern besser frisch zubereitetes Gemüse essen.

Verwechseln Sie die Trennkost nicht mit einer Diät, die nur eine bestimmte Zeit hinweg eingehalten werden muß. Trennkost können Sie ein Leben lang durchführen, ohne daß Mangelerscheinungen entstehen. Die Tennkostregeln sind übrigens nur Richtlinien, keine Gesetze. Daher können Sie, wenn es Ihnen bekommt, ruhig leichte Modifizierungen vornehmen.

Bei einer extremen Übersäuerung des Körpers und schlechter Stoffwechsellage kann es sein, daß die Umstellung auf Trennkost nicht ausreicht, um wieder ein Säure-Basen-Gleichgewicht herzustellen. In diesen Fällen empfehlen wir die unterstützende Einnahme eines Basenpräparates. Informationen dazu erhalten Sie bei Ihrem Arzt oder Apotheker.

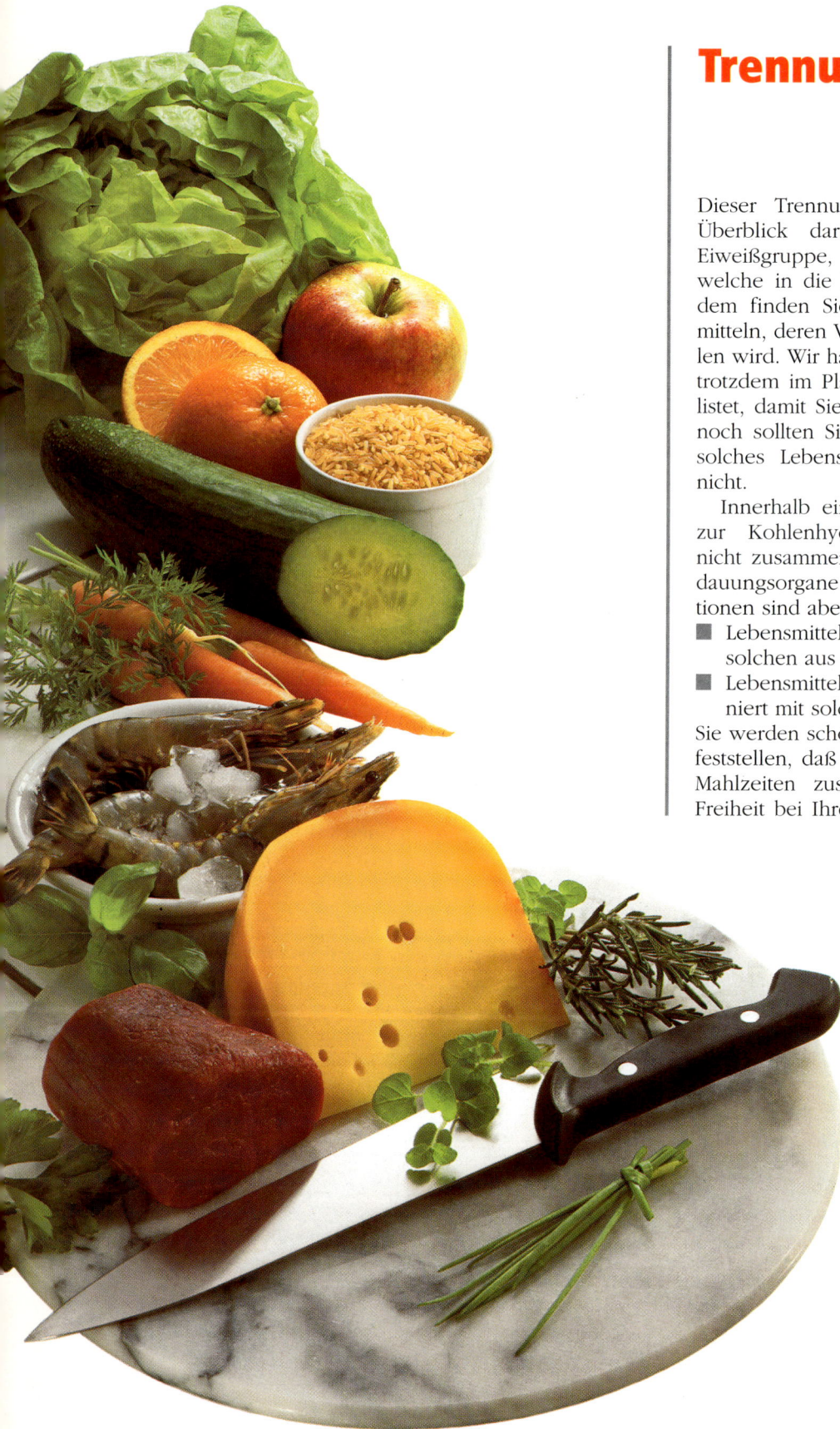

Trennungsplan

Dieser Trennungsplan gibt Ihnen einen genauen Überblick darüber, welche Lebensmittel in die Eiweißgruppe, welche in die neutrale Gruppe und welche in die Kohlenhydratgruppe gehören. Außerdem finden Sie dort eine Aufzählung von Lebensmitteln, deren Verzehr in der Trennkost nicht empfohlen wird. Wir haben diese zu meidenden Lebensmittel trotzdem im Plan in der zugehörigen Gruppe aufgelistet, damit Sie wissen, in welche sie gehören. Dennoch sollten Sie stets selbst entscheiden, ob Sie ein solches Lebensmittel lieber meiden möchten oder nicht.

Innerhalb einer Mahlzeit sollten zur Eiweiß- und zur Kohlenhydratgruppe gehörende Lebensmittel nicht zusammen gegessen werden, da sonst die Verdauungsorgane belastet werden. Folgende Kombinationen sind aber möglich:

- Lebensmittel aus der Eiweißgruppe kombiniert mit solchen aus der neutralen Gruppe
- Lebensmittel aus der Kohlenhydratgruppe kombiniert mit solchen aus der neutralen Gruppe.

Sie werden schon nach wenigen Tagen mit Trennkost feststellen, daß es sehr einfach ist, trennkostgerechte Mahlzeiten zusammenzustellen, und daß Sie viel Freiheit bei Ihren Lebensmittelkombinationen haben.

Eiweißgruppe

■ **gegarte Fleischsorten:**
vom Rind z. B. Bratenfleisch,
Rouladen, Gulaschfleisch,
Steaks, Hackfleisch und
Geschnetzeltes;
vom Kalb z. B. Schnitzel
und Bratenfleisch;
vom Lamm z. B. Kote-
letts, Keule und Rücken.
Schweinefleisch zählt
auch in die Eiweißgruppe. Sein
Verzehr wird aber nicht empfohlen.

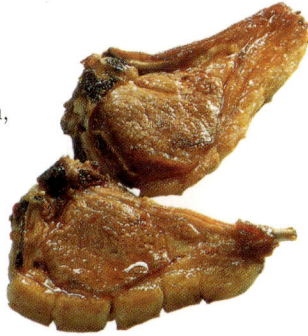

■ **gegarte Geflügelsorten,**
z. B. Putenrollbraten, Putenschnitzel und -brust,
Putengeschnetzeltes, Gans, Ente, Hähnchen und
Poularde.

■ **gegarte Wurstsorten,**
z. B. gebratene Bratwurst, Fleischwurst, Leberkäse,
Rindswurst, Knacker, Corned beef, gekochter Schinken und Geflügelwurst.
  Gegarte Wurstwaren aus Schweinefleisch sind nicht
empfehlenswert und sollten daher durch solche aus
Rind- und Geflügelfleisch ersetzt werden.

■ **ungeräucherte, gegarte
Fischsorten,**
z. B. Seelachs, Kabeljau,
Lachs, Rotbarsch, Heilbutt,
Thunfisch, Makrele,
Hering, Forelle, Hecht
und Scholle.

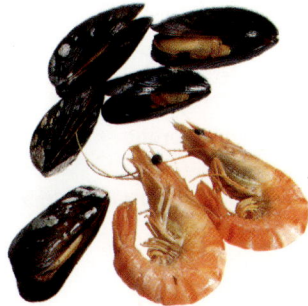

■ **gegarte Schalen-
und Krustentiere
(Meeresfrüchte),**
z. B. Muscheln, Garnelen,
Krebse und Hummer

■ **Sojaprodukte,**
z. B. Sojasauce, Tofu (Sojaboh-
nenquark) und mit Soja hergestellte Brotaufstriche

■ **Eier**

■ **Milch**

■ **Käsesorten mit höchstens
50 % Fett i. Tr.,**
z. B. Parmesan, Harzer Käse, Edamer,
Gouda und Tilsiter sowie Emmentaler

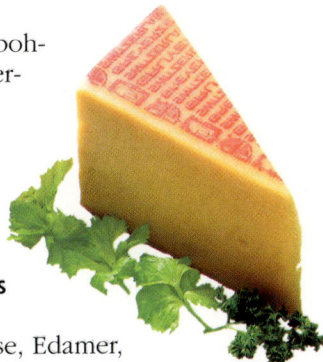

■ **gekochte Tomaten**

■ **folgende Getränke:**
Früchtetee, Apfelwein, her-
ber Weiß- und Rotwein, her-
ber Rosé, trockener Sekt,
Obstsäfte und mit Wasser
verdünnte Obstsäfte

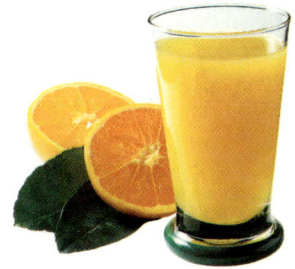

■ **Beerenfrüchte (außer
Heidelbeeren),**
z. B. Erdbeeren, Himbeeren, Preiselbeeren

■ **Kernobstsorten (außer mürben, süßen Äpfeln),**
z. B. säuerliche Äpfel, Birnen und Quitten

■ **Steinobstsorten,**
z. B. Pfirsiche, Aprikosen und Kirschen

■ **Weintrauben**

■ **Zitrusfrüchte,**
z. B. Orangen, Zitronen und Grapefruits.
Zitronensaft darf in kleinen Mengen auch zum Abschmecken von neutralen und Kohlenhydratgerichten
verwendet werden.

■ **exotische Obstsorten (außer Bananen, frischen Feigen
und Datteln),**
z. B. Mangos, Maracujas, Papayas und Ananas

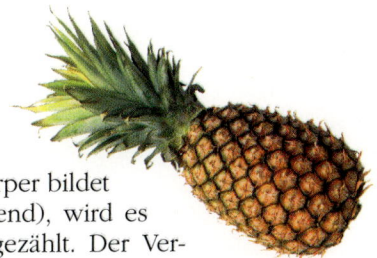

Hinweise

■ Obwohl Obst selbst
keine Säuren im Körper bildet
(es wirkt basenbildend), wird es
zur Eiweißgruppe gezählt. Der Verzehr von Obst, welches ja viel Fruchtsäure
enthält, kann nämlich die Verdauung von kohlenhydratreichen Lebensmitteln behindern. Zählt man
Obst zur Eiweißgruppe, dann darf man es nicht
zusammen mit Lebensmitteln aus der Kohlenhydratgruppe essen, und die Verdauung kann
ganz problemlos ablaufen.

■ Verwenden Sie zum Panieren von Lebensmitteln
aus der Eiweißgruppe keine Semmelbrösel (sie
gehören in die Kohlenhydratgruppe), sondern Sesamsamen, gemahlene Mandeln oder gemahlene
Nüsse (alles neutrale Lebensmittel).

■ Frikadellen werden in der Trennkost statt mit
Brötchen (sie gehören in die Kohlenhydratgruppe)
mit Quark oder fein geriebenen Möhren (beides
neutrale Lebensmittel) gelockert.

Neutrale Gruppe

Die in dieser Gruppe aufgelisteten Lebensmittel dürfen innerhalb einer Mahlzeit sowohl mit Lebensmitteln aus der Eiweiß-, als auch mit solchen aus der Kohlenhydratgruppe gemischt werden.

■ **Fette (außer gehärteten und weißen, festen Fetten),**
z.B. Öle (hier bitte die kaltgepreßten bevorzugen), ungehärtete Margarinesorten mit einem hohen Anteil an mehrfach ungesättigten Fettsäuren (aus dem Reformhaus) und Butter; außerdem: schmalzähnlicher, pflanzlicher Brotaufstrich (im Reformhaus oder im Naturkostladen unter der Markenbezeichnung „Holstener Liesl" zu finden)

■ **gesäuerte Milchprodukte,**
z.B. Joghurt, saure Sahne, Quark, Buttermilch, Dickmilch und Kefir; außerdem: vergorenes Molkekonzentrat (Molkosan, siehe S. 39)

■ **süße Sahne und Kaffeesahne**

■ **Käsesorten mit mindestens 60% Fett i. Tr.,**
z.B. Doppelrahmfrischkäse, Butterkäse, Camembert, Rahm- und Butterrahmkäsesorten

■ **Weißkäsesorten,**
z.B. Schafs- und Ziegenkäse, Mozzarella, körniger Frischkäse

■ **rohe oder geräucherte Wurstwaren,**
z.B. Bündner Fleisch, roher Schinken, Salami und Debrecziner. Hier sollten Sie auf Sorten aus Schweinefleisch verzichten und auf solche aus Rind- oder Putenfleisch ausweichen

■ **rohes Fleisch,**
z.B. Tatar (rohes Fleisch sollte in der Trennkost aber gemieden werden)

■ **rohe, marinierte oder geräucherte Fischsorten,**
z.B. Schillerlocken, geräucherter Bückling, geräucherter Aal, geräucherte Makrele oder Forelle, Räucherlachs, Matjeshering und Bismarckhering

■ **folgende Gemüsesorten:**
Auberginen, Artischocken, Avocados, Brokkoli, Blumenkohl, grüne Bohnen, Chicorée, Chinakohl, grüne Erbsen, Fenchel, Gurken, Knoblauch, Kohlrabi, Lauch, frischer Mais, Mangold, Möhren, Paprikaschoten, Peperoni, Radieschen, Rettich, rote Beten, Rosenkohl, Rotkohl, Sauerkraut, Sellerie, Spargel, Spinat, rohe Tomaten, Weißkohl, Wirsing, Zwiebeln, Zucchini

■ **Blattsalate,**
z.B. Kopfsalat, Endiviensalat, Feldsalat und Eisbergsalat

■ **Pilze,**
z.B. Champignons, Austernpilze, Pfifferlinge und Steinpilze

■ **Sprossen und Keime,**
z.B. Mungobohnenkeimlinge, Alfalfa und Radieschensprossen

■ **Kräuter, Gewürze und Zitrusschalen**

■ **Nüsse (außer Erdnüssen) und Samen,**
z.B. Haselnüsse, Walnüsse, Kokosnußraspel, Mandeln, Sesam und Mohn

■ **Heidelbeeren**

■ **ungeschwefelte Rosinen**

■ **Oliven**

■ **Eigelb**

■ **Hefe**

■ **Gemüsebrühe**

■ **klare, hochprozentige Spirituosen,**
z.B. Korn, Wacholder und klarer Obstbrand

■ **Kräutertees**

■ **Geliermittel**
z.B. Gelatine (tierisches Produkt), Agar-Agar (eine pulverisierte Meeresalge – das Pulver wird in kalter Flüssigkeit aufgelöst, dann erhitzt man das Ganze auf 60 bis 80°C und läßt es erkalten), pflanzliche Bindemittel aus Johannisbrotkernmehl (gibt es in Reformhäusern)

Hinweis

■ Obwohl rohes Fleisch, rohe Wurstwaren und roher Fisch viel Eiweiß enthalten und demnach in die Eiweißgruppe gehören müßten, werden sie nach der Trennkostlehre von Dr. Hay der neutralen Gruppe zugeordnet.

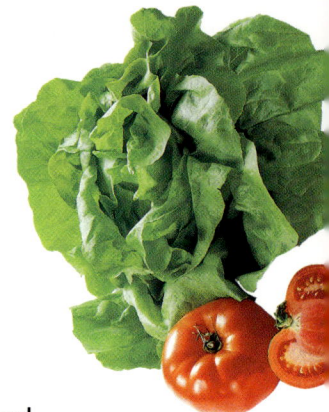

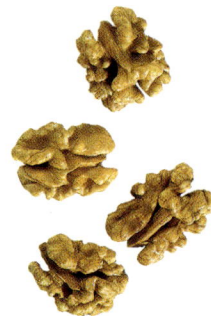

Kohlenhydratgruppe

■ **Vollkorngetreide,**
z.B. Weizen, Roggen, Dinkel, Hafer, Gerste, Hirse, Grünkern, getrockneter Mais und Naturreis

■ **Buchweizen**

■ **Vollkorngetreideerzeugnisse,**
z.B. Vollkornbrot und -brötchen, Kuchen aus Vollkornmehl, Vollkornnudeln und Vollkorngrieß

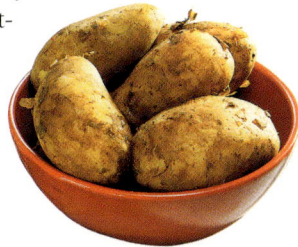

■ **Kartoffeln**

■ **folgende Gemüsesorten:**
Topinambur, Grünkohl und Schwarzwurzeln

■ **folgende Obstsorten:**
Bananen, mürbe, süße Äpfel, frische Feigen und frische Datteln

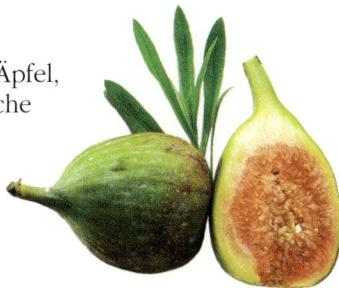

■ **ungeschwefeltes Trockenobst (außer Rosinen)**

■ **folgende Süßungsmittel:**
Frutilose (siehe S. 39), Honig, Ahornsirup, Birnen- und Apfeldicksaft. Süßungsmittel dürfen in kleinen Mengen auch zum Abschmecken von neutralen und Eiweißgerichten verwendet werden.

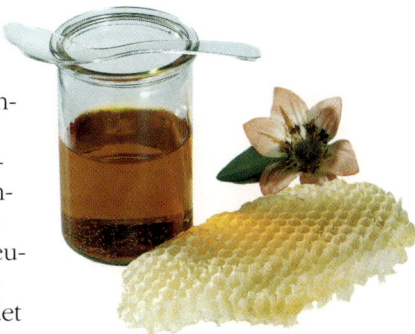

■ **Kartoffelstärke**

■ **Weinsteinbackpulver**

■ **Puddingpulver (ohne Farbstoff)**

■ **Carobe**
(gemahlene Frucht des Johannisbrotbaums – das Pulver wird wie Kakao verwendet und ist im Naturkostladen erhältlich)

■ **Bier**

Hinweis

■ Getreidebratlinge werden vor dem Panieren nicht in Ei gewendet und nur mit Vollkornsemmelbröseln, gemahlenen Nüssen oder Sesamkörnern paniert.

Diese Lebensmittel bitte meiden:

■ weißes Mehl und daraus hergestellte Produkte, z.B. süße und pikante Backwaren, sowie Nudeln und polierten Reis.

■ Zucker, Süßstoffe und daraus hergestellte Produkte, z.B. Süßwaren, Marmeladen und Gelees

■ Fertiggerichte und Konserven

■ getrocknete Hülsenfrüchte, z.B. Bohnen, Erbsen und Linsen

■ Erdnüsse

■ Preiselbeeren

■ Schweinefleisch und rohes Fleisch

■ Wurstwaren

■ rohes Eiweiß von Eiern

■ fertige Mayonnaise

■ Essig (Kleine Mengen sind bei neutralen und Eiweißmahlzeiten erlaubt. Bevorzugen Sie dann Balsamessig, denn er enthält weniger Säure.)

■ gehärtete Fette, z.B. normale Margarinesorten und feste, weiße Fritier- und Bratfette (Plattenfette)

■ schwarzer Tee, Bohnenkaffee, Kakao und hochprozentige Spirituosen

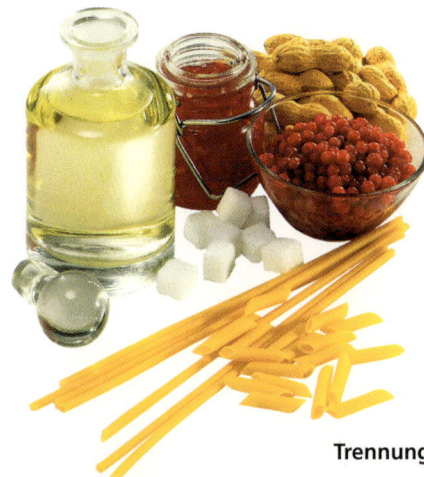

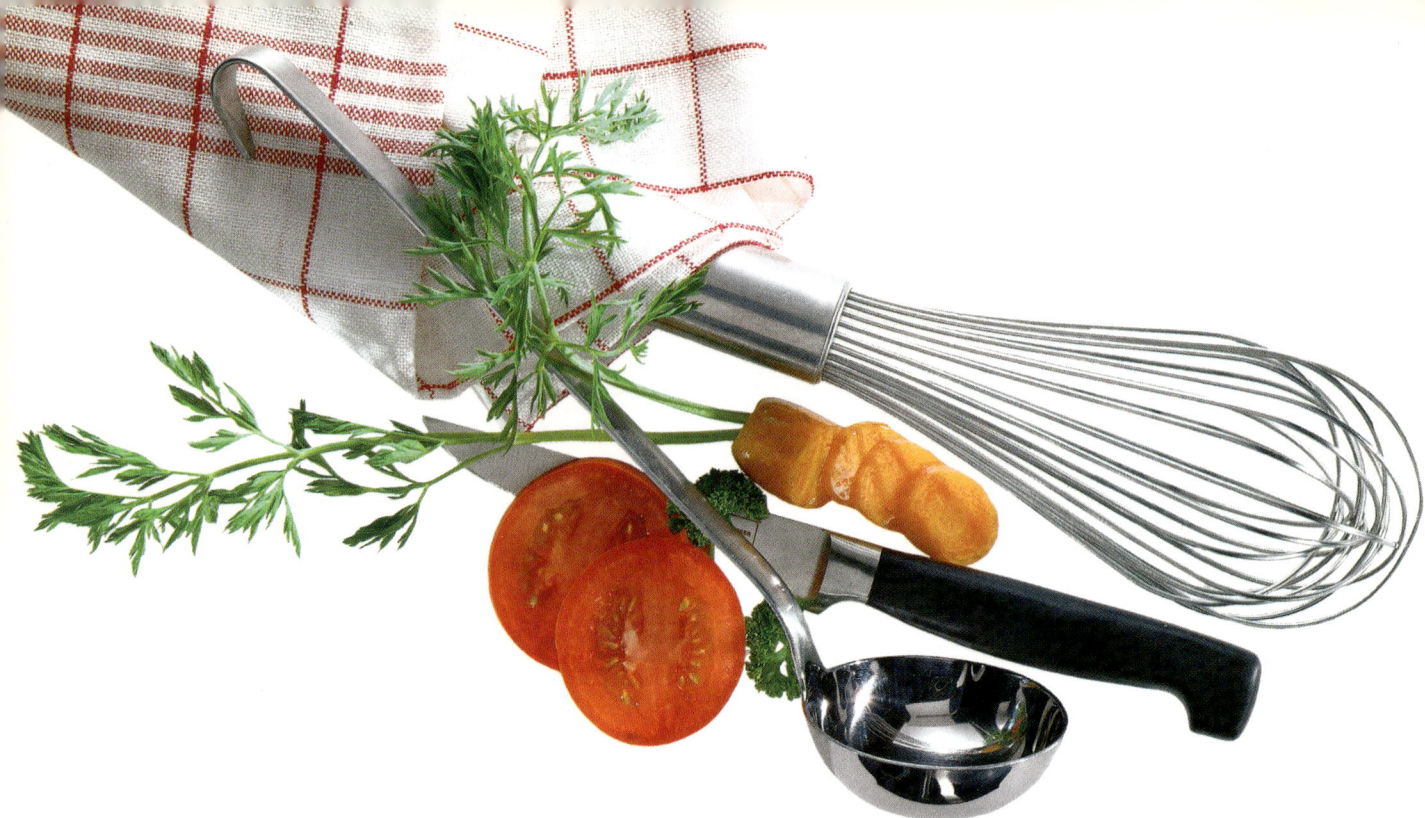

Hinweise zum Rezeptteil

Hinweise zu den Rezepten

Einteilung der Gerichte

Damit Sie auf den ersten Blick erkennen, zu welcher der drei Gruppen ein jeweiliges Gericht zählt, haben wir die Rezeptnamen in verschiedenen Farben abgedruckt.

- ■ rote Schrift   =   Kohlenhydratgericht
- ■ blaue Schrift   =   Eiweißgericht
- ■ graue Schrift   =   neutrales Gericht

Portionsangaben

Bei jedem Rezept steht dabei, wieviel Portionen das Gericht ergibt.

Zubereitungszeit und Extrazeiten

Die Zubereitungszeit beinhaltet sowohl die Vorbereitungszeit als auch die Gar- bzw. Backzeit. Alle Extrazeiten (z.B. Zeit zum Quellen, Gehen oder Kühlen) sind immer in einer besonderen Zeile angegeben und müssen zur Zubereitungszeit hinzugerechnet werden.

Kalorienangaben

Die Kalorienangaben (kcal) beziehen sich immer auf 1 Portion bzw. 1 Stück (zum Beispiel bei Kuchen und Gebäck).

Zutatenmengen

Die Zutatenmengen beziehen sich auf die ungeputzte Rohware. Bei Stückangaben (zum Beispiel 1 Apfel oder 1 Karotte) wird von einem Stück mittlerer Größe ausgegangen.

Eßlöffel- und Teelöffelmengen

Bei diesen beiden Angaben sind immer gestrichene Maße gemeint.

Gerichte kombinieren

Wenn Sie verschiedene Gerichte zu einem Menü zusammenstellen möchten, beachten Sie bitte ihre jeweilige Gruppenzugehörigkeit. Kohlenhydratgerichte (rote Rezeptnamen) sind untereinander nach Belieben zu kombinieren. Eiweißgerichte (blaue Rezeptnamen) ebenso. Neutrale Gerichte (graue Rezeptnamen) können entweder zusammen mit Kohlenhydrat- oder mit Eiweißgerichten gegessen werden.

Rezepte variieren oder selbst kreieren

Möchten Sie Rezepte verändern oder eigene Kreationen entwickeln, beachten Sie bitte die Gruppenzugehörigkeit der zu verwendenden Lebensmittel. Ziehen Sie dazu den Trennungsplan (S. 34 bis 37) zu Rate.

Hinweise zu einigen Lebensmitteln

Frutilose
Es handelt sich hierbei um einen schonend eingedickten Obstdicksaft aus dem Reformhaus. Er zählt zur Gruppe der Kohlenhydrate, kann allerdings in kleinen Mengen auch zum Süßen von Eiweiß- oder von neutralen Gerichten verwendet werden.

Molkosan
Das vergorene Molkekonzentrat wird mit Wasser verdünnt im speziellen als Essigersatz und im allgemeinen zum säuerlichen Abschmecken von Speisen verwendet.

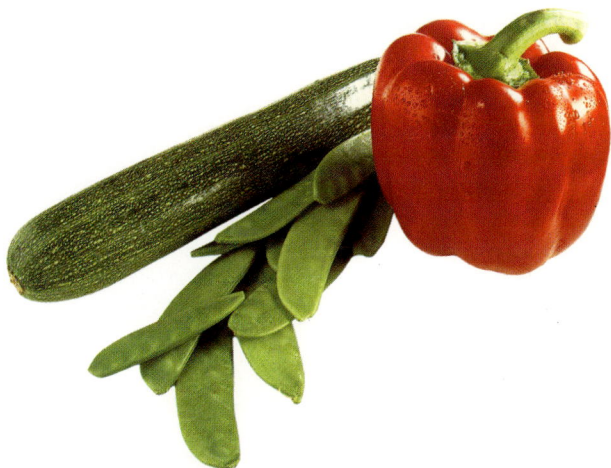

Weinsteinbackpulver
Es enthält im Gegensatz zu herkömmlichem Backpulver kein Phosphat. Was seine Verwendung und Triebfähigkeit betrifft, ist es im Vergleich zu herkömmlichem Backpulver als gleichwertig anzusehen.

Fette
Butter und ungehärtetes Kokosfett sind empfehlenswert. Ihrer Kalorien wegen sollten sie jedoch nur sparsam eingesetzt werden.

Auf gehärtete Fette, wie z.B. auf herkömmliche Margarinesorten, feste, weiße Brat- oder Fritierfette, sollten Sie unbedingt verzichten.

Öle
Empfehlenswert sind naturbelassene, unraffinierte Produkte, die reichlich mehrfach ungesättigte Fettsäuren enthalten. Oliven-, Sonnenblumen-, Distel-, Weizenkeim-, Leinsamen- und Maiskeimöl sind im Reformhaus in entsprechender Qualität erhältlich.

Verwenden Sie zum Kochen möglichst Oliven- oder Sonnenblumenöl, denn beide sind relativ hitzestabil. Auf raffinierte Öle, wie z.B. ganz normales Salatöl, sollten Sie wenn möglich verzichten.

Meer- und Kräutersalz
Beide sind herkömmlichem Haushaltssalz vorzuziehen. Meersalz enthält wertvolle Vitamine und Mineralstoffe. Kräutersalz hat nur einen reinen Kochsalzgehalt von etwa 84%.

Rein vegetarische Gemüsebrühe
Das Instantpulver bietet sich als Streuwürze an. Außerdem können Sie daraus eine prima Suppen- oder Saucengrundlage herstellen. Reine Gemüsebrühe wird nur aus pflanzlichen Zutaten hergestellt, ist cholesterin- und glutenfrei und enthält keine gehärteten Fette.

Naturreis
Ungeschälter Reis enthält im Gegensatz zu poliertem Reis mehr Ballaststoffe, Vitamine und Mineralstoffe.

Eier
Verwenden Sie nur Eier von freilaufenden Legehennen. Sie sollten stets frisch verarbeitet werden, um eine mögliche Salmonellenbelastung auszuschließen.

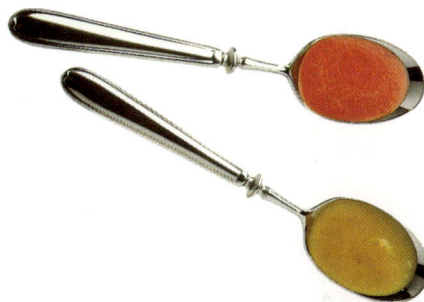

Abkürzungen

TL	=	Teelöffel (gestrichen)
EL	=	Eßlöffel (gestrichen)
g	=	Gramm (1000 g = 1 kg)
kg	=	Kilogramm
ml	=	Milliliter (1000 ml = 1 l)
l	=	Liter
Msp.	=	Messerspitze
kcal	=	Kilokalorien
cm	=	Zentimeter
mind.	=	mindestens
°C	=	Grad Celsius
TK-...	=	Tiefkühl-...
Fett i. Tr.	=	Fett in der Trockenmasse

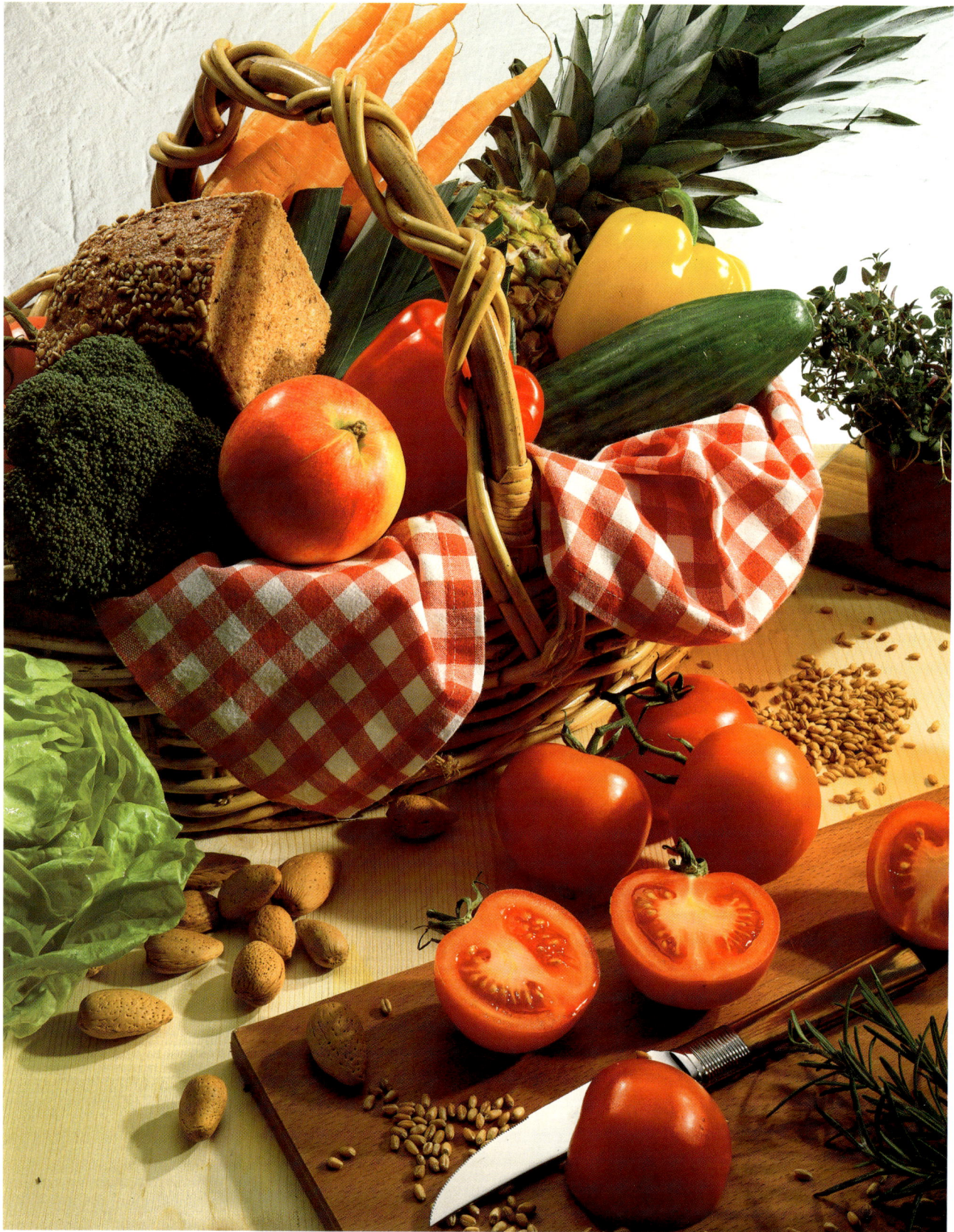

Raffinierte Rezeptideen

Der nachfolgende Buchteil hält eine Fülle attraktiver Rezepte für Sie bereit, die alle so konzipiert sind, daß sie das natürliche Säure-Basen-Gleichgewicht im Körper unterstützen. Neben rein vegetarischen Gerichten, finden Sie auch Vorschläge für Speisen mit Fleisch und Fisch. Obwohl diese Gerichte Säurebildner enthalten, wirken sie aufgrund ihres hohen Gemüseanteils dennoch harmonisch auf den Säure-Basen-Haushalt. Zusätzlich unterstützen können Sie die Wirkung der Gerichte, indem Sie vor dem Hauptgericht noch einen kleinen neutralen Salat essen. Dieser liefert viele Vitamine und Mineralstoffe, die einen Säureüberschuß im Körper abpuffern können.

Neben Ideen für Frühstück und Zwischenmahlzeiten finden Sie im Rezeptteil auch zahlreiche Vorschläge für kleine Mahlzeiten und Hauptgerichte. Viele kleine Gerichte lassen sich übrigens auch problemlos mit an die Arbeit nehmen. Salate sollten Sie dann aber erst kurz vor dem Essen mit der Sauce mischen – es sei denn, der Salat muß sowieso eine gewisse Zeit durchziehen.

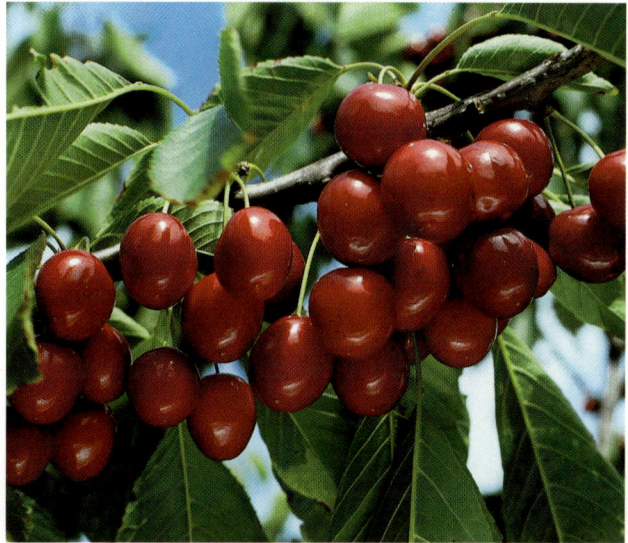

Der Rezeptteil ermöglicht es Ihnen, jeden Tag etwas Neues auf den Tisch zu bringen. Die Zubereitungszeiten sind dabei so bemessen, daß Sie nicht stundenlang in der Küche stehen müssen, um ein trennkostgerechtes, ausgewogenes Gericht genießen zu können.

Nun wünschen wir Ihnen viel Freude beim Kochen der Gerichte und viel Spaß mit der Trennkost.

Frühstück und Zwischenmahlzeiten

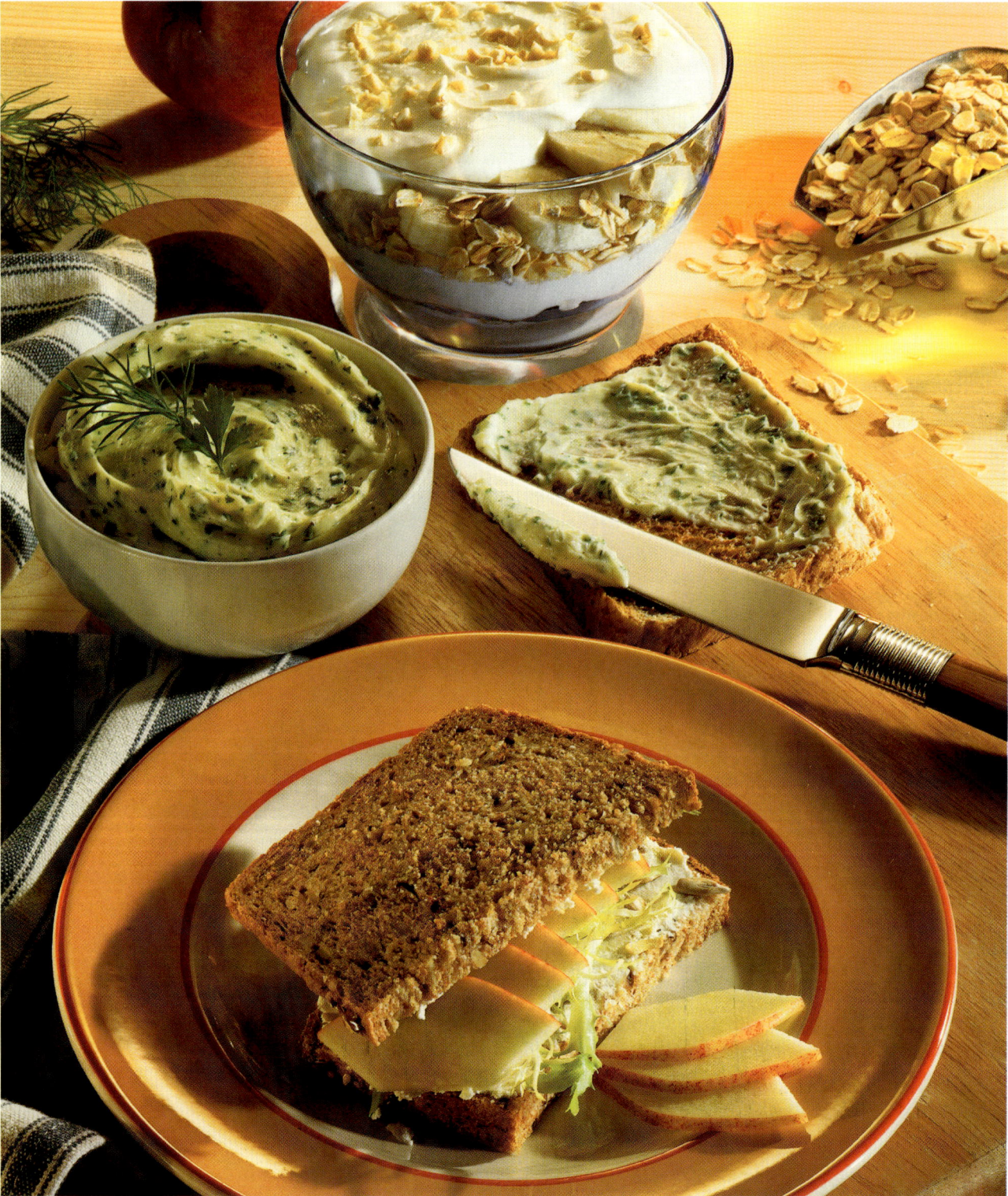

Apfelsandwich

Zubereitungszeit:
ca. 10 Minuten

Für 1 Person

**1 große Scheibe
Vollkornbrot
50 g Doppelrahmfrischkäse
etwas Meersalz
2 TL Sonnenblumenkerne
2–3 Blättchen Friséesalat
1 kleiner, mürber Apfel**

1. Die Brotscheibe mit
dem Frischkäse bestrei-
chen und leicht salzen.
Die Sonnenblumenkerne
darauf streuen. Die Brot-
scheibe halbieren.
2. Nun die Salatblätter waschen, trockenschleudern
und auf beide Brothälften
legen.
3. Den Apfel waschen,
vierteln und das Kernge-
häuse herausschneiden.
Die Äpfelviertel in dünne
Scheiben schneiden und
die Hälfte davon auf eine
Brothälfte legen.
4. Die zweite Brothälfte
auf die Apfelschicht legen
und andrücken. Das Brot
zusammen mit den übrig-
gebliebenen Apfelscheiben
essen.
(auf dem Foto: unten)

ca. 370 kcal je Portion

Kräuterbutter

Zubereitungszeit:
ca. 10 Minuten

Für 10 Portionen

**2–3 Petersilienzweige
10 Schnittlauchhalme
2 Dillzweige
1–2 Thymianzweige
1–2 Oreganozweige
150 g weiche Butter
1/2 TL Meersalz**

1. Die Kräuter waschen
und trockenschütteln. Die
Blättchen abzupfen und
fein hacken oder im Mixer
fein pürieren.
2. Die Kräuter mit der Butter gut verkneten. Leicht
salzen und kühl stellen.
(auf dem Foto: Mitte links)

ca. 110 kcal je Portion

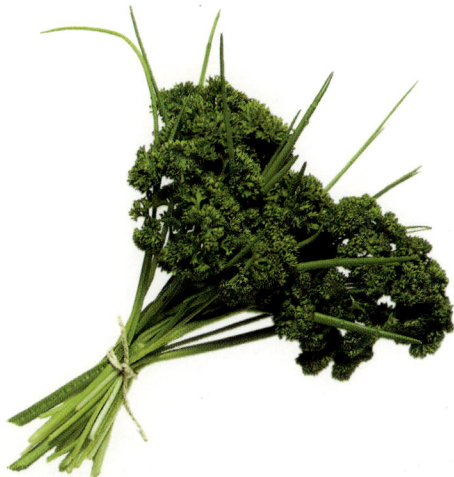

Vollkorntoast
mit Kräuterbutter

Zubereitungszeit:
ca. 5 Minuten

Für 1 Person

**1½ EL Kräuterbutter
(Rezept: links)
2 Scheiben Vollkorn-
toastbrot**

1. Die Butter etwa ½ Stunde vor Verwendung aus
dem Kühlschrank nehmen,
damit sie streichfähig ist.
2. Die Toastscheiben goldgelb toasten und mit der
Butter bestreichen.
(auf dem Foto: Mitte
rechts)

ca. 210 kcal je Portion

Haferflocken-
Bananen-Becher

Zubereitungszeit:
ca. 1/4 Stunde

Für 1 Person

**4 EL kernige Haferflocken
1 EL Sonnenblumenkerne
125 g Quark, 20 % Fett i. Tr.
4 EL Mineralwasser
2 TL flüssiger Honig
1 Banane
2 TL gehackte Mandeln**

1. Die Haferflocken zusammen mit den Sonnen-
blumenkernen in einer
beschichteten Pfanne
ohne Fettzugabe goldgelb
rösten. Zum Abkühlen
beiseite stellen.
2. Inzwischen den Quark
mit dem Mineralwasser
cremigrühren und mit dem
Honig süßen.
3. Die Banane schälen und
in recht dünne Scheiben
schneiden.
4. Abwechselnd Quark,
Haferflockenmischung und
Bananenscheiben in ein
Dessertglas geben. Mit den
gehackten Mandeln be-
streuen.
(auf dem Foto: oben)

ca. 560 kcal je Portion

Kerniges Nußmüsli

Zubereitungszeit:
ca. $^1/_4$ Stunde

Für 1 Person

10 Cashewkerne
3 EL kernige Haferflocken
1 EL Sesamsamen
1 EL Sonnenblumenkerne
1 TL kaltgepreßtes
Sonnenblumenöl
2 EL Ahornsirup
200 g Kefir
1 EL ungeschwefelte
Rosinen

1. Die Cashewkerne grob hacken. Haferflocken, Sesamsamen, Sonnenblumenkerne und Cashewkerne in einer Pfanne mit dem Öl mischen. Bei nicht zu starker Hitze in etwa 5 Minuten goldgelb rösten.
2. Die Nußmischung in eine kleine Schüssel füllen und mit dem Ahornsirup und dem Kefir verrühren.
3. Die Rosinen in einem Sieb mit kaltem Wasser abspülen, trockentupfen und auf das Müsli streuen. (auf dem Foto: links oben)

ca. 700 kcal je Portion

Buttermilchmüsli mit Trockenfrüchten

Zubereitungszeit:
ca. $^1/_4$ Stunde
Quellzeit: über Nacht
(ca. 8 Stunden)

Für 1 Person

60 g gemischte Trockenfrüchte
3 EL kernige Haferflocken
1 EL Sonnenblumenkerne
1 EL Leinsamenschrot
150 g Buttermilch
2 TL flüssiger Honig
8 Haselnußkerne

1. Die Trockenfrüchte in kleine Würfel schneiden und in einer Schüssel knapp mit Wasser bedecken. Über Nacht quellen lassen.
2. Am nächsten Morgen die Haferflocken mit den Sonnenblumenkernen in einer beschichteten Pfanne ohne Fettzugabe goldgelb rösten. Mit dem Leinsamenschrot vermengen und in eine kleine Schüssel geben.
3. Die Buttermilch mit dem Honig glattrühren. Die Früchte mitsamt dem Einweichwasser darunterrühren. Über das Müsli gießen.
4. Das Müsli mit den Haselnußkernen bestreuen. (auf dem Foto: links unten)

ca. 570 kcal je Portion

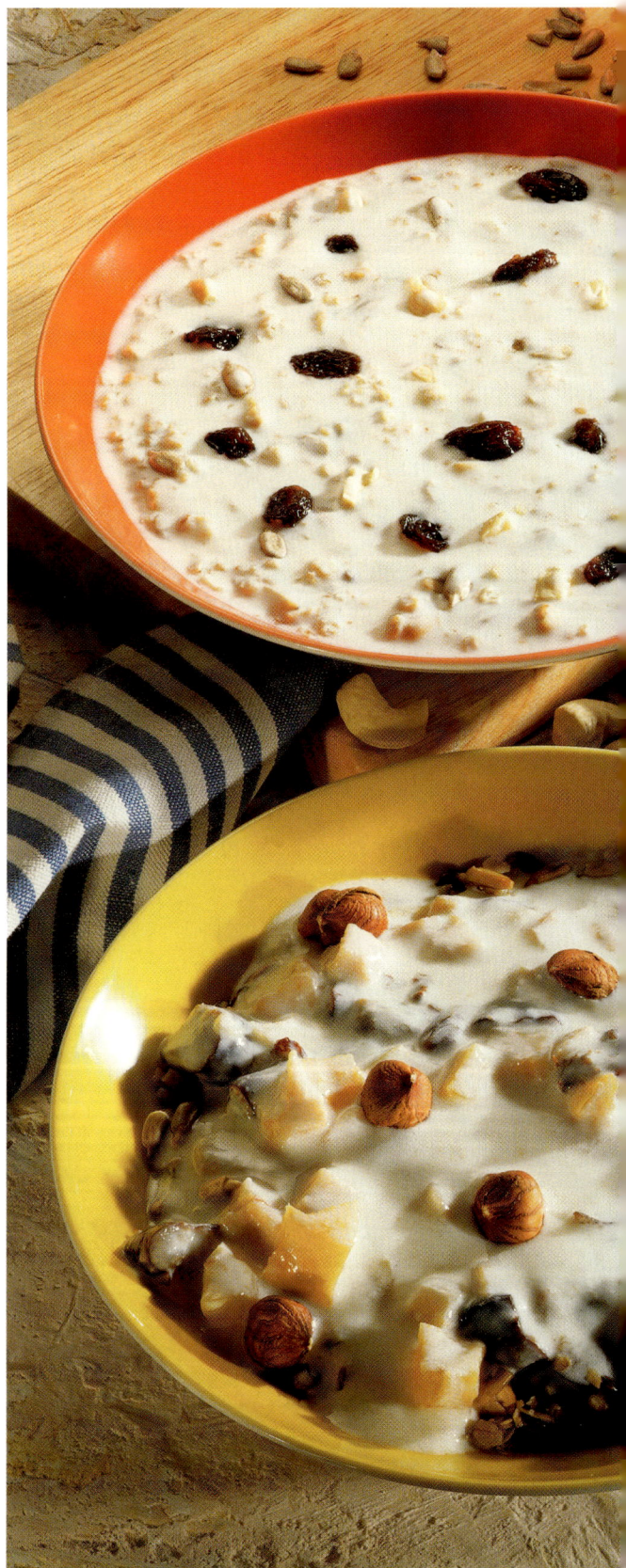

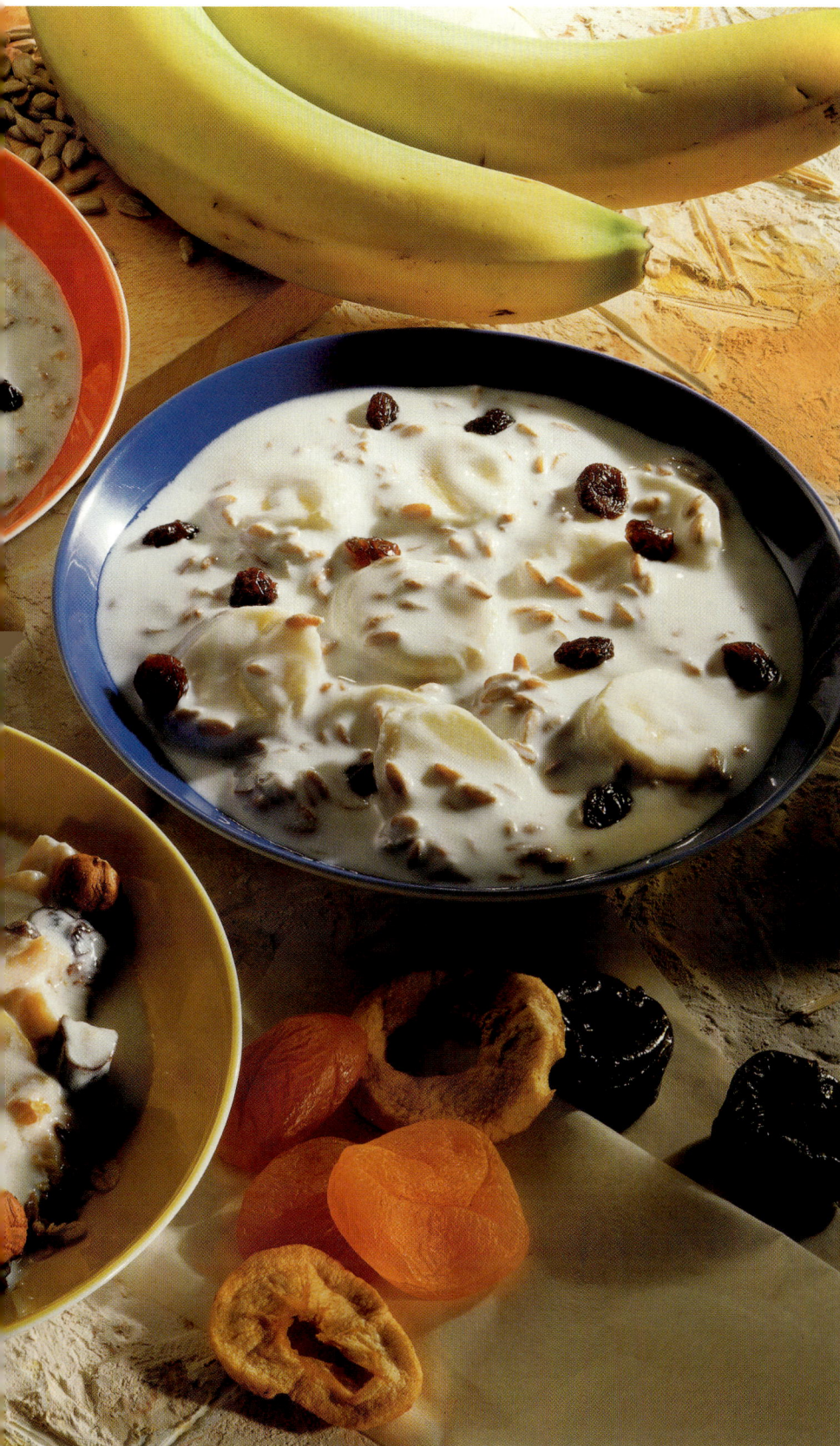

Bananen-Dinkel-Müsli

Zubereitungszeit:
ca. 40 Minuten
Quellzeit: über Nacht
(ca. 8 Stunden)

Für 1 Person

50 g Dinkelkörner
175 g Sahnedickmilch
1¹/₂ EL Frutilose (Obstdick-
saft aus dem Reformhaus)
1 kleine Banane
1 EL ungeschwefelte
Rosinen

1. Den Dinkel in einen
Topf geben, knapp mit
Wasser bedecken und über
Nacht zugedeckt quellen
lassen.
2. Am nächsten Morgen
den Dinkel bei geringer
Hitze in einem geschlossenen Topf etwa 25 Minuten
garen. In ein Sieb geben,
abtropfen und abkühlen
lassen.
3. Die Sahnedickmilch
cremigrühren und mit der
Frutilose süßen. Den Din-
kel daruntermischen.
4. Die Banane schälen, in
dünne Scheiben schneiden
und unter das Müsli heben.
Mit den gewaschenen, gut
abgetropften Rosinen be-
streuen.
(auf dem Foto: rechts)

ca. 580 kcal je Portion

Tip
50 g Dinkelkörner zu ko-
chen lohnt kaum. Darum
empfiehlt es sich, gleich die
doppelte oder dreifache
Menge zu garen und den
Rest als Einlage für eine
Gemüsesuppe (Kohlenhy-
dratgericht) zu verwenden.

Pikanter Knusperjoghurt

Zubereitungszeit:
ca. 10 Minuten

Für 1 Person

2 Scheiben
Vollkornknäckebrot
150 g Sahnejoghurt
1/2 TL Kräutersalz
3 EL feingehackte, gemisch-
te Kräuter (z. B. Sauer-
ampfer, Pimpinelle, Kerbel
und Petersilie)
2 EL geschälte Kürbiskerne
2 EL Schnittlauchröllchen

1. Das Knäckebrot mehrmals durchbrechen. In eine
Plastiktüte geben, diese
verschließen und das Brot
mit dem Nudelholz mittel-
fein zerdrücken.
2. Den Joghurt mit dem
Kräutersalz verrühren und
die gehackten Kräuter
daruntermischen.
3. Die Knäckebrotbrösel in
ein Schälchen geben und
den Joghurt darauf gießen.
Mit den Kürbiskernen und
den Schnittlauchröllchen
bestreuen.
(auf dem Foto: oben)

ca. 360 kcal je Portion

Tip
Den Joghurt sollten Sie
frisch verzehren, dann ist er
noch besonders knusprig.

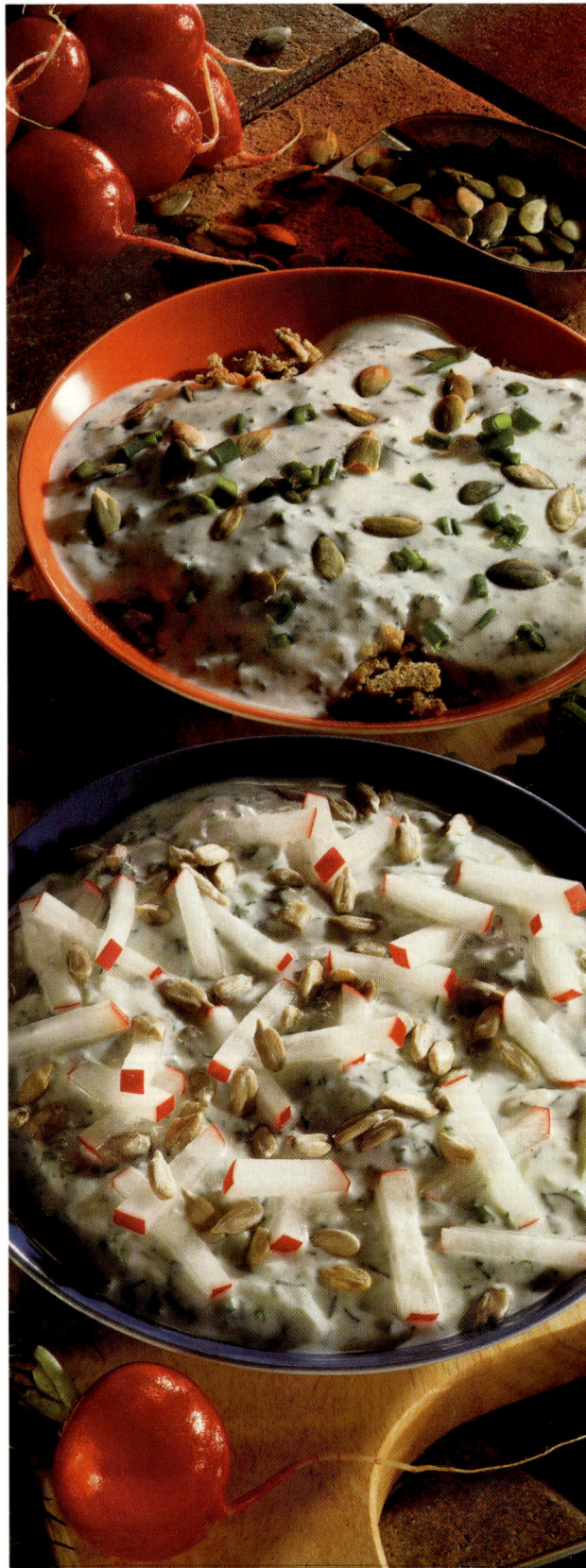

Kräuterquark mit Radieschenstiften

Zubereitungszeit:
ca. 20 Minuten

Für 1 Person

125 g Quark, 20 % Fett i. Tr.
4 EL Mineralwasser
4 Dillzweige
1/2 Bund Schnittlauch
1 TL Kräutersalz
1 TL Paprikapulver edelsüß
100 g Salatgurke
3 Radieschen
1 EL Sonnenblumenkerne

1. Den Quark mit dem
Mineralwasser cremigrüh-
ren. Dill und Schnittlauch
waschen, trockenschütteln
und fein hacken. Die
Kräuter unter den Quark
mischen und alles mit
Kräutersalz und Paprika-
pulver abschmecken.
2. Die Gurke schälen, fein
raspeln und unter den
Quark mischen.
3. Die Radieschen wa-
schen, putzen und in feine
Stifte schneiden. Zusam-
men mit den Sonnenblu-
menkernen auf den Quark
streuen.
(auf dem Foto: unten)

ca. 210 kcal je Portion

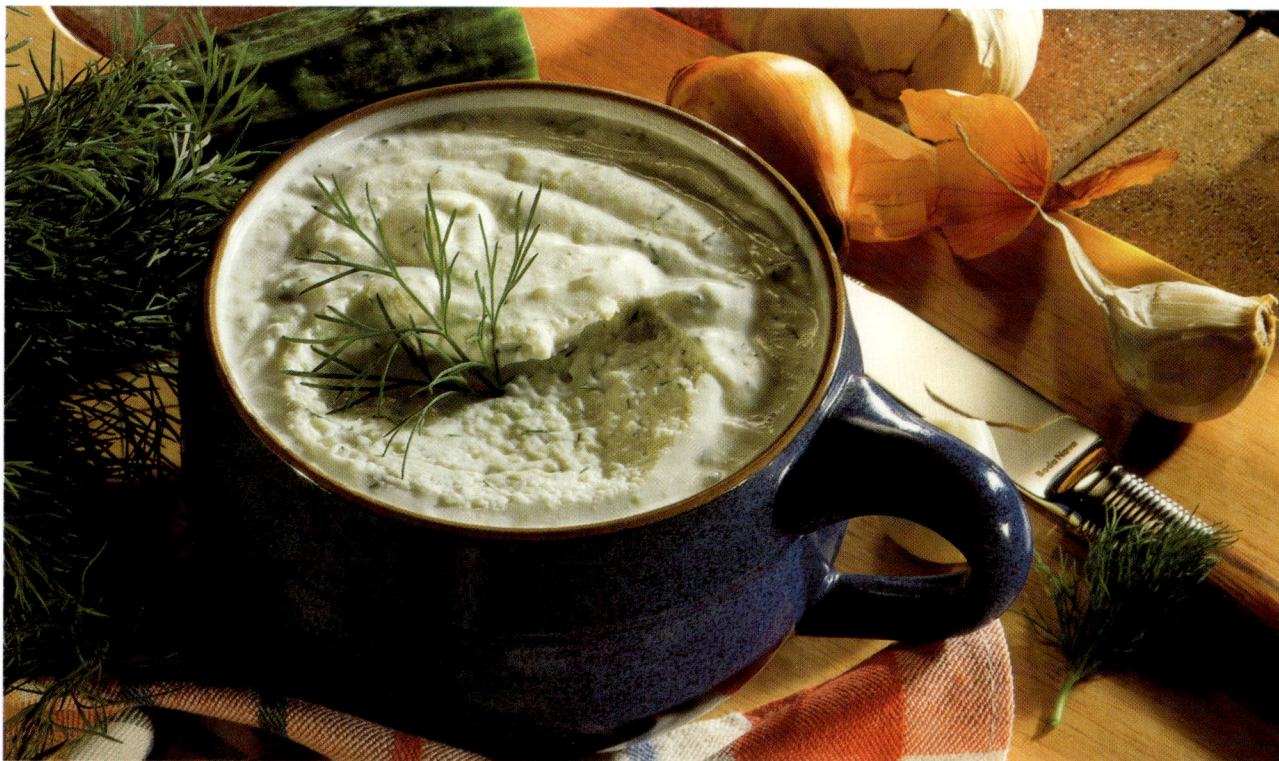

Gurkenmousse mit Dill

Zubereitungszeit:
ca. $1/2$ Stunde
Kühlzeit: 3–4 Stunden

Für 2 Personen

1 Salatgurke
1 Zwiebel
1 Knoblauchzehe
250 g Sahnequark,
40 % Fett i. Tr.
2 TL Kräutersalz
$1/2$ Bund Dill
5 Blatt weiße Gelatine
3 gehäufte EL geschlagene Sahne

1. Gurke, Zwiebel und Knoblauch schälen. Gurke und Zwiebel grob würfeln und zusammen mit der Knoblauchzehe im Mixer fein pürieren. Anschließend in einem Sieb gut abtropfen lassen.
2. Den Quark cremig-rühren und die Gurken-mischung darunterheben. Mit Kräutersalz pikant würzen.
3. Den Dill waschen und trockenschütteln. 1 Zweig beiseite legen. Die rest-lichen fein hacken und unter die Quarkcreme rühren.
4. Die Gelatine ungefähr 10 Minuten in kaltem Wasser einweichen. Dann ausdrücken und bei milder Hitze in einem kleinen Topf schmelzen lassen.
5. Die Gelatine unter den Quark rühren. Wenn dieser beginnt zu gelieren, die geschlagene Sahne locker darunterziehen.

6. Die Mousse in eine mit kaltem Wasser ausgespülte Form geben und in 3 bis 4 Stunden zugedeckt im Kühlschrank erstarren las-sen. Mit den restlichen Dillzweigen garnieren.

ca. 350 kcal je Portion

Tips

■ Um zu vermeiden, daß sich Gelatineklümpchen bilden, empfiehlt es sich, zunächst nur eine kleine Menge Gurkenquark unter die Gelatine zu rühren (dies schafft einen Temperatur-ausgleich) und diese Mi-schung dann sehr sorgfältig mit dem restlichen Gurken-quark glattzurühren.

■ Die Gurkenmousse ist ein guter Aufstrich für Vollkorn-brot. Dann wird aus der neutralen Mahlzeit ein Koh-lenhydratgericht.

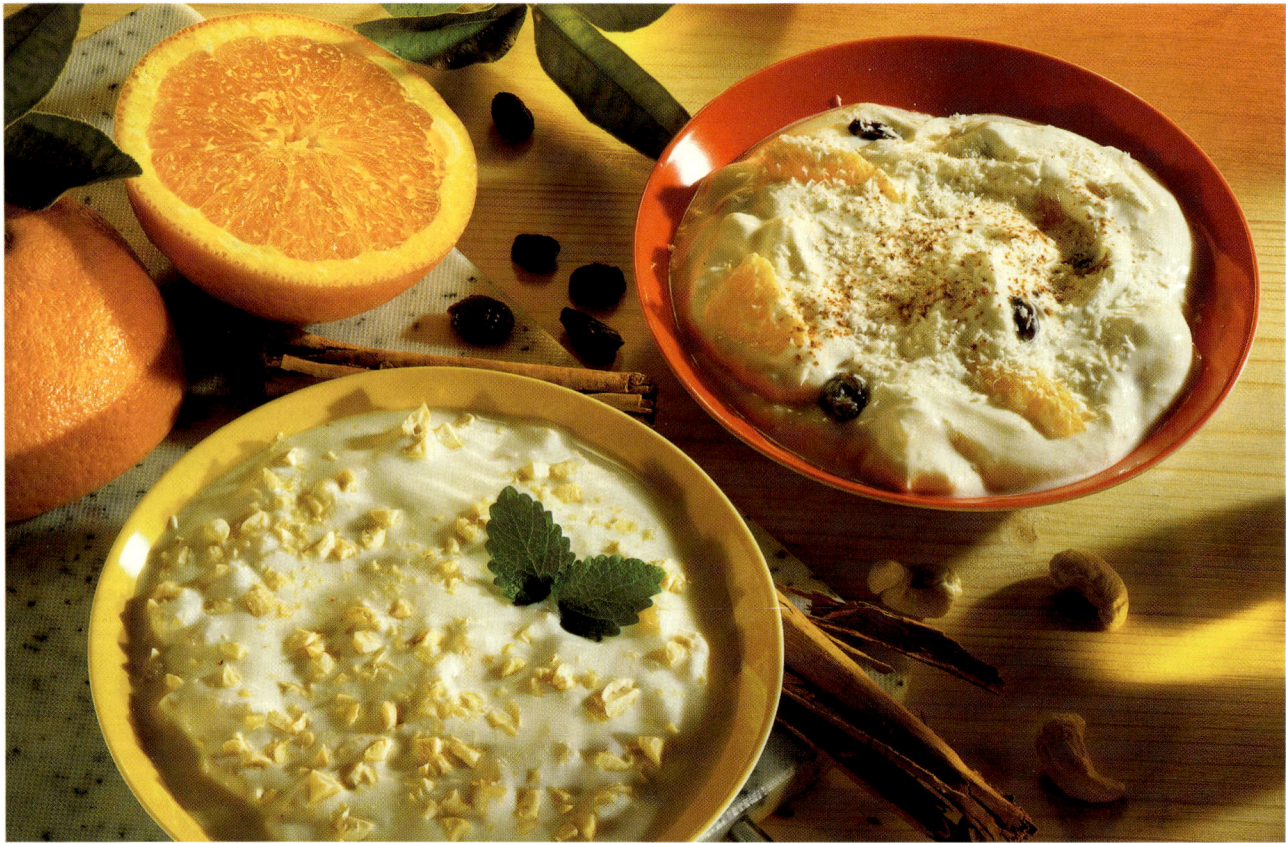

Orangenjoghurt

Zubereitungszeit:
ca. 10 Minuten

Für 1 Person

1 große saftige Orange
150 g Sahnejoghurt
2 EL Cashewkerne

1. Die Orange sorgfältig
schälen. Dabei auch die
weiße Haut vollständig
abschneiden. Die Filets aus
den Zwischenhäuten her-
ausschneiden und klein-
würfeln.
2. Die Fruchtwürfel mit
dem Joghurt mischen. Die
Cashewkerne grob hacken
und darüberstreuen.
(auf dem Foto: links)

ca. 350 kcal je Portion

Orangenquark mit Kokosraspeln

Zubereitungszeit:
ca. $\frac{1}{4}$ Stunde

Für 1 Person

2 Orangen
125 g Quark, 20 % Fett i. Tr.
1 EL ungeschwefelte
Rosinen
2 EL Ahornsirup
1 Msp. Zimtpulver
2 TL Kokosraspel

1. Eine Orange auspressen
und den Saft mit dem
Quark glattrühren.
2. Die zweite Orange sorgfältig schälen und dabei
auch die weiße Haut voll-
ständig entfernen. Die
Filets aus den Zwischen-
häuten herausschneiden
und quer halbieren.
3. Die Rosinen kalt abspülen und gut trockentupfen.
Orangenfilets und Rosinen
locker unter den Quark
heben.
4. Den Quark mit dem
Ahornsirup süßen, in ein
Schälchen geben und mit
dem Zimt bestäuben. Zum
Schluß die Kokosraspeln
darauf streuen.
(auf dem Foto: rechts)

ca. 450 kcal je Portion

Apfelquark mit gerösteten Mandeln

Zubereitungszeit:
ca. $^1/_4$ Stunde

Für 1 Person

3 EL Mandelblättchen
1 großer, säuerlicher Apfel
2 EL Zitronensaft
125 g Quark, 20 % Fett i. Tr.
4 EL Mineralwasser
2 EL Frutilose (Obstdicksaft aus dem Reformhaus) oder Ahornsirup

1. Die Mandelblättchen ohne Fettzugabe in einer beschichteten Pfanne goldgelb rösten. Dann beiseite stellen.
2. Den Apfel waschen und auf der Rohkostreibe soweit reiben, daß nur noch das Kerngehäuse übrigbleibt. Sofort mit dem Zitronensaft beträufeln.
3. Den Quark mit dem Mineralwasser cremigrühren und mit der Frutilose süßen. Mit dem geriebenen Apfel mischen und mit den Mandelblättchen bestreuen.

---

ca. 410 kcal je Portion

Variation

Der Quark schmeckt auch mit 1 geriebenen Birne hervorragend.

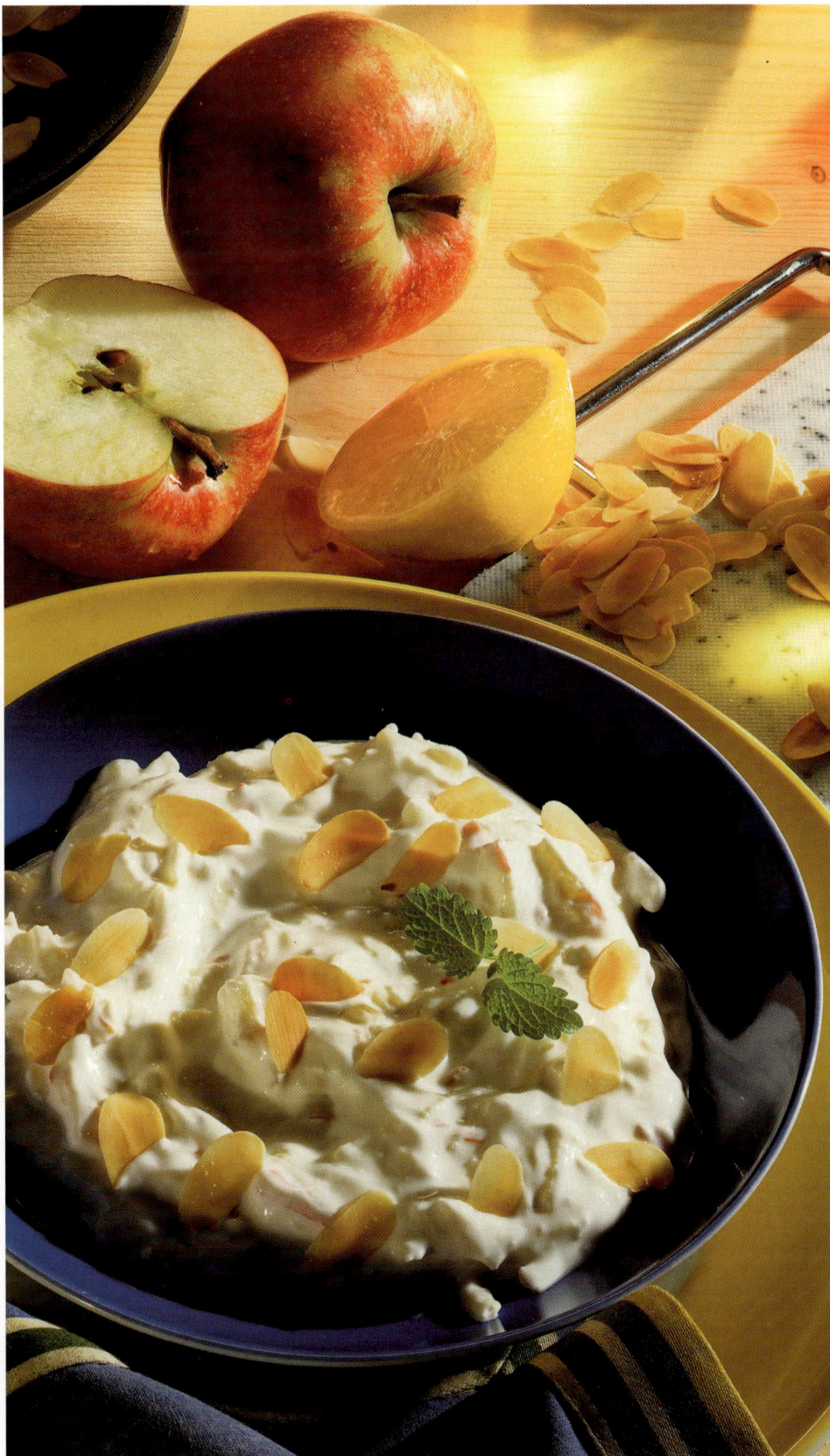

Saftiger Heidelbeerkuchen

Zubereitungszeit:
ca. 1 Stunde
Ruhezeit: ca. $1/2$ Stunde

Für 12 Stücke

Für den Teig:
**250 g feines Dinkel-
oder Weizenvollkornmehl
2 gehäufte TL Weinstein-
backpulver
2 EL flüssiger Honig
$1/2$ TL Meersalz
1 Eigelb
1 EL abgeriebene Schale
einer unbehandelten
Zitrone
100 g Buttermilch
60 g kalte Butter
etwas Butter für die Form
2 EL Vollkornsemmelbrösel**

Für den Belag:
**500 g Heidelbeeren
(frisch oder tiefgekühlt)
350 g Sahnedickmilch
200 g saure Sahne
50 g Sahne
1 Päckchen Vanillepudding-
pulver ohne Farbstoff
1 EL abgeriebene Schale
einer unbehandelten
Zitrone
50 ml Ahornsirup
1 Döschen Safranpulver**

1. Das Mehl mit dem Backpulver mischen. Dann
Honig, Salz, Eigelb, Zitronenschale, Buttermilch und
die in kleine Stücke ge-
schnittene Butter dazuge-
ben. Alles rasch zu einem
glatten Teig verkneten.
2. Die Springform
(26 cm ø) mit Butter aus-
fetten. Den Teig auf einer
bemehlten Arbeitsfläche
ausrollen, in die Form legen und einen 3 cm hohen
Rand formen.

3. Den Teig mit einer Gabel mehrmals einstechen
und etwa $1/2$ Stunde im
Kühlschrank ruhen lassen.
4. In der Zwischenzeit die
frischen Beeren verlesen,
waschen und gut abtrop-
fen lassen (TK-Ware auf-
tauen lassen). Den gekühl-
ten Teig mit den Semmel-
bröseln bestreuen und die
Heidelbeeren darauf verteilen. Den Backofen auf
175 °C vorheizen.
5. Die Sahnedickmilch mit
saurer und süßer Sahne,
Puddingpulver, Zitronen-
schale, Ahornsirup und
Safran gut verrühren. Auf
den Beeren glattstreichen.
6. Den Kuchen im Backofen auf der mittleren
Schiene etwa $1/2$ Stunde
backen. Dann den Kuchen
auskühlen lassen und aus
der Form nehmen.
(auf dem Foto: oben)

ca. 250 kcal je Stück

Tip

Den Blaubeerkuchen sollten
Sie nach dem Abkühlen
frisch verzehren. Dann
schmeckt er am besten.

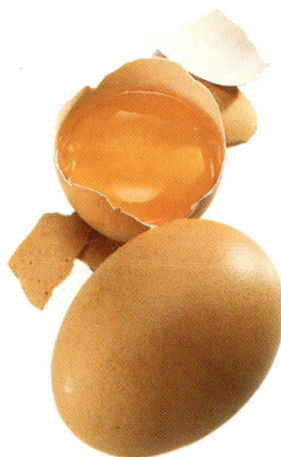

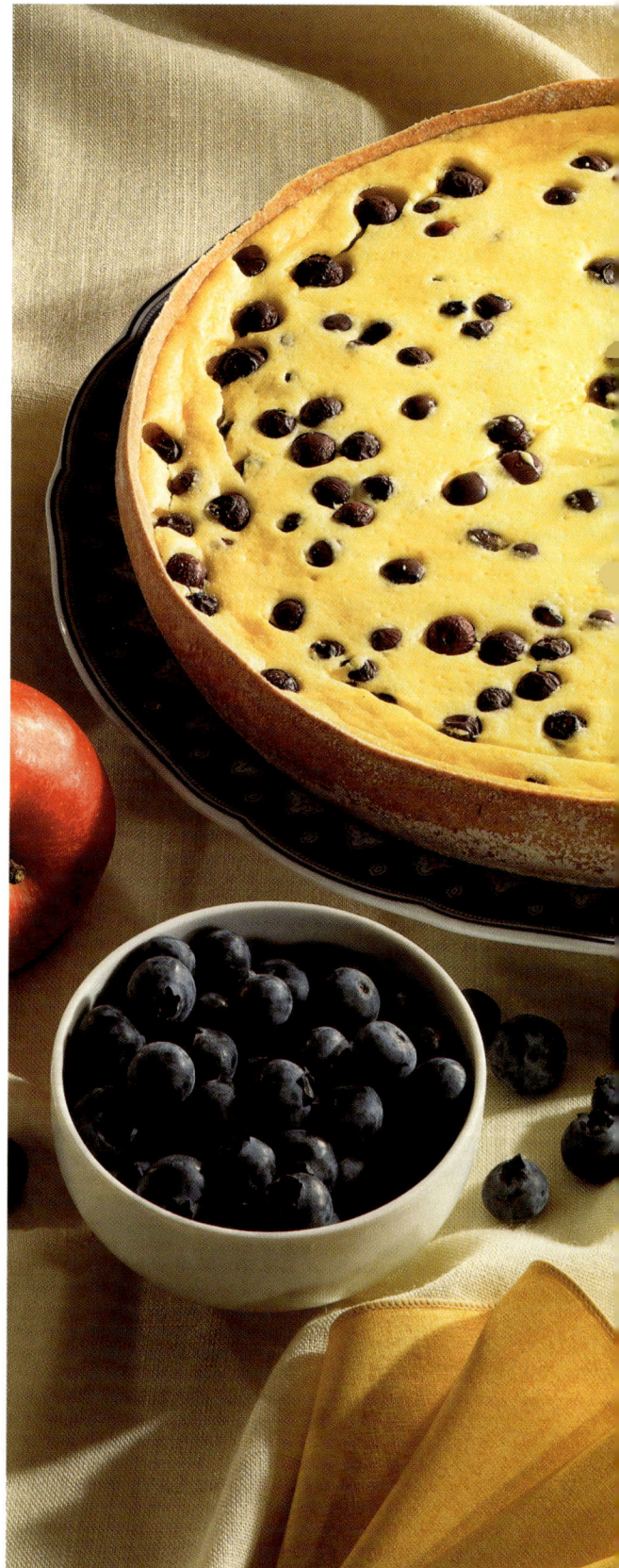

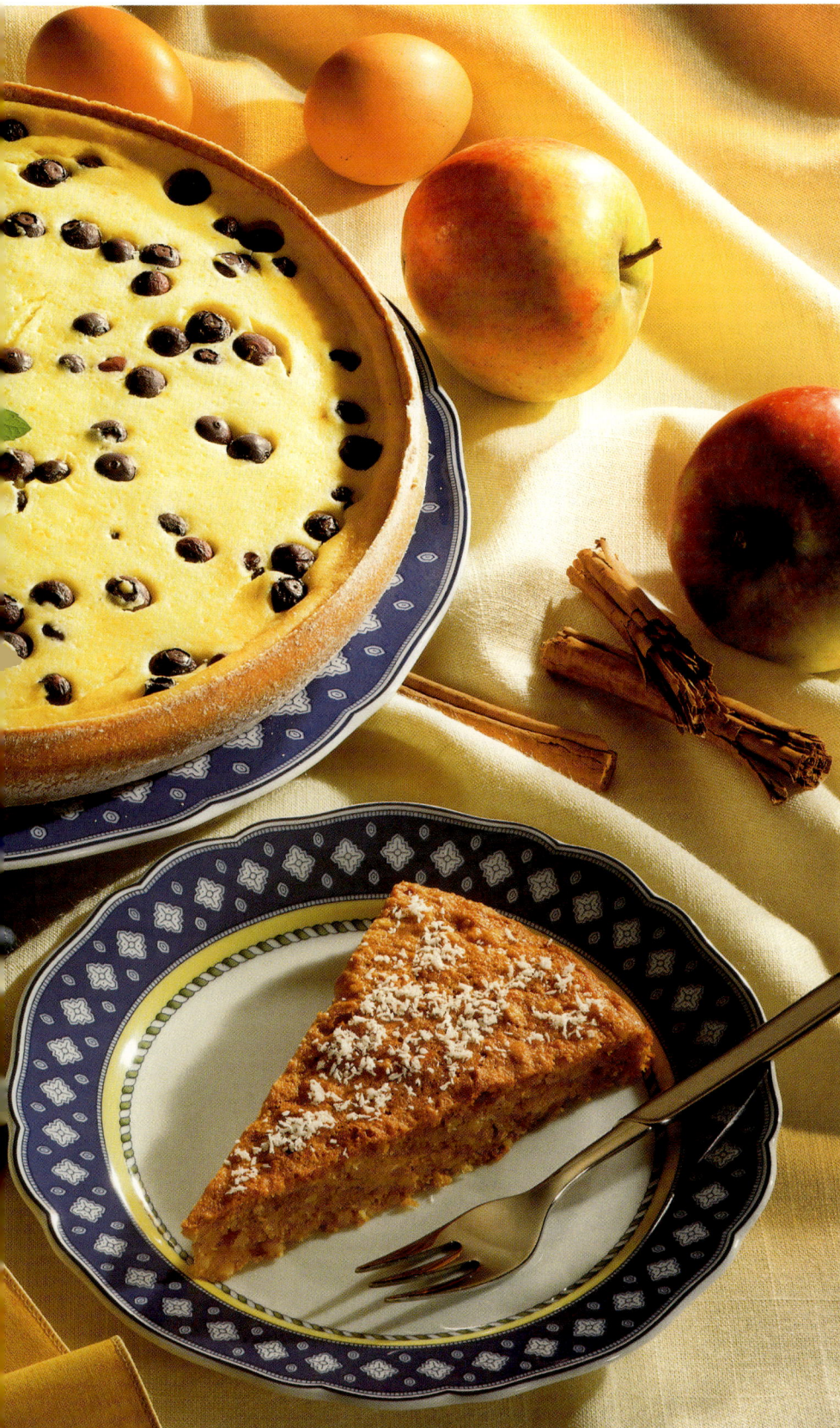

Apfel-Nuß-Kuchen

Zubereitungszeit:
ca. 1 Stunde

Für 12 Stücke

3 Eigelb
¹/₈ l kaltgepreßtes
Sonnenblumenöl
250 g flüssiger Honig
1 TL gemahlene Vanille
¹/₂ TL Meersalz
1 TL Zimtpulver
125 g feines
Dinkelvollkornmehl
¹/₂ TL Kaisernatron
3 mürbe Äpfel
100 g gehackte Mandeln
1 TL Butter für die Form
2 EL Kokosraspel

1. Die Eigelbe mit dem Öl und dem Honig cremigrühren. Dann Vanille, Salz und Zimt darunterrühren.
2. Das Mehl mit dem Natron mischen und unter die Eicreme ziehen. Den Backofen auf 160 °C vorheizen.
3. Die Äpfel waschen und auf einer Rohkostreibe fein raspeln, bis nur noch die Kerngehäuse übrigbleiben. Apfelraspel und gehackte Mandeln unter den Teig heben.
4. Eine Springform (26 cm ø) mit der Butter ausfetten, den Teig hineingeben und glattstreichen.
5. Auf der mittleren Schiene 35 bis 40 Minuten backen. Den Kuchen dann herausnehmen, auskühlen lassen und aus der Form lösen. Mit den Kokosraspeln bestreuen.
(auf dem Foto: unten)

ca. 290 kcal je Stück

Mohnkuchen mit Mascarpone

Zubereitungszeit:
ca. $^3/_4$ Stunden
Ruhezeit: ca. $^1/_2$ Stunde
Kühlzeit: 3–4 Stunden

Für 12 Stücke

Für den Teig:
125 g kernige Haferflocken
**125 g feines Dinkel-
vollkornmehl**
3 TL Weinsteinbackpulver
3 EL flüssiger Honig
1 Eigelb
1 Prise Meersalz
80 g Buttermilch
**60 g kalte Butter in
Stückchen**
etwas Butter für die Form

Für den Belag:
100 g Sahne
**80 g frisch gemahlener
Mohn**
50 g feingemahlene Hirse
**4 EL ungeschwefelte
Rosinen**
**200 g Mascarpone
(ital. Frischkäse)**
50 ml Ahornsirup
125 g Sahne
**50 g feingehackte, unge-
salzene Pistazienkerne**

1. Die Haferflocken mit Mehl und Backpulver mischen. Honig, Eigelb, Salz, Buttermilch und Butterstückchen hinzufügen. Alles rasch zu einem geschmeidigen Teig verkneten.
2. Eine Springform (26 cm ø) mit Butter ausfetten. Den Teig auf einer bemehlten Arbeitsfläche ausrollen und in die Form legen.

3. Den Teig mit einer Gabel mehrmals einstechen und etwa $^1/_2$ Stunde im Kühlschrank ruhen lassen. Den Backofen kurz vor Ende der Kühlzeit auf 160°C vorheizen.
4. Den Boden im Backofen auf der mittleren Schiene etwa $^1/_4$ Stunde backen. Anschließend auskühlen lassen.
5. In der Zwischenzeit für den Belag die Sahne mit 200 ml Wasser verrühren und erhitzen. Mohn, Hirse und die gewaschenen Rosinen hineinrühren. Alles kurz aufkochen und dann unter Rühren etwa 5 Minuten köcheln lassen. Vom Herd nehmen und auskühlen lassen.
6. Den Mascarpone mit der Mohnmischung glattrühren und mit dem Ahornsirup süßen. Die Sahne steifschlagen und unter die Mascarponecreme heben.
7. Den Belag auf dem Kuchenboden glattstreichen und die gehackten Pistazien daraufstreuen. Den Kuchen in der kältesten Zone im Kühlschrank in 3 bis 4 Stunden festwerden lassen.
(auf dem Foto: oben)

---

ca. 350 kcal je Stück

Kleiner Heidelbeerkuchen

Zubereitungszeit:
ca. 1 Stunde

Für 12 Stücke

80 g Butter
70 g flüssiger Honig
1 Eigelb
3 EL Sahne
**1 EL abgeriebene Schale
einer unbehandelten
Zitrone**
**80 g grob gehackte
Mandeln**
$^1/_2$ TL Meersalz
1 TL gemahlene Vanille
1 TL Zimtpulver
2 TL Weinsteinbackpulver
**240 g feines Dinkelvoll-
kornmehl**
1 TL Butter für die Form
**300 g Heidelbeeren (frisch
oder tiefgekühlt)**

1. Die Butter in einem Topf schmelzen und dann leicht abkühlen lassen. Nun die Butter zusammen mit Honig, Eigelb, Sahne und 50 ml Wasser zu einer glatten Creme verrühren. Zitronenschale, Mandeln, Salz, Vanille und Zimt hinzufügen. Alles gut verrühren.

2. Das Backpulver mit dem Vollkornmehl mischen und nach und nach unter den Teig rühren. Ihn dann etwa $^1/_4$ Stunde ruhen lassen. Den Backofen auf 160°C vorheizen.
3. Eine kleine Kastenform (20 cm lang) mit Butter einfetten. Die Heidelbeeren verlesen, waschen und gut abtropfen lassen (TK-Ware auftauen lassen). Die Beeren unter den Teig heben, diesen vorsichtig in die Form füllen und glattstreichen. Im Backofen auf der mittleren Schiene 40 bis 45 Minuten backen.
4. Den Kuchen noch eine kurze Zeit in der Form lassen. Ihn dann vorsichtig mit einem Messer am Rand lösen, auf ein Kuchengitter stürzen und darauf auskühlen lassen.
(auf dem Foto: unten)

---

ca. 200 kcal je Stück

Tips

■ Wenn Sie gleich zu Beginn der Backzeit ein mit Wasser gefülltes, feuerfestes Gefäß mit in den Ofen stellen, dann wird der Kuchen besonders knusprig.

■ Statt der Mandeln können Sie auch Walnüsse oder Haselnüsse nehmen. Der Kuchen wird dann etwas würziger im Geschmack.

■ Der Heidelbeerkuchen hält sich, in Alufolie eingepackt, etwa 1 Woche frisch. Sie können ihn aber auch prima einfrieren.

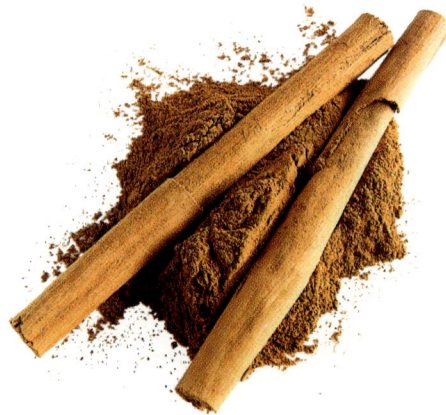

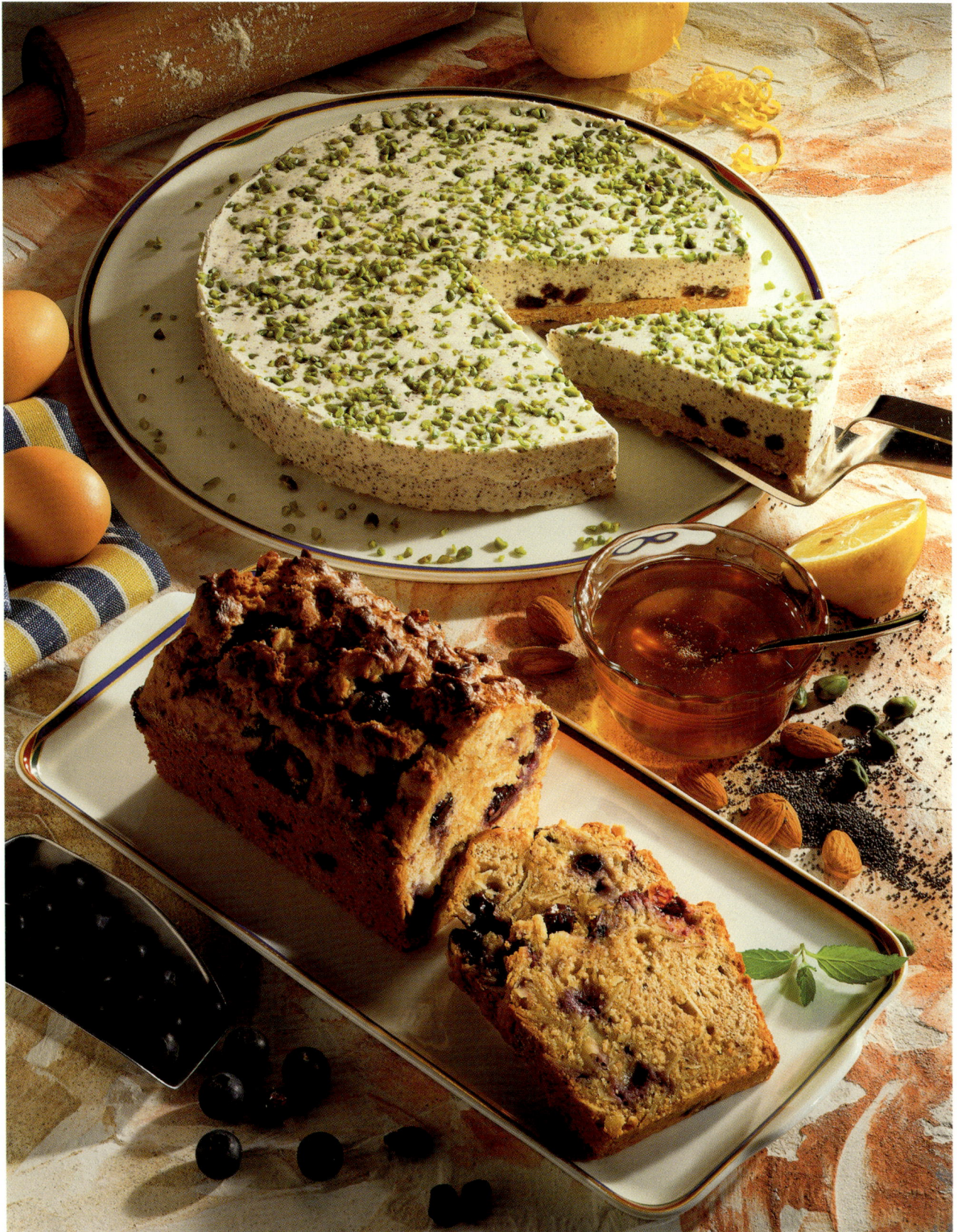

Kleine Gerichte

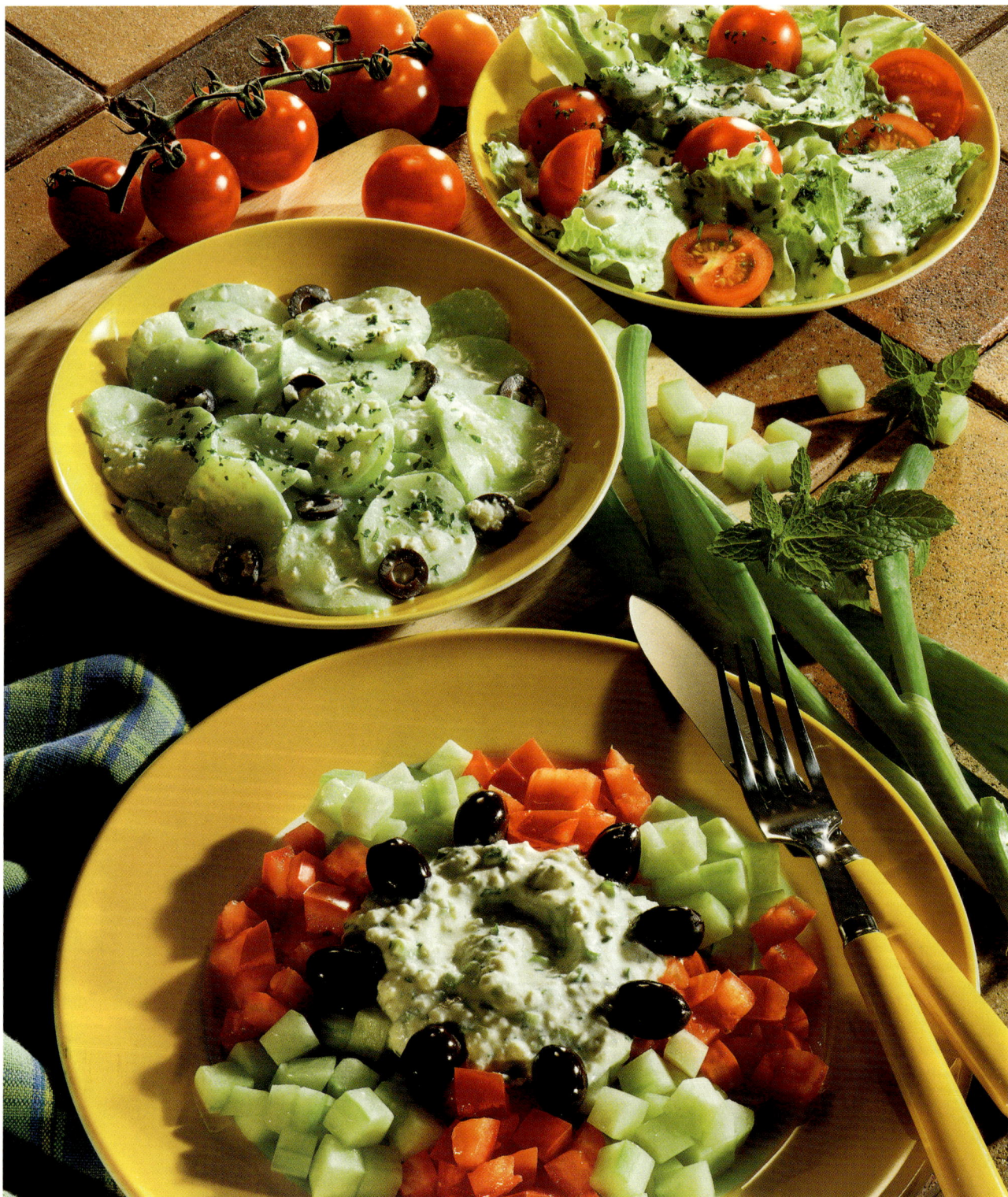

Eisbergsalat mit Tomaten

Zubereitungszeit:
ca. $^{1}/_{4}$ Stunde

Für 2 Personen

1 Kopf Eisbergsalat
1 Zwiebel
100 g saure Sahne
1 TL Kräutersalz
1 EL Molkosan (vergorenes
Molkekonzentrat aus dem
Reformhaus)
1 EL kaltgepreßtes
Sonnenblumenöl
8 Kirschtomaten
3 EL gehackte Petersilie

1. Den Eisbergsalat verlesen, waschen, trockenschleudern und in mundgerechte Stücke zupfen.
2. Die Zwiebel schälen und fein würfeln.
3. Saure Sahne, 100 ml Wasser, Kräutersalz, Molkosan und Öl zu einer Sauce verrühren. Die Zwiebelwürfel daruntermischen. Den Eisbergsalat in einer Schüssel in der Sauce wenden.
4. Die Kirschtomaten waschen und halbieren. Zusammen mit der gehackten Petersilie auf den Salat geben. Sofort servieren.
(auf dem Foto: oben)

ca. 130 kcal je Portion

Tip
Je nach Saison und Geschmack können Sie den Salat auch mit anderen Sorten, wie z.B. Batavia, Lollo Rosso oder Eichblattsalat, zubereiten.

Orientalischer Gurkensalat

Zubereitungszeit:
ca. $^{1}/_{4}$ Stunde

Für 2 Personen

1 Salatgurke
1 TL Meersalz
1 Zwiebel
1 Knoblauchzehe
10 schwarze Oliven ohne
Stein
100 g Schafskäse (Feta)
125 g Buttermilch
10 gehackte
Pfefferminzblättchen

1. Die Gurke schälen, in dünne Scheiben hobeln und leicht salzen. Etwa 10 Minuten ziehen lassen. Anschließend gut ausdrücken.
2. In der Zwischenzeit die Zwiebel und den Knoblauch schälen und beides sehr fein hacken. Die Oliven in dünne Scheiben schneiden.
3. Die kleingeschnittenen Zutaten in einer Schüssel mit den Gurken mischen.
4. Den Schafskäse mit einer Gabel fein zerdrücken und mit der Buttermilch cremigrühren. Die Sauce unter den Salat heben. Mit der gehackten Pfefferminze bestreuen.
(auf dem Foto: Mitte)

ca. 220 kcal je Portion

Tip
Dieser Salat eignet sich auch gut zum Mitnehmen.

Türkischer Salat mit Minze

Zubereitungszeit:
ca. $^{1}/_{2}$ Stunde

Für 2 Personen

3 kleine Frühlingszwiebeln
1 kleiner Bund Petersilie
$^{1}/_{2}$ kleiner Bund
Pfefferminze
150 g Schafskäse (Feta)
100 g Buttermilch
1 feingehackte
Knoblauchzehe
3 Tomaten
1 kleine Salatgurke
1$^{1}/_{2}$ EL kaltgepreßtes
Olivenöl
1 TL Meersalz
10 schwarze Oliven

1. Die Frühlingszwiebeln putzen, waschen und fein hacken. Die Petersilien- und die Minzezweige waschen und trockenschütteln. Die Blättchen abzupfen und sehr fein hacken.
2. Den Schafskäse mit einer Gabel fein zerdrücken und mit der Buttermilch verrühren. Die Kräutermischung, die Frühlingszwiebeln und den Knoblauch darunterrühren.

3. Die Tomaten waschen, vierteln, von den Stielansätzen befreien, entkernen und fein würfeln. Die Gurke schälen, der Länge nach vierteln und die Kernchen mit einem Löffel herausschaben. Die Gurke in mittelgroße Würfel schneiden.
4. Tomaten- und Gurkenwürfel auf einer Platte anrichten. Mit dem Olivenöl beträufeln und leicht salzen.
5. Den gewürzten Schafskäse in die Mitte geben. Alles mit den schwarzen Oliven garnieren.
(auf dem Foto: unten)

ca. 330 kcal je Portion

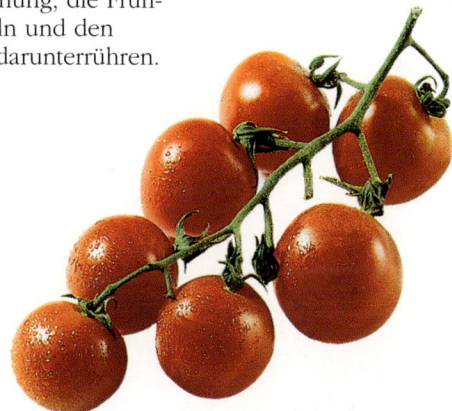

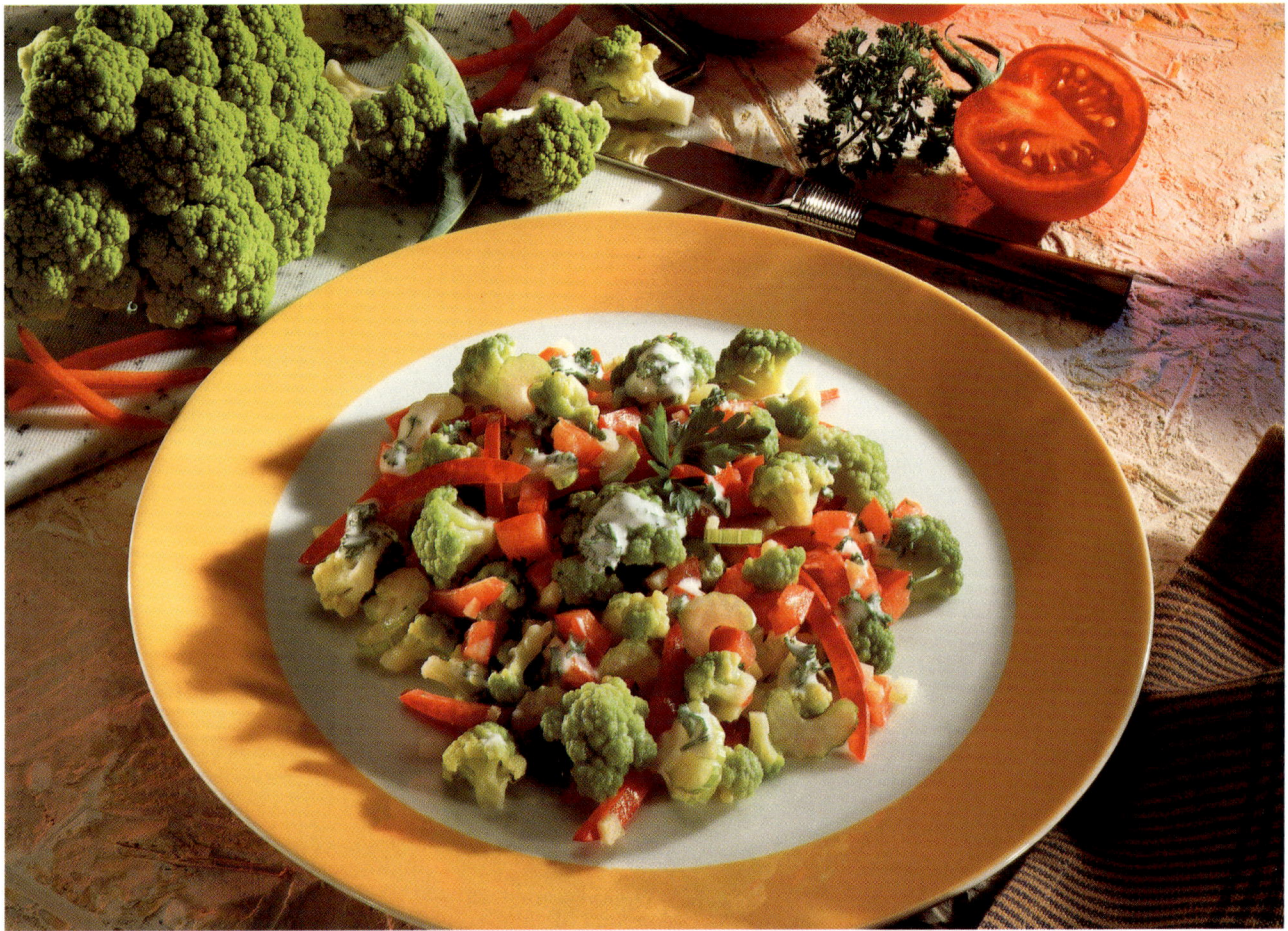

Romanescosalat mit Petersiliensauce

Zubereitungszeit:
ca. 1/2 Stunde

Für 2 Personen

Für den Salat:
1 kleiner Kopf Romanesco
1 TL Meersalz
1 rote Paprikaschote
1 Zwiebel
4 Tomaten
2 Stangen Staudensellerie

Für die Sauce:
1 Bund Petersilie
250 g Sahnedickmilch
1 TL Kräutersalz
1 zerdrückte Knoblauchzehe

1. Den Romanesco putzen, waschen und in kleine Röschen zerteilen. In kochendem Salzwasser in 5 bis 8 Minuten bißfest garen. Danach mit der Schaumkelle herausheben und kurz mit kaltem Wasser abbrausen.
2. In der Zwischenzeit die Paprikaschote halbieren und das Kerngehäuse entfernen. Die Paprika waschen und in schmale Streifen schneiden. Die Zwiebel schälen und fein würfeln.
3. Die Tomaten waschen, halbieren, von den Stielansätzen befreien und in kleine Würfel schneiden. Die Selleriestangen putzen, eventuelle Fäden abziehen und den Sellerie in sehr dünne Scheiben schneiden. Alle vorbereiteten Zutaten in einer Schüssel mischen.
4. Für die Sauce die Petersilie waschen, trockenschütteln und die Blättchen von den Stielen zupfen. Die Petersilie zur Dickmilch geben und mit dem Kräutersalz leicht würzen. Alles mit einem Schneidstab pürieren und nach Belieben mit dem Knoblauch abschmecken.
5. Die Sauce mit den Salatzutaten mischen. Der Salat vor dem Servieren etwa 10 Minuten durchziehen lassen.

ca. 220 kcal je Portion

Tips
■ Falls Sie keinen Romanesco bekommen, können Sie auch Brokkoli oder Blumenkohl nehmen.
■ Dieser Salat eignet sich auch gut zum Mitnehmen an die Arbeit.
■ Aus diesem neutralen Vorspeisensalat können Sie ganz einfach eine Hauptmahlzeit der Eiweißgruppe machen, wenn Sie pro Person 2 hartgekochte Eier vierteln und auf den Salat geben.

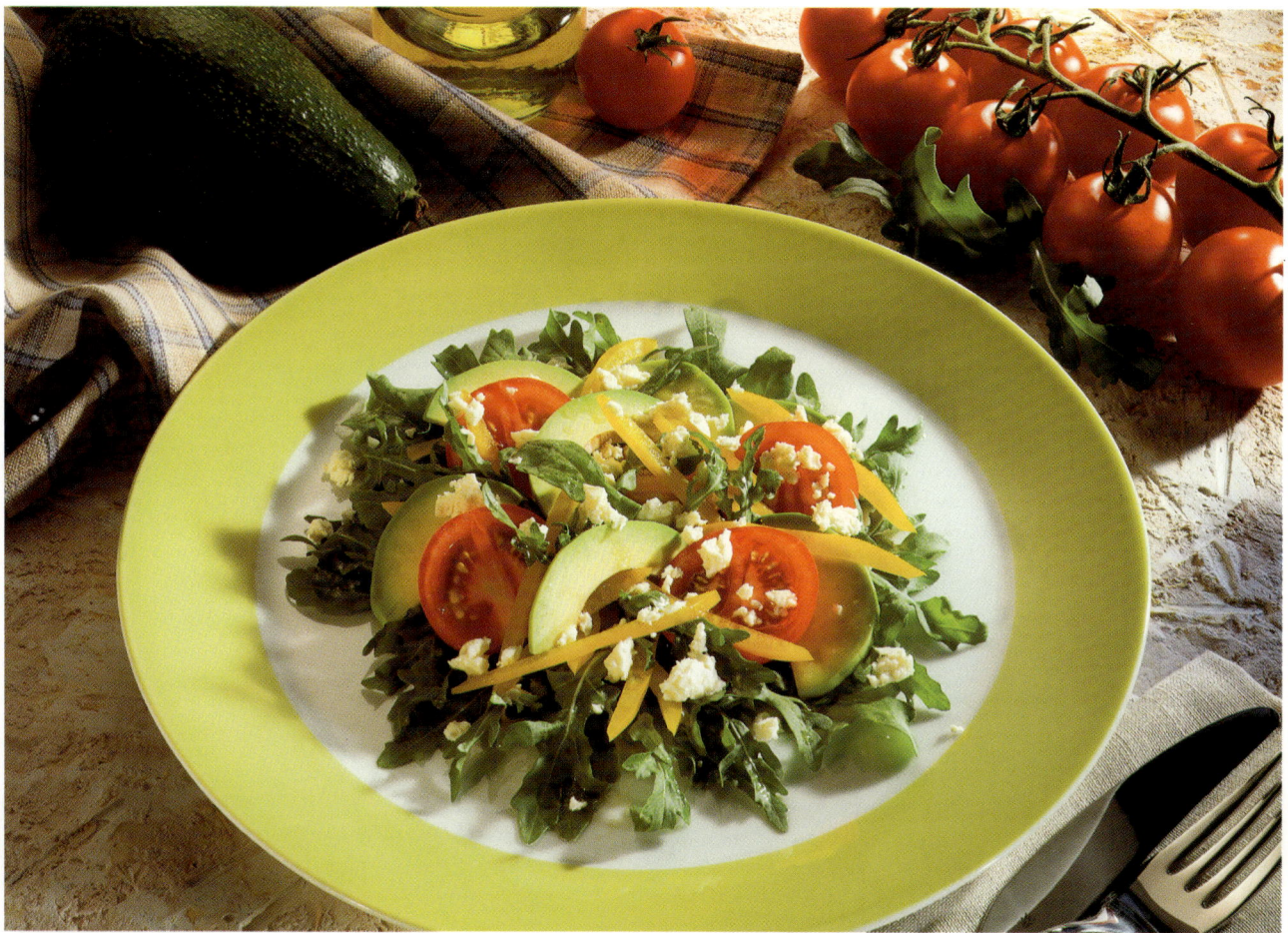

Bunter Salat

Zubereitungszeit:
ca. 25 Minuten

Für 2 Personen

Für den Salat:
1 reife Avocado
1 gelbe Paprikaschote
1 kleiner Bund Rucola
(Rauke)
10 Kirschtomaten

Für die Sauce:
2 EL kaltgepreßtes Olivenöl
2 EL Zitronensaft
1 TL Meersalz
1 TL Frutilose (Obstdicksaft
aus dem Reformhaus)

Außerdem:
60 g Schafskäse (Feta)

1. Die Avocado schälen, längs halbieren und den Kern entfernen. Die Hälften in Scheiben schneiden.
2. Die Paprikaschote vierteln, putzen und das Kerngehäuse entfernen. Die Schote waschen, trockentupfen und in Streifen schneiden.
3. Die Rucola verlesen, waschen und trockentupfen. Die Tomaten waschen und halbieren.
4. Die vorbereiteten Salatzutaten mischen und auf 2 Tellern anrichten.

5. Für die Sauce das Öl mit dem Zitronensaft und 100 ml Wasser kräftig verschlagen. Mit dem Salz und der Frutilose würzen.
6. Die Sauce auf den Salat gießen. Den Schafskäse zerbröseln und darauf streuen. Sofort servieren.

ca. 470 kcal je Portion

Tip
Avocados sind reif, wenn sie auf Fingerdruck leicht nachgeben. Noch nicht voll ausgereifte Avocados können Sie, in Zeitungspapier eingewickelt, einige Tage nachreifen lassen.

Variation
Wenn Sie es besonders herzhaft mögen, tauschen Sie den Feta gegen Parmesan aus, den Sie fein über den Salat hobeln. Sie erhalten dann ein Eiweißgericht.

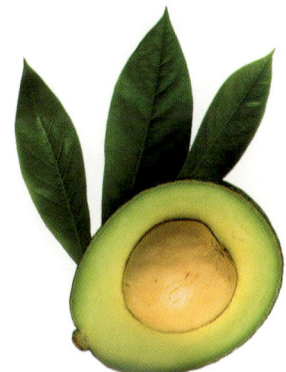

Italienischer Sommersalat

Zubereitungszeit:
ca. 25 Minuten

Für 2 Personen

Für den Salat:
1 kleiner Kopf Römischer
Salat (Romana)
1 kleiner Bund Rucola
(Rauke)
1 mittelgroße
Gemüsezwiebel
4 Tomaten
1 kleiner Zucchini

Für die Sauce:
2 EL Balsamessig
(Aceto balsamico)
50 g Sahne
4 EL gehackte Kräuter
(Petersilie, Schnittlauch
und Basilikum)
1 TL Kräutersalz

Außerdem:
50 g hauchdünn gehobelter
Parmesankäse

1. Den Römischen Salat verlesen und die Blätter abzupfen. Diese zusammen mit der verlesenen Rucola waschen und trockenschleudern. Die Blätter in schmale Streifen schneiden.
2. Die Zwiebel schälen, fein würfeln und kurz in kochendem Wasser blanchieren.
3. Die Tomaten waschen, die Stielansätze herausschneiden und die Tomaten in Scheiben schneiden. Den Zucchini waschen, putzen und ebenfalls in Scheiben schneiden. Alle Salatzutaten in einer großen Schüssel vorsichtig mischen.
4. Für die Sauce den Essig mit $1/8$ l Wasser und der Sahne verrühren. Die gehackten Kräuter daruntermischen und die Sauce mit dem Kräutersalz leicht würzen.
5. Die Sauce vorsichtig unter den Salat heben. Den Parmesankäse daraufstreuen. Sofort servieren. (auf dem Foto: oben)

ca. 280 kcal je Portion

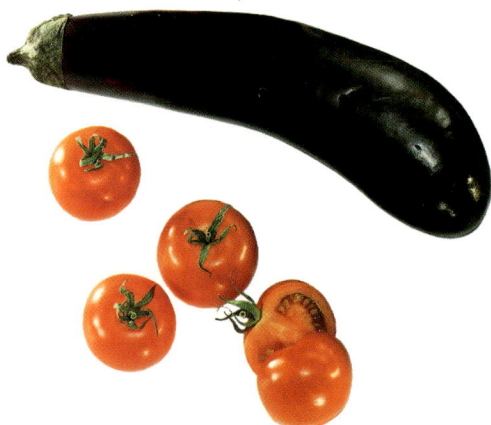

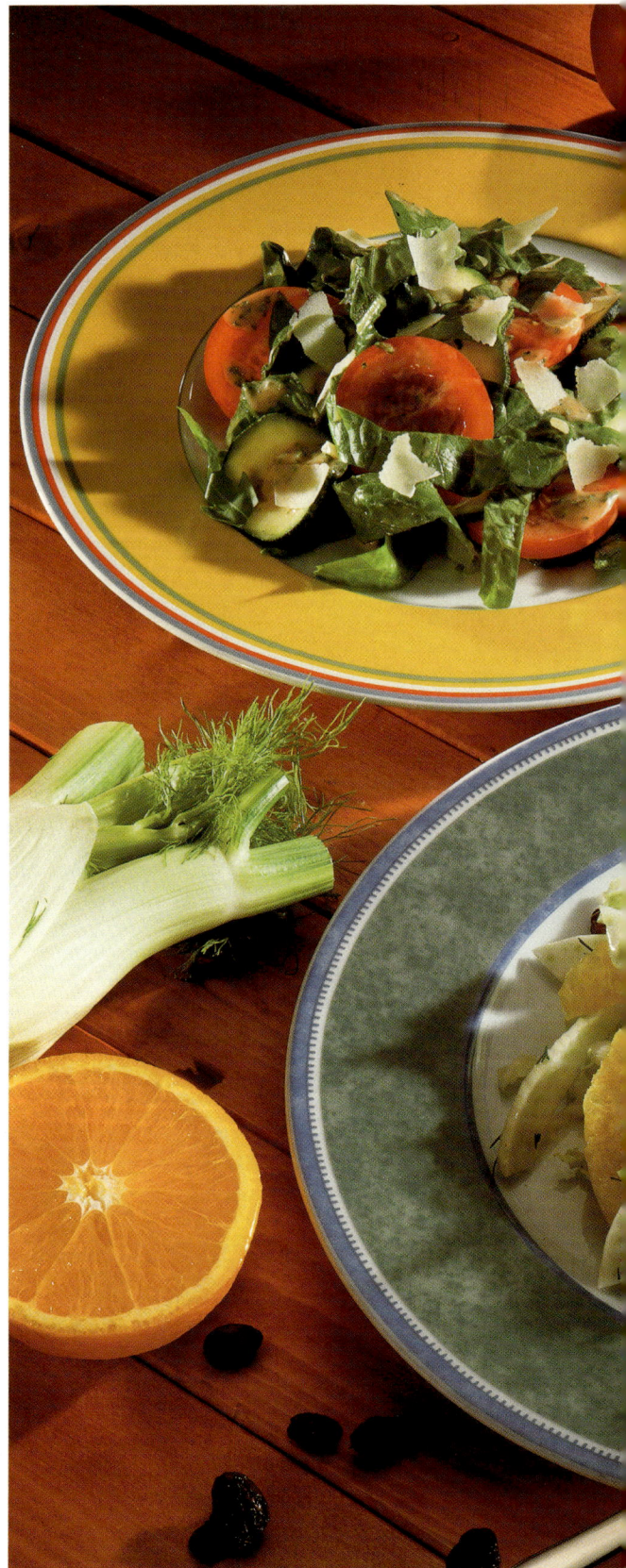

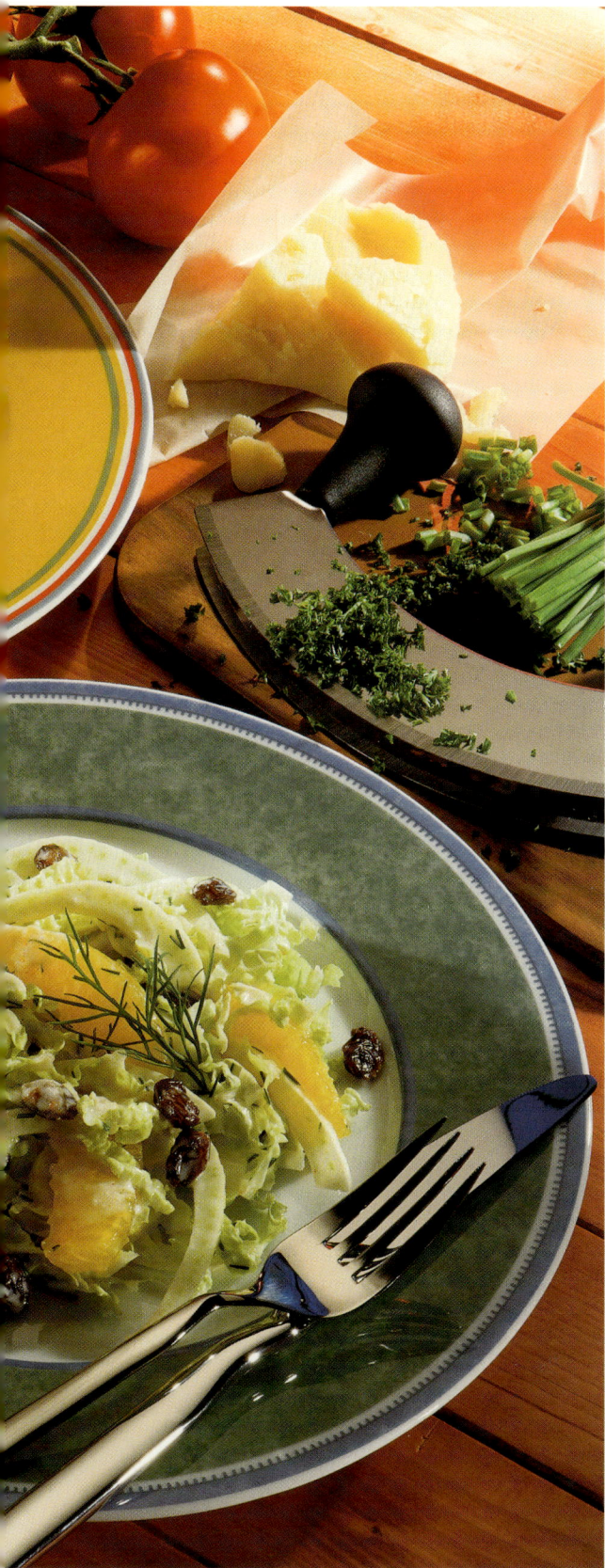

Chinakohl-Fenchel-Frischkost

Zubereitungszeit:
ca. 25 Minuten

Für 2 Personen

Für den Salat:
50 g ungeschwefelte
Rosinen
1 kleiner Chinakohl
1 Fenchelknolle
1 große Orange

Für die Sauce:
1 Orange
175 g Sahnedickmilch
1 Msp. Cayennepfeffer
2 TL Frutilose (Obstdicksaft
aus dem Reformhaus)
1 TL Kräutersalz
1/2 TL gemahlener
Kardamom

1. Die Rosinen mit kochendem Wasser übergießen und etwa 5 Minuten quellen lassen.
2. Inzwischen vom Chinakohl die äußeren harten Blätter entfernen. Den Kohl waschen, gut abtropfen lassen und in feine Streifen schneiden.

3. Die Fenchelknolle waschen, putzen, halbieren und den Strunk herausschneiden. Den Fenchel in sehr feine Streifen schneiden. Das Fenchelgrün fein hacken und beiseite legen.
4. Chinakohl und Fenchel mit den abgegossenen Rosinen und der Hälfte des Fenchelgrüns in einer Schüssel mischen.
5. Die Orange sorgfältig schälen. Dabei auch die weiße Haut vollständig abschneiden. Die Filets aus den Zwischenhäuten herausschneiden und zum Salat geben.
6. Für die Sauce die Orange auspressen und den Saft mit Sahnedickmilch, Cayennepfeffer, Frutilose, Kräutersalz und Kardamom gut verrühren.
7. Die Sauce über den Salat gießen und alles vorsichtig mischen. Mit dem restlichen Fenchelgrün garnieren. Sofort servieren. (auf dem Foto: unten)

ca. 310 kcal je Portion

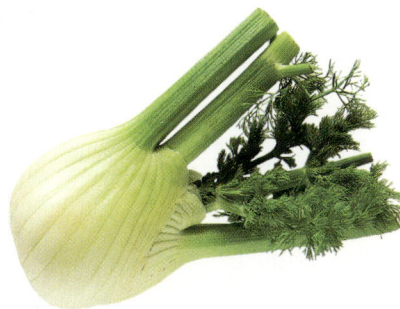

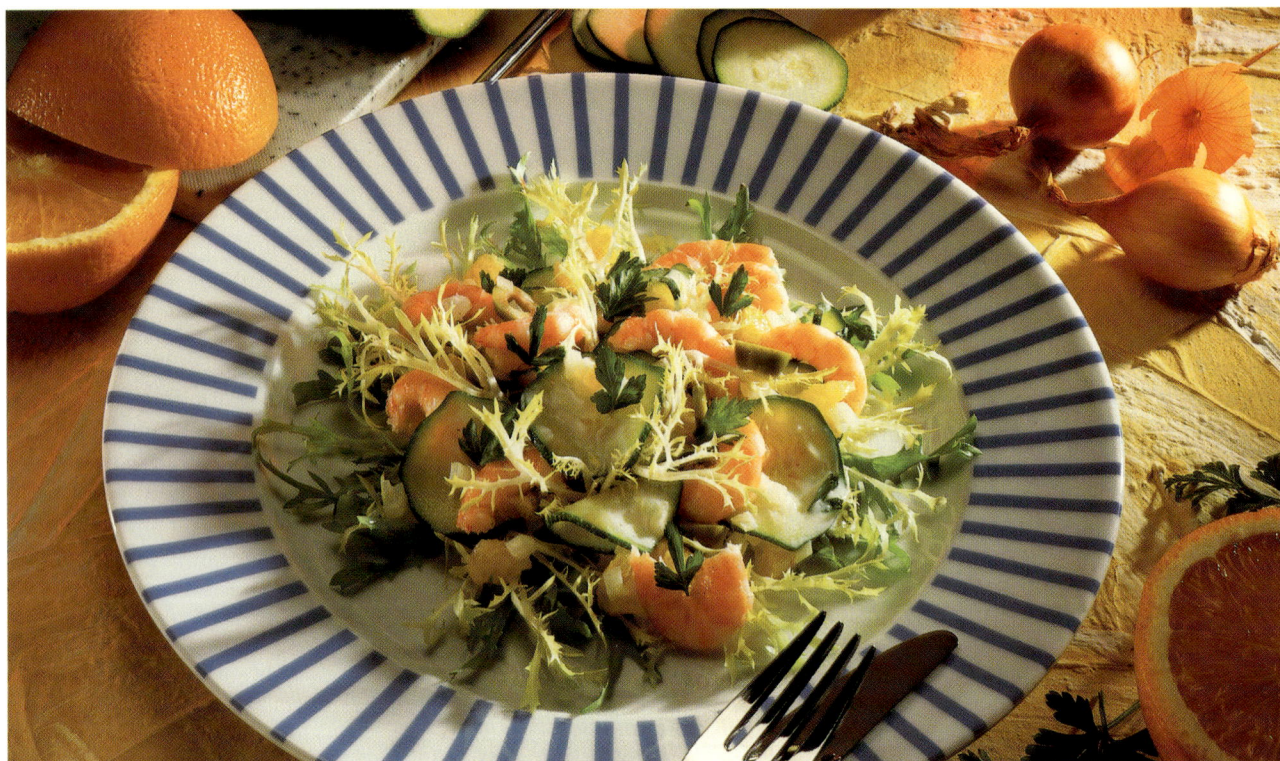

Zucchinisalat mit Shrimps

Zubereitungszeit:
ca. $\frac{1}{2}$ Stunde

Für 2 Personen

Für den Salat:
1 Zucchini
1 Zwiebel
2 EL kaltgepreßtes Olivenöl
2 Orangen
1 kleiner Kopf Friséesalat
8 grüne Oliven ohne Stein

Für die Sauce:
100 g saure Sahne
150 g Naturjoghurt,
3,5 % Fett
100 ml frisch gepreßter
Orangensaft
1 TL Meersalz
2 TL Frutilose (Obstdicksaft
aus dem Reformhaus)
1 Msp. Cayennepfeffer
100 g Cocktailshrimps
(geschält)
3 Zweige glatte Petersilie

1. Den Zucchini waschen, putzen und in dünne Scheiben hobeln. Die Zwiebel schälen und fein würfeln.
2. Zucchini und Zwiebel in dem heißen Öl kurz andünsten. Danach vom Herd nehmen und auskühlen lassen.
3. Die Orangen sorgfältig schälen. Dabei auch die weiße Haut vollständig abschneiden. Die Filets aus den Zwischenhäuten herausschneiden und kleinwürfeln.
4. Den Friséesalat verlesen, waschen, trockenschleudern und in mundgerechte Stücke zupfen. Die Oliven in Ringe schneiden. Alle Salatzutaten in einer Schüssel mischen.

5. Für die Sauce die saure Sahne und den Joghurt mit dem Schneebesen cremigrühren. Orangensaft, Salz, Frutilose und Cayennepfeffer darunterrühren. Die Sauce über den Salat gießen.
6. Zum Schluß die Shrimps auf den Salat streuen. Mit den gewaschenen, abgezupften Petersilienblättchen garnieren. Den Salat sofort servieren.

ca. 400 kcal je Portion

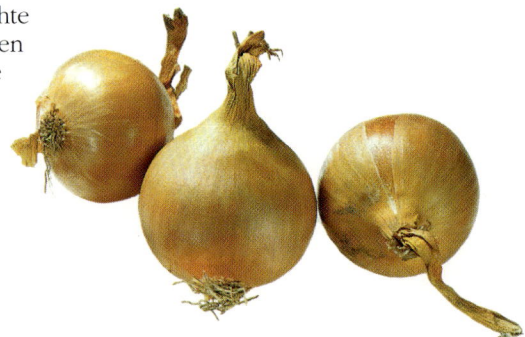

Kohlrabi-Apfel-Rohkost

Zubereitungszeit:
ca. 25 Minuten

Für 2 Personen

Für den Salat:
2 kleine junge
Kohlrabiknollen
2 säuerliche Äpfel
2 EL Zitronensaft

Für die Sauce:
100 g saure Sahne
150 g Naturjoghurt,
3,5 % Fett
1 TL Kräutersalz
2 TL Frutilose (Obstdicksaft
aus dem Reformhaus)
8 Blättchen Zitronenmelisse

Außerdem:
8 Walnußkernhälften

1. Die Kohlrabi schälen, achteln und in dünne Scheiben schneiden. Die Äpfel waschen, vierteln und die Kerngehäuse entfernen. Die Früchte ebenfalls in dünne Scheiben schneiden.
2. Kohlrabi und Äpfel in einer Schüssel mischen. Mit dem Zitronensaft beträufeln.
3. Für die Sauce die saure Sahne mit Joghurt, Kräutersalz und Frutilose verrühren. Die Zitronenmelisse waschen, trockentupfen und fein hacken. Unter die Sauce rühren.
4. Die Sauce über die Rohkost gießen und alles gut mischen. Die Nüsse grob hacken und auf den Salat streuen.

ca. 340 kcal je Portion

Tip
Dieser Salat eignet sich auch gut zum Mitnehmen.

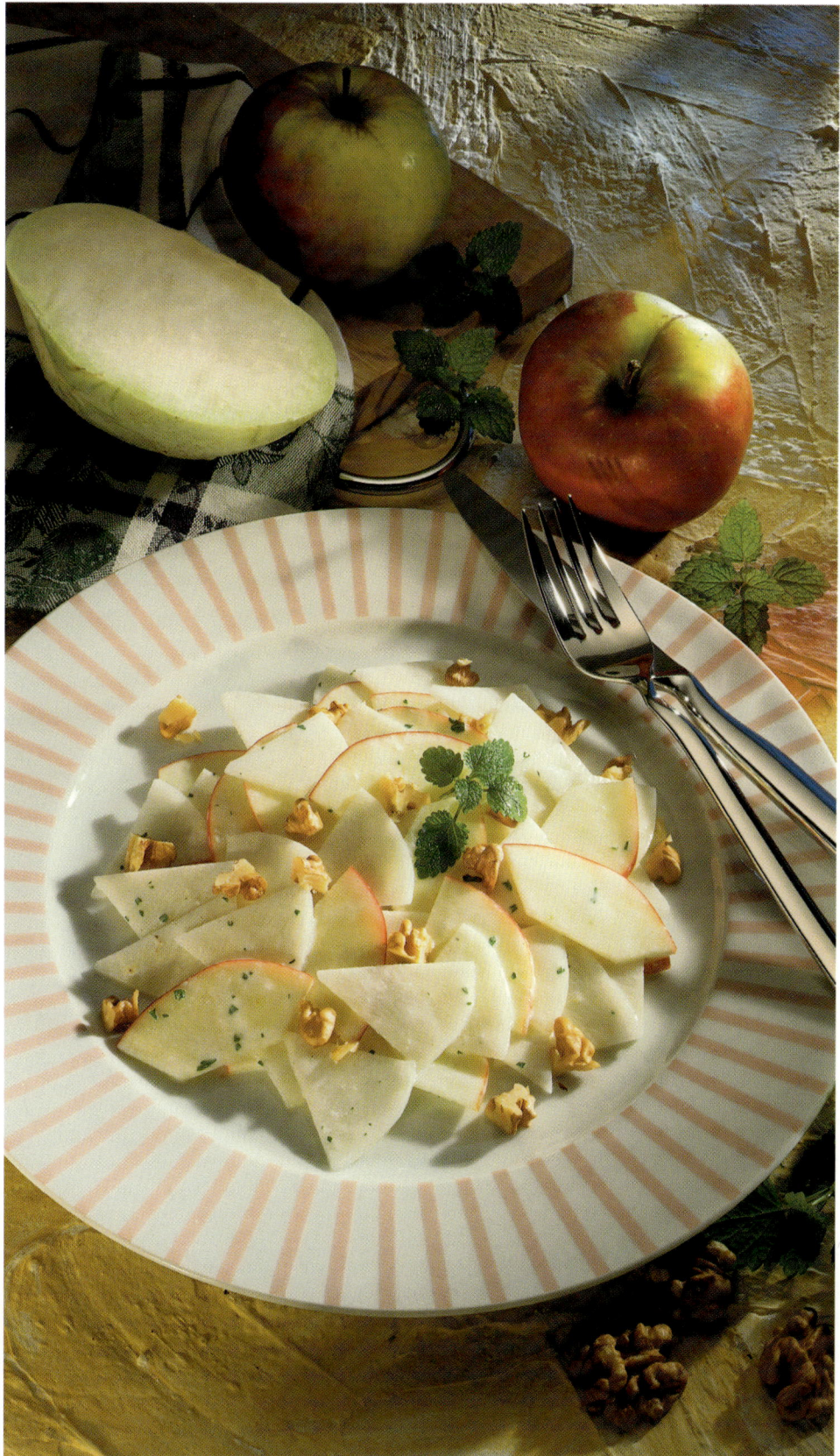

Römischer Salat mit gebratenen Paprikawürfeln

Zubereitungszeit:
ca. 25 Minuten

Für 2 Personen

1 kleiner Kopf Römischer Salat (Romana)
100 g Blauschimmelkäse, z. B. Gorgonzola
150 ml Buttermilch
1 große rote Paprikaschote
2 EL kaltgepreßtes Olivenöl
1 TL Kräutersalz
2–3 Petersilienzweige

1. Den Salat verlesen, waschen und trockenschleudern. In feine Streifen schneiden und in eine Schüssel geben.
2. Vom Blauschimmelkäse die Rinde entfernen. Den Käse mit einer Gabel zerdrücken, mit der Buttermilch glattrühren und auf den Salat geben.
3. Die Paprikaschote vierteln, putzen und das Kerngehäuse herausschneiden. Die Schote waschen, trockentupfen und in kleine Würfel schneiden.
4. Das Öl in einer Pfanne nicht zu stark erhitzen und die Paprikawürfel darin kurz anbraten. Mit dem Kräutersalz würzen.
5. Die noch warmen Paprikawürfel auf den Salat geben. Die Petersilienzweige waschen und trockentupfen. Die Blättchen abzupfen und auf den Salat streuen. Sofort servieren.
(auf dem Foto: unten)

ca. 320 kcal je Portion

Feine Kartoffelsuppe

Zubereitungszeit:
ca. 35 Minuten

Für 2 Personen

2 mittelgroße Kartoffeln
1 Bund Suppengrün
1 Zwiebel
1 EL Butter
$\frac{1}{2}$ l vegetarische Gemüsebrühe (aus Instantpulver hergestellt)
1 Lorbeerblatt
4 EL Sahne
2 Majoranzweige

1. Die Kartoffeln schälen, waschen und in kleine Würfel schneiden. Das Suppengrün putzen, waschen, gegebenenfalls schälen und ebenfalls würfeln.
2. Die Zwiebel schälen, fein würfeln und in der Butter glasig dünsten. Die Kartoffelstücke und das Suppengrün unter Rühren leicht mitdünsten.
3. Die Gemüsebrühe angießen. Das Lorbeerblatt hinzufügen und die Suppe zugedeckt etwa $\frac{1}{4}$ Stunde leise köcheln lassen.
4. Dann das Lorbeerblatt entfernen. Die Suppe mit dem Schneidstab fein pürieren und mit der Sahne verfeinern.
5. Die Majoranzweige waschen und trockenschütteln. Die Blättchen abzupfen, grob hacken und auf die Suppe streuen.
(auf dem Foto: Mitte)

ca. 280 kcal je Portion

Tips
■ Sollte Ihnen die Suppe zu dickflüssig sein, geben Sie noch etwas Gemüsebrühe hinzu.
■ Für diese Suppe eignen sich mehligkochende Kartoffeln am besten, denn sie lassen sich besonders fein pürieren.

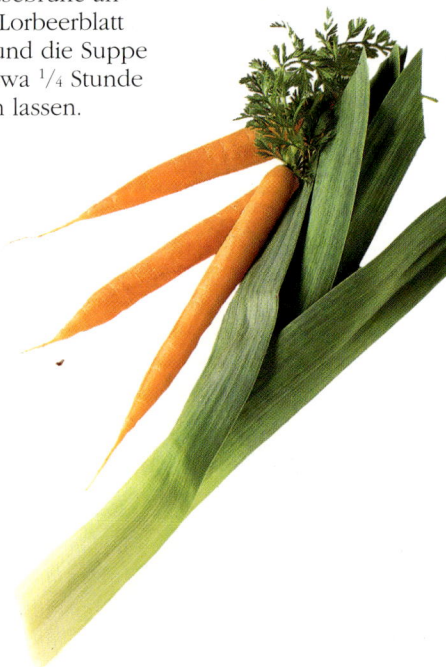

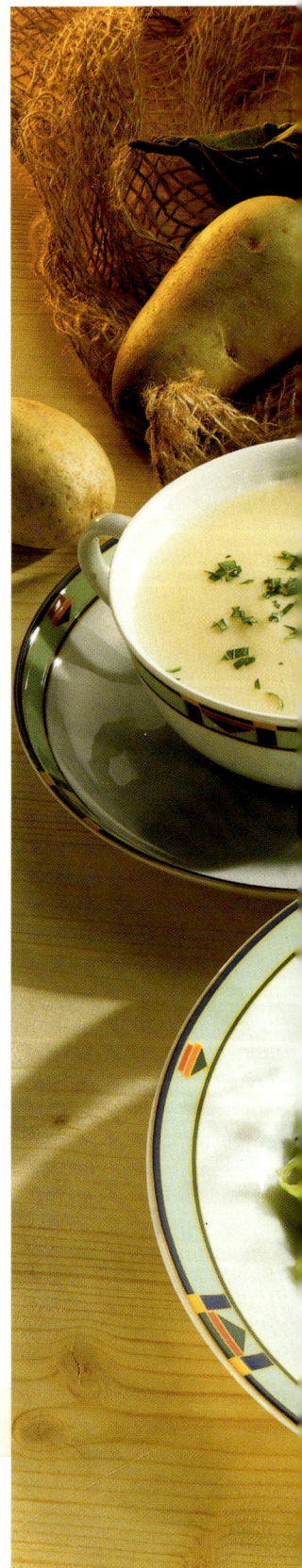

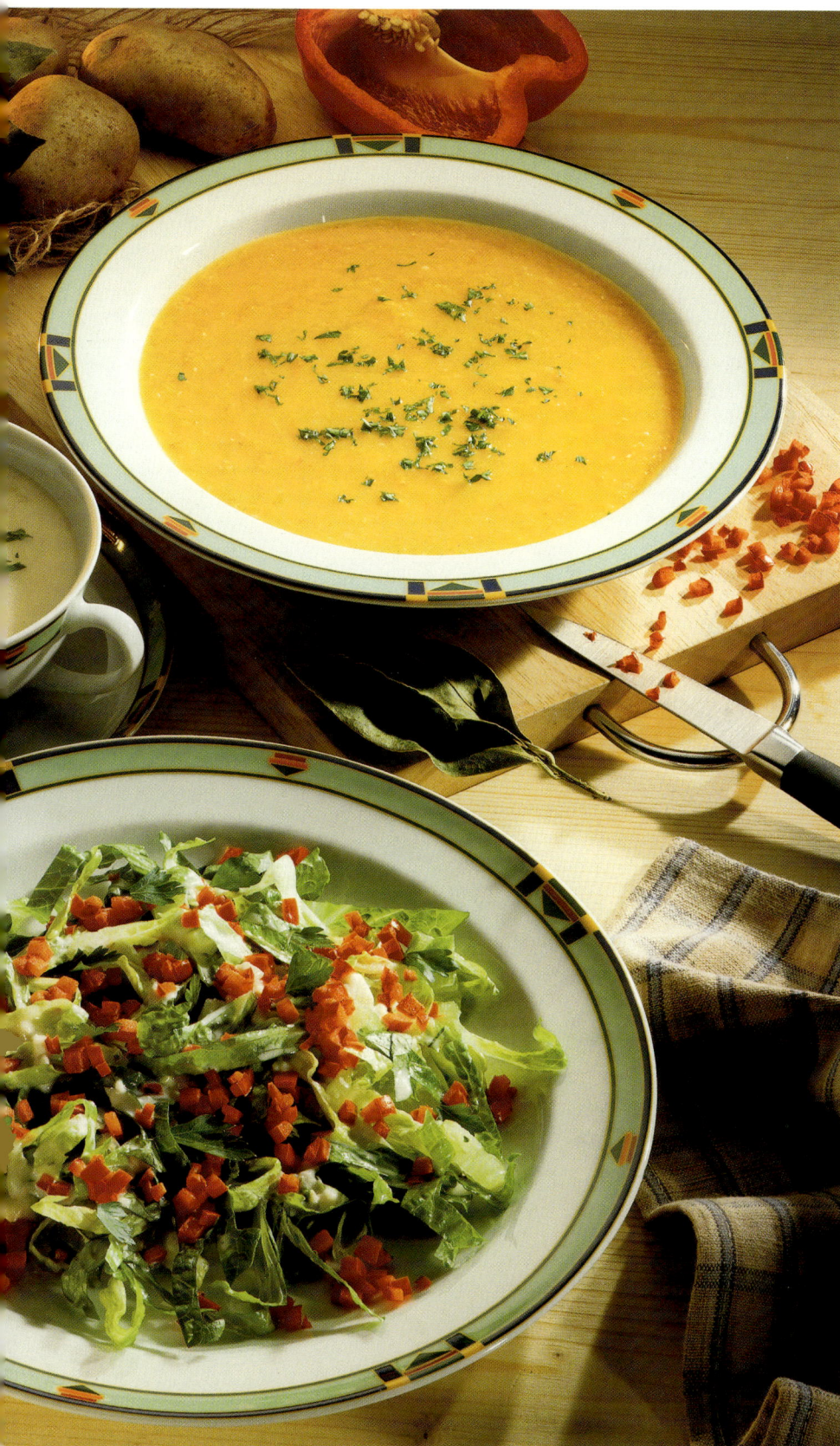

Gebundene Möhrensuppe

Zubereitungszeit:
ca. 35 Minuten

Für 2 Personen

300 g Möhren
1 Zwiebel
1 EL Butter
2 EL feines Weizenschrot
¹/₂ l vegetarische Gemüse-
brühe (aus Instantpulver
hergestellt)
3 EL Sahne
4 EL gehackte Petersilie

1. Die Möhren putzen, schälen, waschen und in kleine Würfel schneiden. Die Zwiebel schälen und fein würfeln.
2. Die Butter in einem Topf schmelzen lassen. Nun Möhren- und Zwiebel-würfel darin leicht an-dünsten.
3. Das Schrot darüberstäu-ben und kurz ausschwitzen lassen. Alles mit der Ge-müsebrühe unter Rühren ablöschen und mit der Sahne verfeinern. Die Sup-pe zugedeckt 12 bis 15 Minuten köcheln.
4. Zuletzt die Suppe mit dem Schneidstab fein pü-rieren und mit der gehack-ten Petersilie bestreuen. (auf dem Foto: oben)

ca. 210 kcal je Portion

Variation
Die Suppe schmeckt auch sehr gut, wenn sie nicht püriert wird.

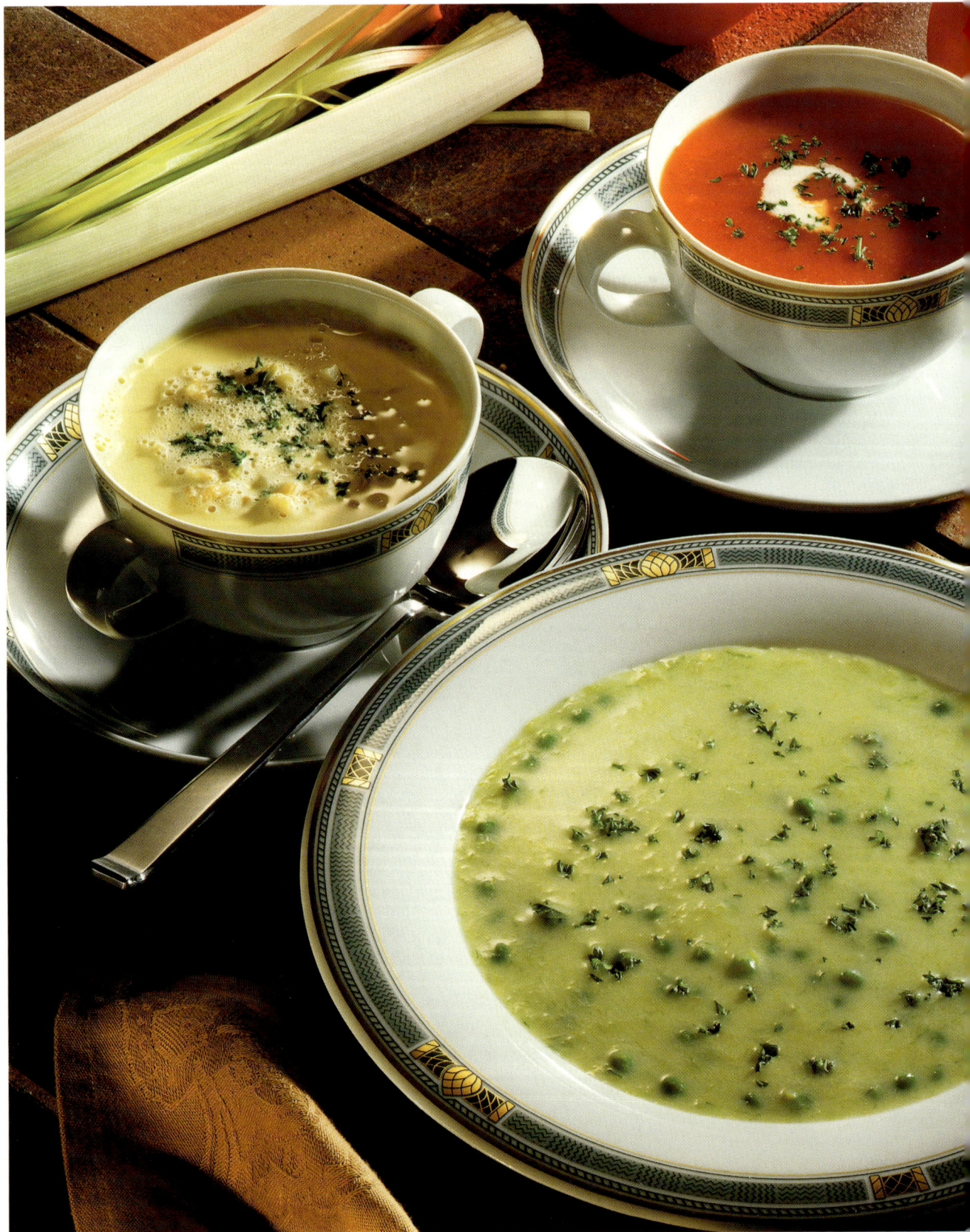

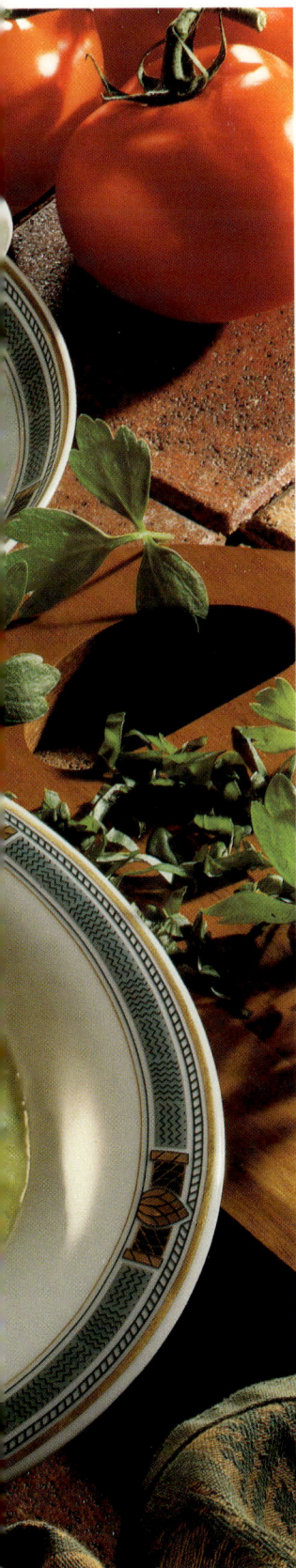

Leichte Reissuppe

Zubereitungszeit:
ca. ¹/₄ Stunde

Für 2 Personen

1 kleine Zwiebel
1 EL Butter
¹/₂ l vegetarische Gemüse-
brühe (aus Instantpulver
hergestellt)
100 g gekochter Naturreis
1 Eigelb
2 EL feingehackte Petersilie

1. Die Zwiebel schälen,
fein würfeln und in der
Butter glasig dünsten.
2. Die Gemüsebrühe dazugießen. Den gekochten
Reis hineingeben und in
der Brühe erwärmen.
3. Das Eigelb in einer
kleinen Schüssel kräftig
verschlagen. Etwas von der
heißen Brühe darunter-
rühren.
4. Die Reissuppe vom
Herd nehmen und das ver-
schlagene Eigelb unter
ständigem Rühren hinein-
geben. Die Suppe noch
etwas ziehen, aber nicht
mehr kochen lassen, damit
das Eigelb nicht gerinnt.
Zuletzt mit der gehackten
Petersilie bestreuen.
(auf dem Foto: oben links)

ca. 180 kcal je Portion

Tip
Wenn Sie beim Rezept Reis-
pfanne nach Bauernart
(S. 83) die doppelte Menge
Reis kochen, können Sie
einen Teil davon für diese
Suppe verwenden.

Erbsen-Lauch-Suppe

Zubereitungszeit:
ca. 35 Minuten

Für 2 Personen

1 große Stange Lauch
1 EL Butter
¹/₂ l vegetarische Gemüse-
brühe (aus Instantpulver
hergestellt)
100 g TK-Erbsen
4 EL Sahne
2–3 Blättchen Liebstöckel

1. Den Lauch putzen, der
Länge nach aufschneiden
und sorgfältig waschen.
Dann in dünne Scheiben
schneiden.
2. Die Butter in einem
Topf schmelzen lassen und
den Lauch darin bei mittlerer Hitze unter Rühren
leicht anbraten.
3. Die Gemüsebrühe angießen und die Suppe zu-
gedeckt etwa 10 Minuten
leicht köcheln lassen.
4. Die Suppe mit dem
Schneidstab fein pürieren.
Die Erbsen hinzufügen
und die Suppe weitere
10 Minuten leicht köcheln
lassen.
5. Die Suppe mit der Sahne verfeinern und mit den
gewaschenen, gehackten
Liebstöckelblättchen be-
streuen.
(auf dem Foto: unten)

ca. 230 kcal je Portion

Tomatensuppe

Zubereitungszeit:
ca. 25 Minuten

Für 2 Personen

500 g reife Tomaten
1 Gemüsezwiebel
2 TL kaltgepreßtes
Sonnenblumenöl
1 Msp. Cayennepfeffer
1–2 TL vegetarische Gemü-
sebrühe (Instantpulver)
1 TL Frutilose (Obstdicksaft
aus dem Reformhaus)
50 g geschlagene Sahne
6 gehackte
Basilikumblättchen

1. Die Tomaten waschen,
vierteln und von den Stielansätzen befreien. Zusam-
men mit ¹/₈ l Wasser in
einem Topf etwa 5 Minu-
ten zugedeckt kochen.
2. In der Zwischenzeit die
Zwiebel schälen, grob würfeln und in einem Topf in
dem Öl glasig dünsten.
3. Die Tomaten durch ein
grobes Sieb streichen. Das
aufgefangene Tomaten-
püree zu den Zwiebeln
geben und das Ganze kurz
aufkochen lassen.
4. Danach alles mit dem
Schneidstab fein pürieren.
Die Tomatensuppe mit
Cayennepfeffer, Instant-
brühe und Frutilose pikant
abschmecken.
5. Die Suppe mit der Sahne verfeinern und mit den
gehackten Basilikumblätt-
chen bestreuen.
(auf dem Foto: oben
rechts)

ca. 230 kcal je Portion

Gebackene Grießrauten

Zubereitungszeit:
ca. 40 Minuten

Für 2 Personen

50 g Sahne
1 Knoblauchzehe
100 g Weizenvollkorngrieß
80 g Blauschimmelkäse,
60 % Fett i. Tr.
(z. B. Cambozola)
1 Eigelb
1 EL gehackte Majoran-
blättchen
1 EL Butter
2 EL Sesamkörner

1. Zunächst 180 ml Wasser mit der Sahne in einem Topf erhitzen. Den Knoblauch schälen und durch eine Presse dazudrücken.
2. Den Vollkorngrieß unter Rühren in die Flüssigkeit rieseln lassen. Ihn bei geringer Hitzezufuhr und unter ständigem Rühren so lange ausquellen lassen, bis eine feste und formbare Grießmasse entstanden ist.
3. Den Grieß in einer Schüssel etwas abkühlen lassen. Vom Käse die Rinde entfernen und den Käse würfeln.

4. Dann Eigelb, Majoran und Käse unter die Grießmasse rühren. Den Backofen auf 175 °C vorheizen.
5. Ein Backblech mit der Butter gut ausfetten. Die Grießmasse darauf streichen und mit dem Sesam bestreuen. Im Backofen in 10 bis 15 Minuten goldgelb backen. Anschließend sofort in kleine Rauten schneiden. Noch warm servieren.
(auf dem Foto: oben)

---

ca. 510 kcal je Portion

Tips

■ Essen Sie dazu einen Salat aus der neutralen Gruppe (S. 55 bis 57).

■ Die pikanten Grießrauten schmecken auch kalt sehr gut. So können Sie sie gut mit an die Arbeit nehmen.

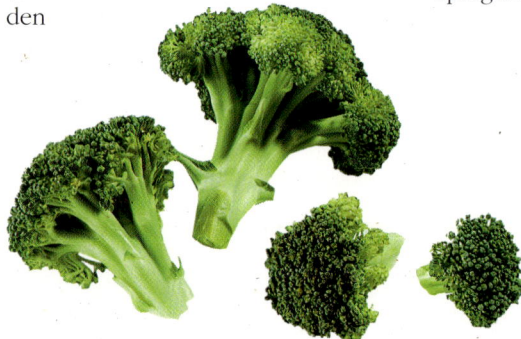

Spargel-Brokkoli-Ragout

Zubereitungszeit:
ca. $3/4$ Stunden

Für 2 Personen

400 g weißer Spargel
250 g Brokkoli
1 TL Meersalz
3 EL Butter
3 EL feines Dinkel-
vollkornmehl
1 Eigelb
4 EL Sahne
3 Zweige glatte Petersilie

1. Den Spargel sorgfältig von oben nach unten schälen und unten etwas kürzen. Dann die Stangen in mundgerechte Stücke schneiden.
2. Den Brokkoli putzen, in kleine Röschen zerteilen und waschen. Die Stiele waschen, schälen und in Scheiben schneiden.
3. Spargel und Brokkoli getrennt in reichlich leicht gesalzenem Wasser in 10 bis 15 Minuten bißfest kochen. Dann aus dem Wasser herausnehmen und gut abtropfen lassen. Das Spargelwasser aufheben.

4. Die Butter in einem Topf schmelzen lassen und das Mehl darin hell anschwitzen. 400 ml vom Spargelwasser unter Rühren dazugeben und die Sauce langsam und unter ständigem Rühren zum Kochen bringen. Die Sauce so lange köcheln lassen, bis sie gebunden ist.
5. Das Eigelb mit der Sahne verquirlen und in die nicht mehr kochende Sauce einrühren.
6. Das Gemüse in die Sauce geben und alles mit den Petersilienzweigen garnieren.
(auf dem Foto: unten)

---

ca. 350 kcal je Portion

Tip
Außerhalb der Spargelsaison können Sie statt Spargel auch Blumenkohl oder Romanesco sowie Möhren nehmen. Oder Sie bereiten ein reines Brokkoliragout zu.

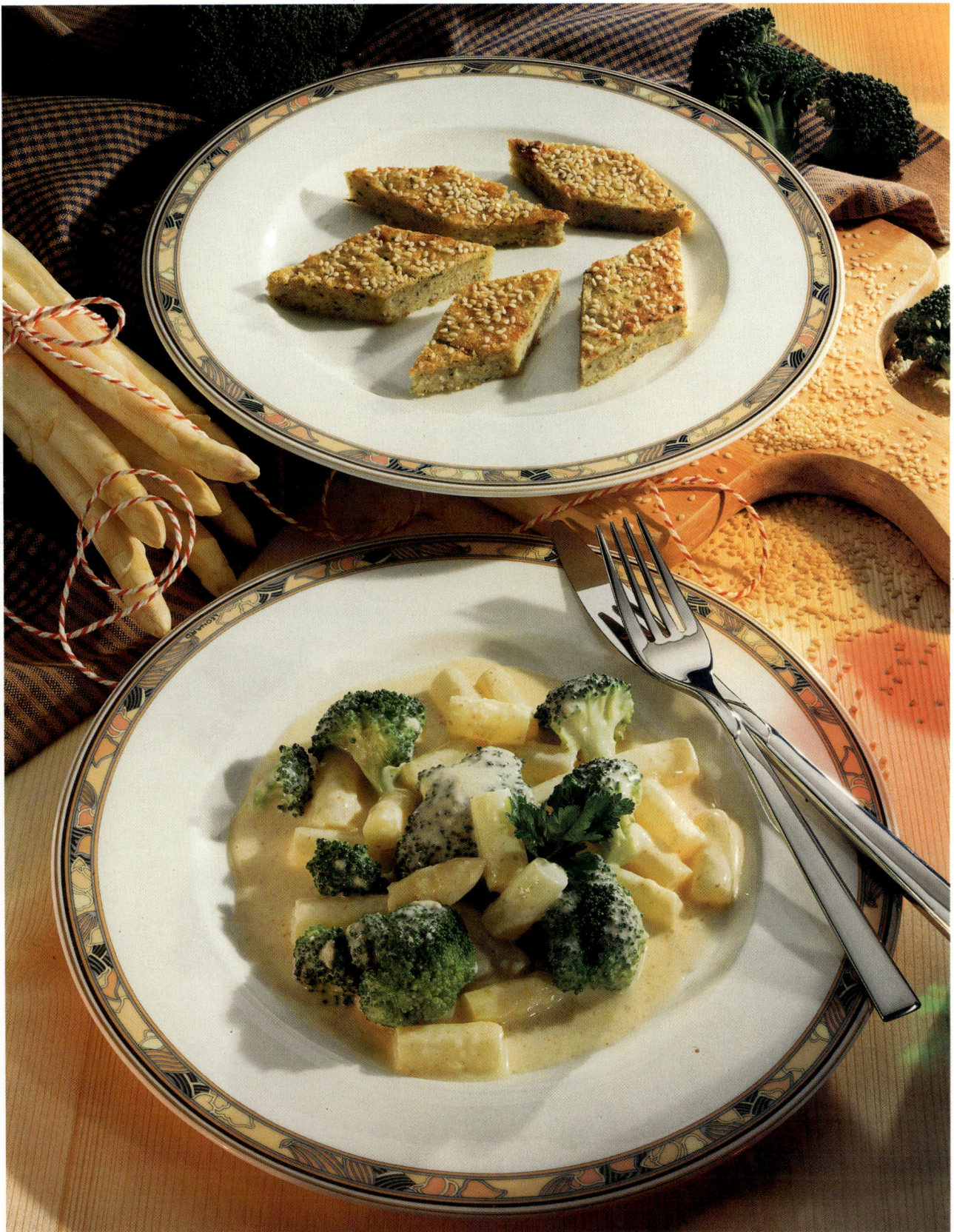

Artischocken mit Knoblauchdip

Zubereitungszeit:
ca. 40 Minuten

Für 2 Personen

**2 große, fleischige
Artischocken**
$^1/_2$ Zitrone
1 TL Meersalz
125 g Sahnedickmilch
75 g saure Sahne
1–2 Knoblauchzehen
1 TL Kräutersalz

1. Die Stiele der Artischocken abschneiden.
Dann von den Arti-
schocken oben etwa ein
Drittel wegschneiden. Die
Schnittstellen mit der Zitrone einreiben. Die Arti-
schocken in kochendem
Salzwasser zugedeckt
25 bis 30 Minuten garen.
Sie sind weich, wenn sich
die einzelnen Blätter leicht
herausziehen lassen.
2. In der Zwischenzeit die
Dickmilch mit der sauren
Sahne cremig aufschlagen.
Den Knoblauch schälen,
dazupressen und alles
glattrühren. Den Dip mit
Kräutersalz abschmecken.
3. Die Artischocken aus
der Garflüssigkeit nehmen
und kopfüber gut abtrop-
fen lassen.
4. Nun zum Essen die
Blätter abzupfen, in den
Dip tauchen und die flei-
schigen Teile „auslut-
schen". Zuletzt das Heu im
Inneren entfernen, so daß
der Artischockenboden
freiliegt, und diesen essen.
(auf dem Foto: unten)

ca. 160 kcal je Portion

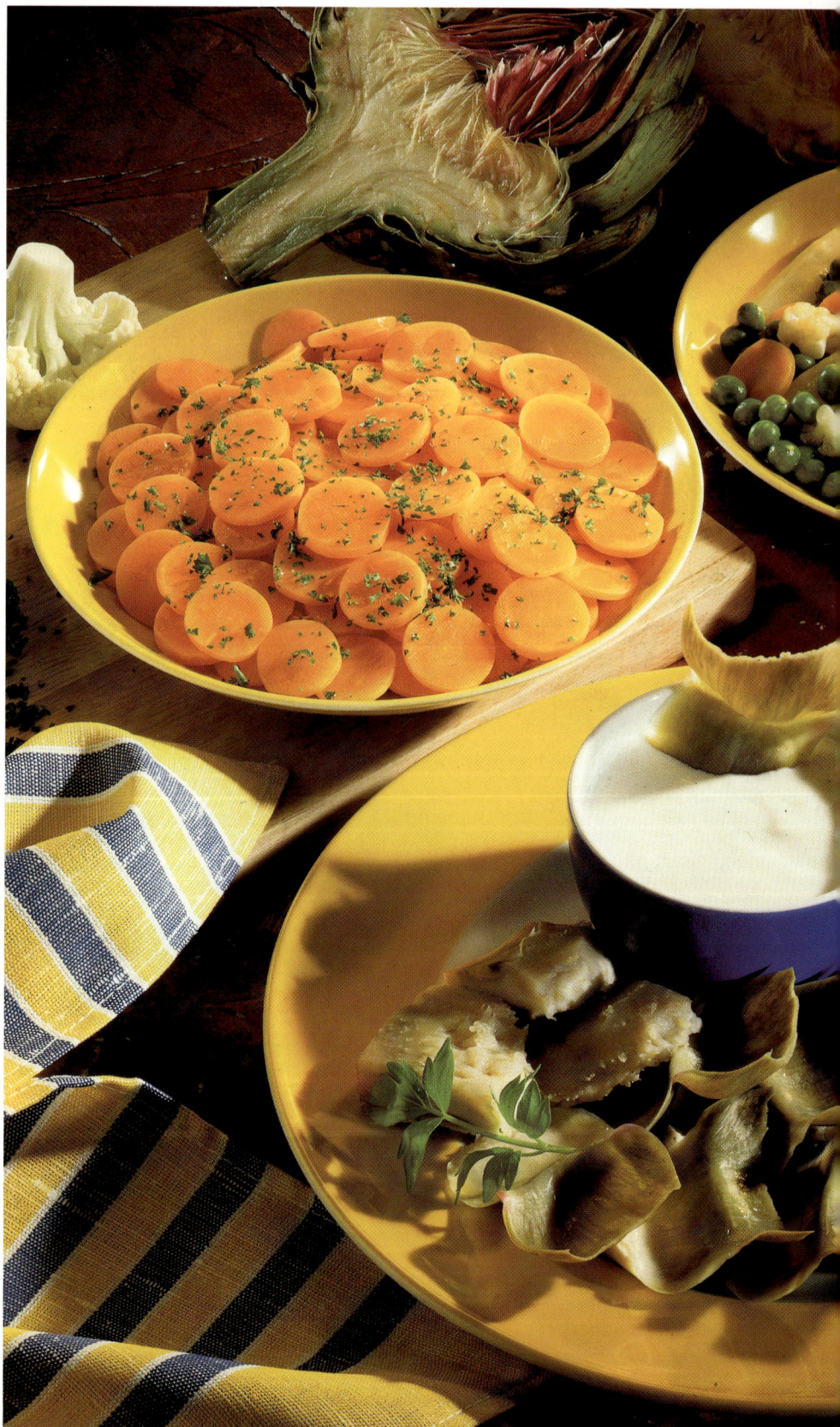

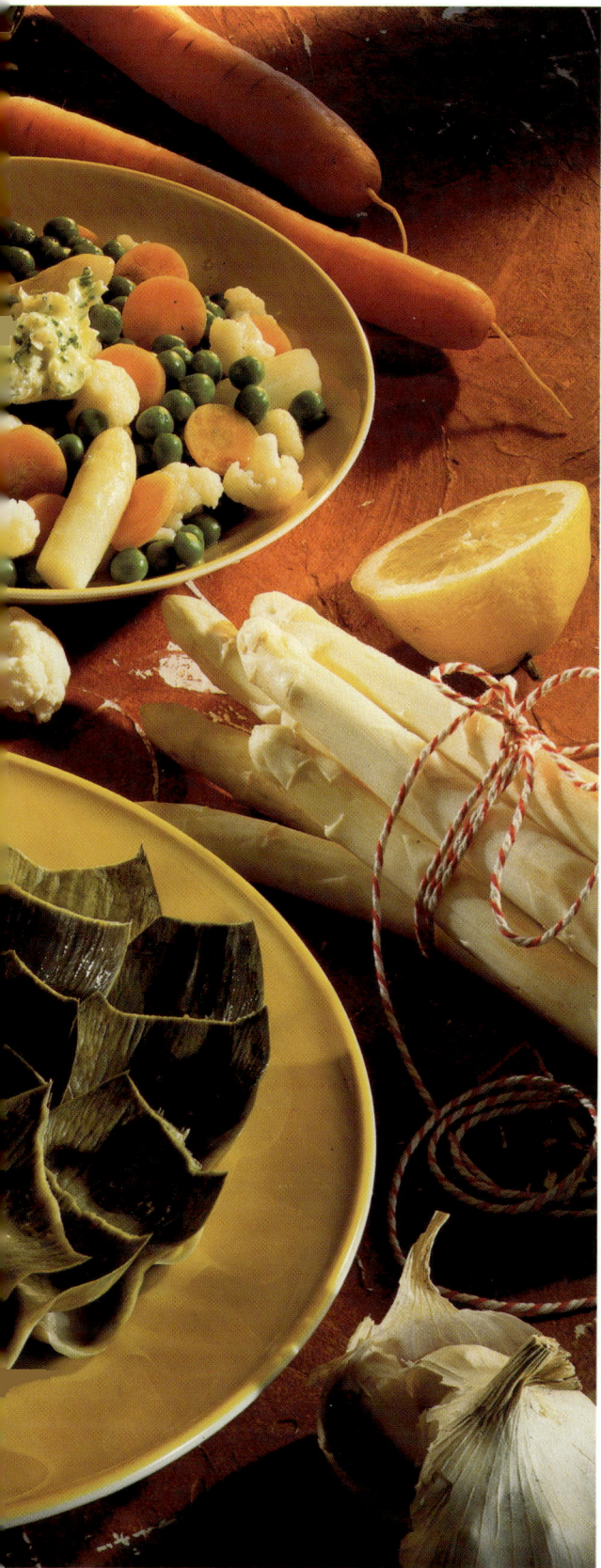

Leipziger Allerlei

Zubereitungszeit:
ca. 40 Minuten

Für 2 Personen

300 g Spargel
¹/₂ kleiner Blumenkohl
200 g Möhren
250 g Erbsen in der Schote
etwas Meersalz
50 g Kräuterbutter (S. 43)

1. Den Spargel von oben
nach unten sorgfältig schälen und die Enden kürzen.
Dann die Stangen in 4 cm
lange Stücke schneiden.
2. Den Blumenkohl
waschen, putzen und in
kleine Röschen zerteilen.
3. Die Möhren putzen,
schälen und in dünne
Scheiben schneiden. Die
Erbsen aus den Schoten
palen.
4. In einem mittelgroßen
Topf reichlich Wasser zum
Kochen bringen. Leicht salzen und das vorbereitete
Gemüse hinzufügen. Zuge-
deckt in etwa ¹/₄ Stunde
bei mittlerer Hitze bißfest
garen.
5. Das Gemüse mit einem
Schaumlöffel herausheben
und mit der Kräuterbutter
belegt anrichten.
(auf dem Foto: oben
rechts)

ca. 280 kcal je Portion

Tip
Statt der frischen Erbsen
können Sie auch 100 g
Tiefkühlware nehmen. Diese
unaufgetaut zum Garen in
den Topf geben.

Möhrengemüse

Zubereitungszeit:
ca. 25 Minuten

Für 2 Personen

600 g Möhren
1¹/₂ EL Butter
1 TL vegetarische Gemüse-
brühe (Instantpulver)
1 TL Frutilose (Obstdicksaft
aus dem Reformhaus)
2 EL gehackte Petersilie

1. Die Möhren putzen,
schälen und in dünne
Scheiben schneiden.
2. Die Butter in einem
Topf schmelzen lassen und
die Möhren darin unter
Rühren leicht andünsten.
3. Nun 100 ml Wasser angießen, und das Ganze mit
der Brühe und der Frutilose würzen. Das Möhren-
gemüse zugedeckt etwa
10 Minuten leicht köcheln
lassen. Zuletzt mit der
Petersilie bestreuen.
(auf dem Foto: oben links)

ca. 170 kcal je Portion

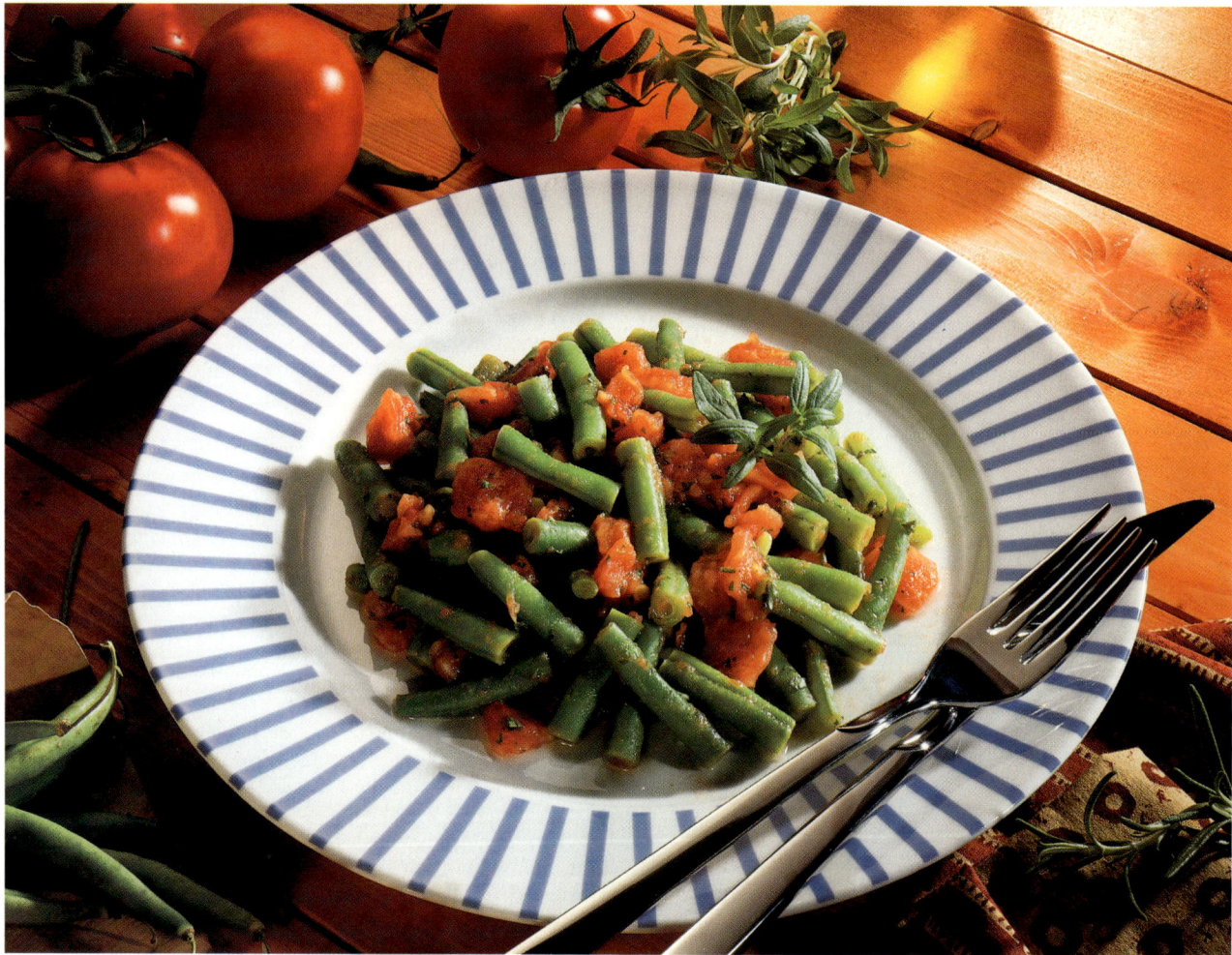

Italienisches Bohnengemüse

Zubereitungszeit:
ca. 35 Minuten

Für 2 Personen

300 g Tomaten
300 g grüne Bohnen
1¹/₂ EL kaltgepreßtes
Olivenöl
1 TL gerebeltes
Bohnenkraut
1¹/₂ TL vegetarische Ge-
müsebrühe (Instantpulver)
1 TL gerebelter Rosmarin
1 TL gerebelter Oregano

1. Die Tomaten über Kreuz einritzen, kurz überbrühen, abschrecken und enthäuten. Die Stielansätze herausschneiden und die Früchte in grobe Stücke schneiden.
2. Die Bohnen waschen, putzen, wenn nötig abfädeln und in 3 cm große Stücke schneiden.
3. Das Olivenöl in einem Topf nicht zu stark erhitzen und die Bohnen darin andünsten. 100 ml Wasser dazugießen und alles mit dem Bohnenkraut und der Brühe würzen.
4. Die Bohnen im geschlossenen Topf bei geringer Hitze in etwa 12 Minuten bißfest garen.

5. Die Tomatenwürfel und die Kräuter zu den Bohnen geben und alles weitere 5 Minuten zugedeckt schmoren lassen.

ca. 160 kcal je Portion

Tip
Dieses Gemüse paßt auch gut als Beilage zu kurzgebratenem Fleisch, zu Fisch und zu den gebackenen Tomaten mit Fetafüllung (S. 102).

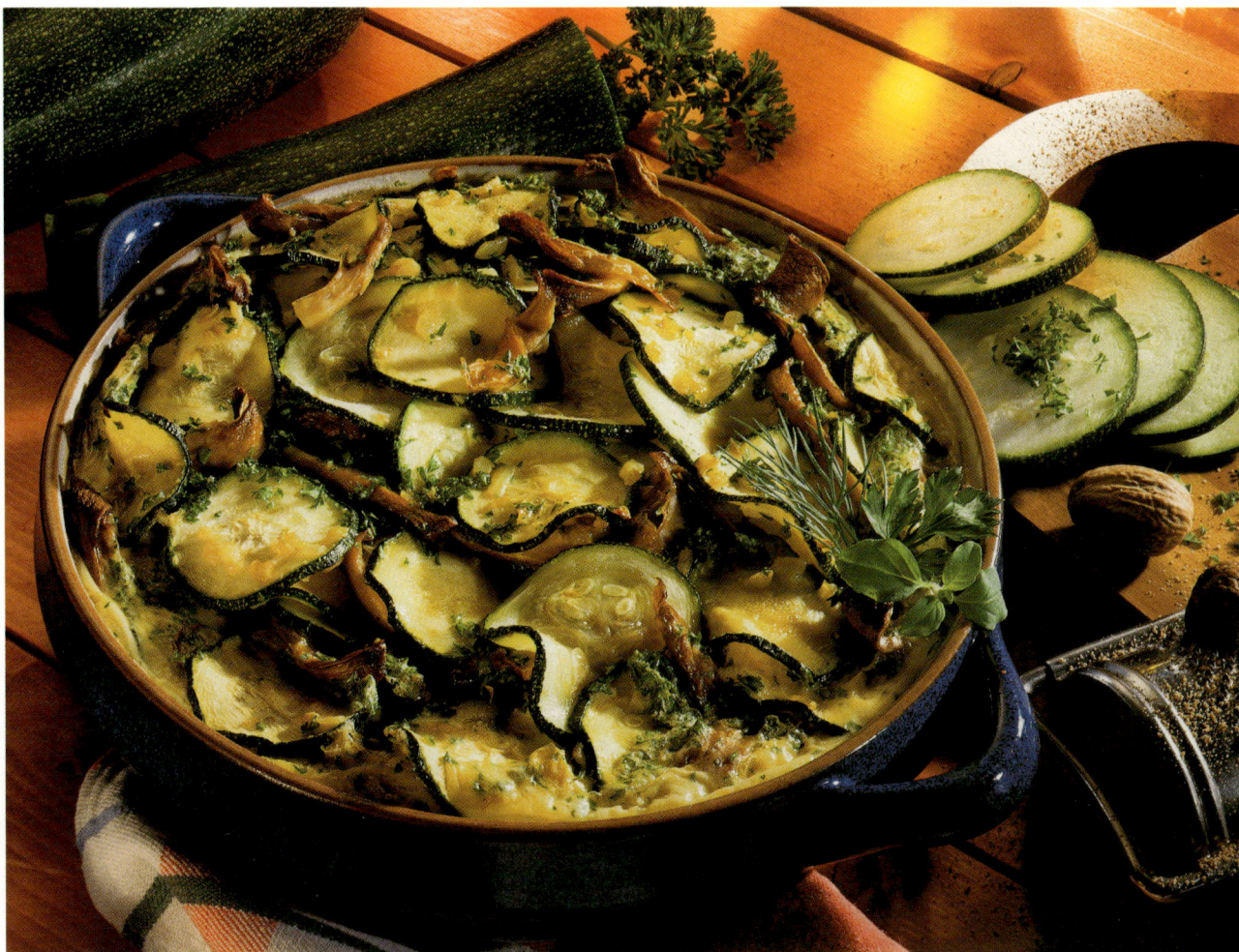

Zucchini-Pilz-Auflauf

Zubereitungszeit:
ca. 1 Stunde

Für 2 Personen

300 g Zucchini
250 g Austernpilze
1 Zwiebel
2 EL kaltgepreßtes
Sonnenblumenöl
4 Eier
4 EL Sahne
2 EL gehackte Petersilie
1 TL Kräutersalz
¹/₂ TL frisch geriebene
Muskatnuß

1. Den Zucchini waschen, putzen und in Scheiben schneiden. Die Austernpilze mit einem feuchten Tuch vorsichtig abreiben und anschließend in Streifen schneiden.
2. Die Zwiebel schälen, fein würfeln und in dem Öl glasig dünsten. Zucchini und Pilze hinzufügen und unter Rühren anbraten. Den Backofen auf 180 °C vorheizen.
3. Die Eier mit 80 ml Wasser und der Sahne verquirlen. Die gehackte Petersilie daruntermischen und das Ganze mit Kräutersalz und Muskat würzen.

4. Die Gemüse-Pilz-Mischung in eine Auflaufform geben und mit der Eimasse übergießen. Im Ofen auf der mittleren Schiene etwa ¹/₂ Stunde backen.

---

ca. 400 kcal je Portion

Variation
Statt der Austernpilze können Sie auch Champignons nehmen.

Hauptgerichte

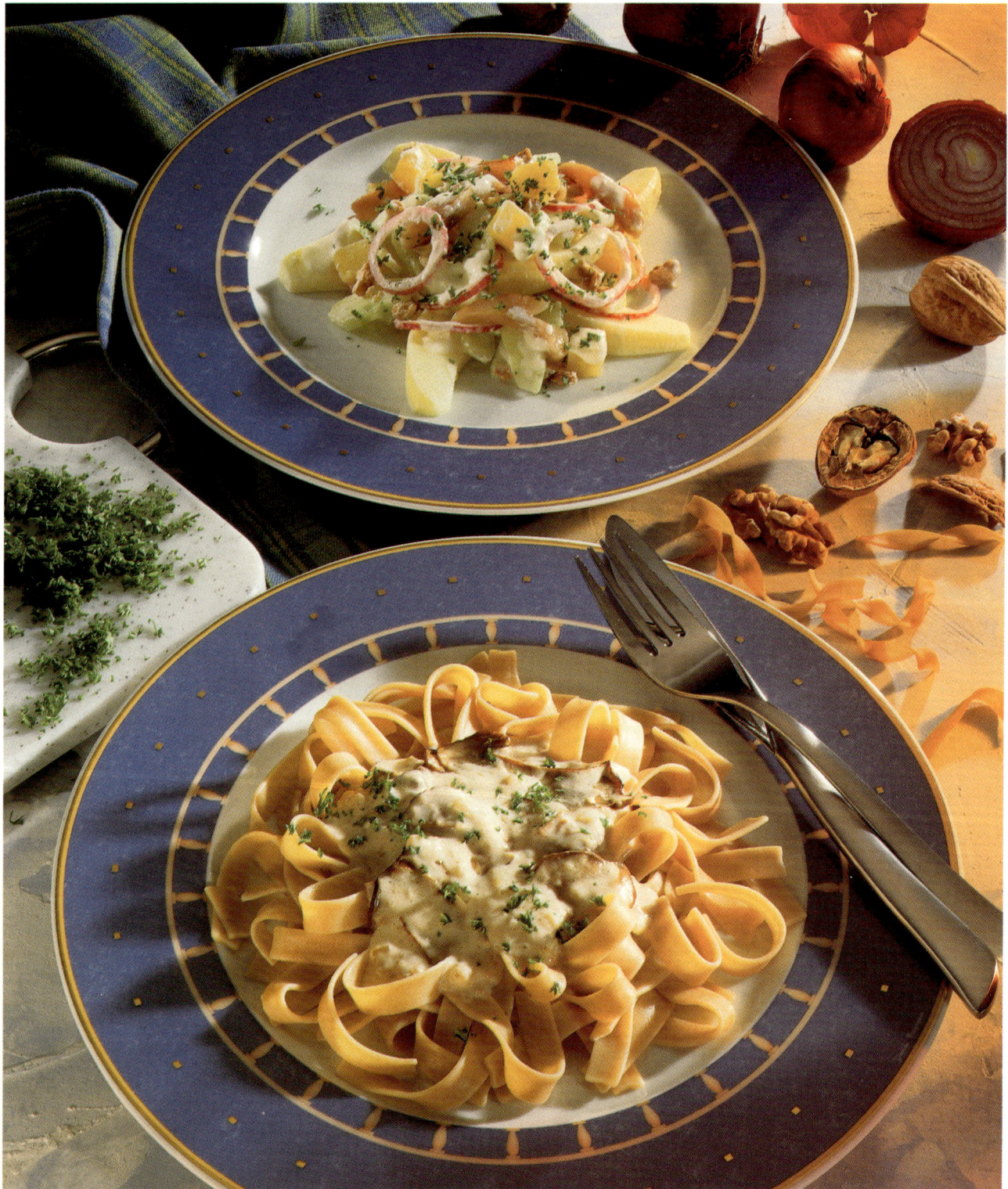

Kartoffel-Herings-Salat

Zubereitungszeit:
ca. 1 Stunde
Zeit zum Durchziehen:
mind. 3 Stunden

Für 2 Personen

**4 etwa gleich große
Kartoffeln**
2 rote Zwiebeln
1 großer mürber Apfel
¹/₂ Salatgurke
8 Walnußkernhälften
4 Matjesfilets
100 g Sahnedickmilch
100 g saure Sahne
**100 g Naturjoghurt,
3,5 % Fett**
**1 EL Molkosan (vergorenes
Molkekonzentrat aus dem
Reformhaus)**
1 TL Kräutersalz
2 EL gehackte Petersilie

1. Die Kartoffeln (am
besten am Vortag) als Pellkartoffeln garen und ab-
kühlen lassen. Sie dann
pellen und in kleine
Würfel schneiden.
2. Die Zwiebeln schälen
und in dünne Ringe
schneiden. Den Apfel
schälen, vierteln, das Kerngehäuse herausschneiden
und das Fruchtfleisch in
schmale Spalten schneiden.

3. Die Salatgurke schälen,
der Länge nach vierteln
und die Kerne mit einem
Löffel herausschaben. Die
Gurke in dünne Scheiben
schneiden.
4. Die Nüsse grob hacken.
Die Matjesfilets kurz wäs-
sern, gut trockentupfen
und in feine Streifen
schneiden. Alle vorbereiteten Zutaten in einer Schüssel mischen.
5. Für die Sauce Sahnedickmilch, saure Sahne
und Joghurt mit einem
Schneebesen cremigrüh-
ren. Mit dem Molkosan
leicht säuerlich ab-
schmecken und mit dem
Kräutersalz würzen.
6. Die Sauce mit dem
Heringssalat mischen und
ihn mindestens 3 Stunden
zugedeckt im Kühlschrank
durchziehen lassen. Zuletzt
mit der gehackten Peter-
silie bestreuen.
(auf dem Foto: oben)

ca. 760 kcal je Portion

Nudeln in Steinpilzsauce

Zubereitungszeit:
ca. ³/₄ Stunden

Für 2 Personen

500 g frische Steinpilze
1 Zwiebel
120 g Vollkornbandnudeln
etwas Meersalz
1¹/₂ EL Butter
1¹/₂ TL Kräutersalz
**2 EL feines Dinkel-
vollkornmehl**
50 g Sahne
2 EL gehackte Petersilie

1. Die Pilze putzen, mit
einem feuchten Tuch vor-
sichtig abreiben und in
dünne Scheiben schneiden.
Die Zwiebel schälen und
fein würfeln.
2. Die Nudeln in leicht
gesalzenem Wasser bißfest
garen. Dann abgießen,
kurz mit kaltem Wasser
überbrausen und gut ab-
tropfen lassen.

3. Während die Nudeln kochen, die Butter in einem
Topf erhitzen und die
Zwiebel darin glasig dün-
sten. Die Pilze dazugeben
und unter Rühren so lange
braten, bis die austretende
Flüssigkeit verdampft ist.
4. Die Pilze mit dem
Kräutersalz würzen. Das
Dinkelmehl darüberstreuen
und unter Rühren etwas
anschwitzen lassen. ¹/₄ l
warmes Wasser angießen
und die Pilze bei schwa-
cher Hitze einige Minuten
offen köcheln lassen. Die
Sauce mit der Sahne ver-
feinern.
5. Die Sauce zusammen
mit den Nudeln anrichten.
Mit der gehackten Peter-
silie bestreuen.
(auf dem Foto: unten)

ca. 410 kcal je Portion

Tips
■ Essen Sie vorher einen
neutralen Salat
(S. 55 bis 57).
■ Statt der Steinpilze kön-
nen Sie für dieses Gericht
auch Champignons oder
Austernpilze nehmen.

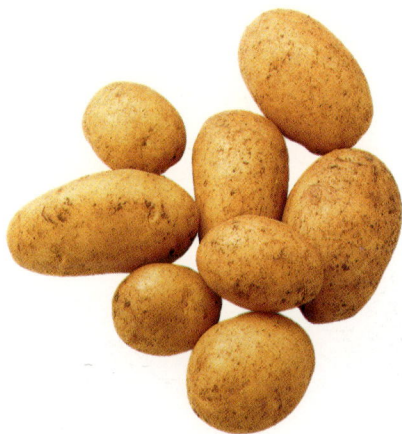

Makkaroni mit Rucola und Schafskäse

Zubereitungszeit:
ca. ½ Stunde

Für 2 Personen

120 g Vollkornmakkaroni
½ TL Meersalz
2 Knoblauchzehen
5 Zweige glatte Petersilie
½ kleiner Bund Rucola
(Rauke)
6 EL kaltgepreßtes Olivenöl
1 TL Kräutersalz
60 g Feta

1. Die Nudeln in leicht gesalzenem Wasser in 10 bis 12 Minuten bißfest garen.
2. In der Zwischenzeit den Knoblauch schälen und in dünne Scheiben schneiden. Die Petersilie und die Rucola waschen und trockenschütteln. Beides mittelfein hacken.
3. Die Nudeln abgießen, abschrecken und gut abtropfen lassen.
4. Das Olivenöl in einer Pfanne erhitzen und den Knoblauch darin goldgelb braten. Die Nudeln dazugeben und kurz mitbraten. Mit Kräutersalz würzen.
5. Die Nudeln mit Petersilie und Rucola mischen. Den Feta darüberbröseln.

ca. 540 kcal je Portion

Tip
Essen Sie vorab einen neutralen Salat (S. 55 bis 57).

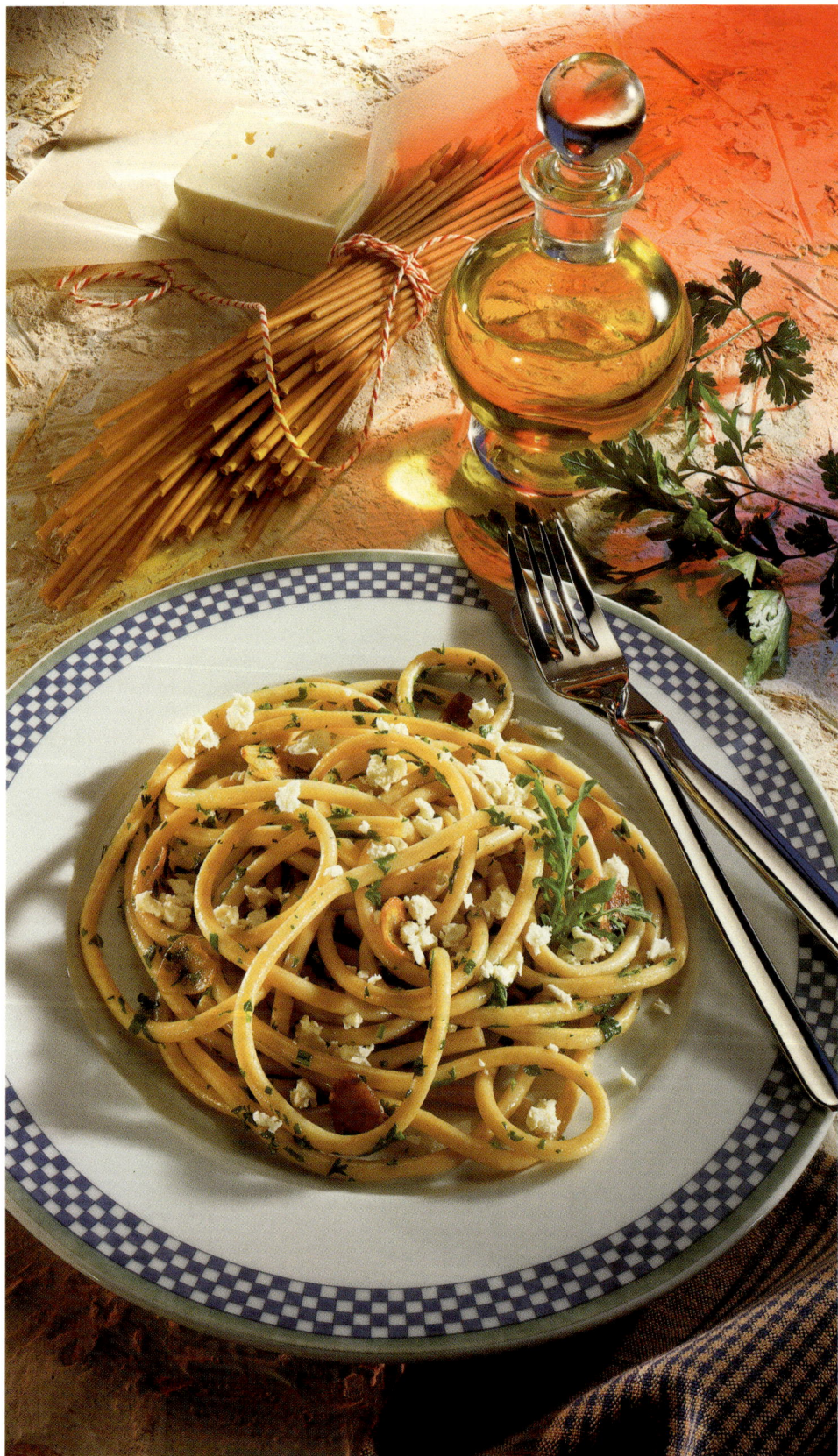

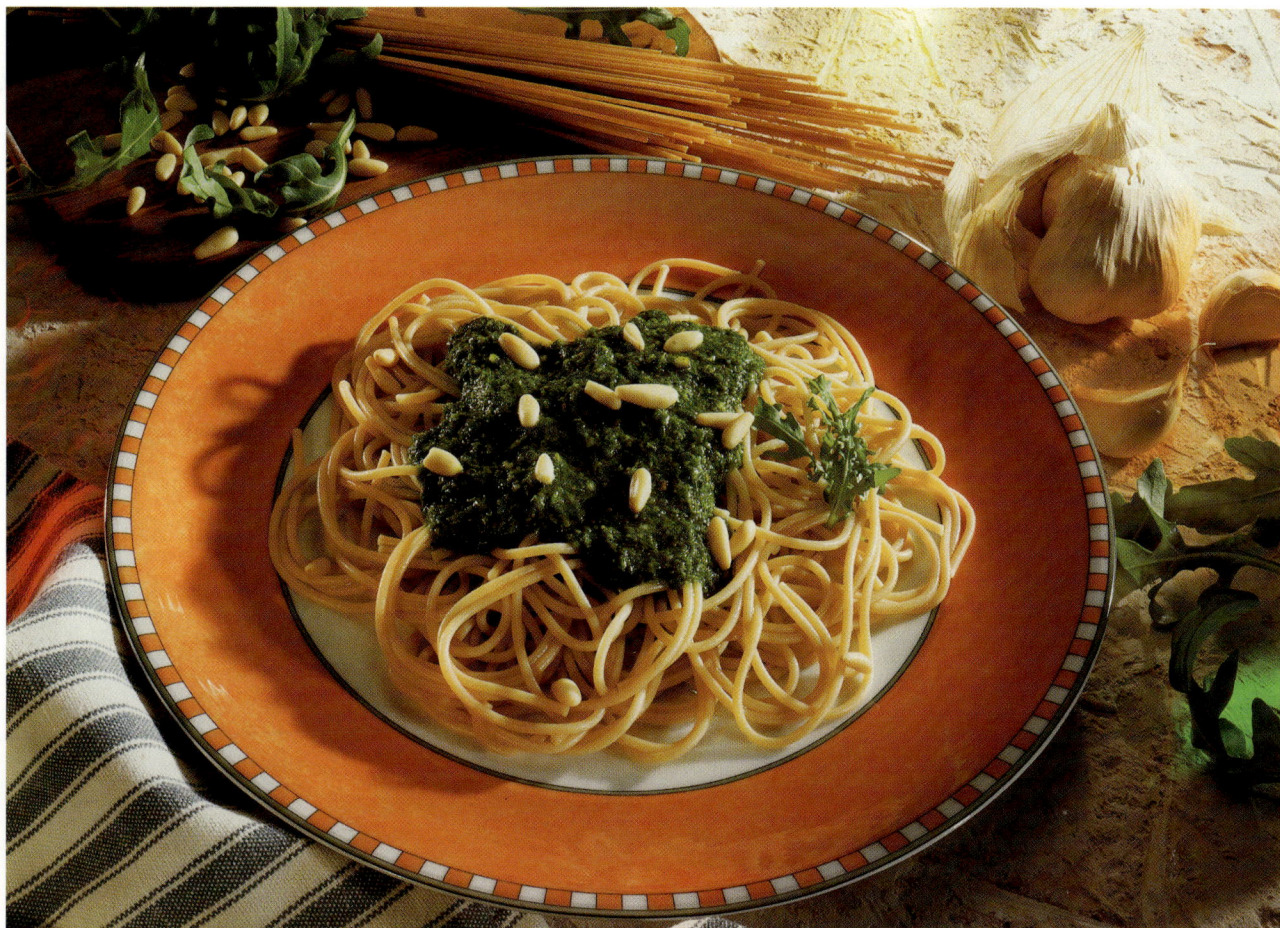

Spaghetti mit Kräuter-Sardellen-Sauce

Zubereitungszeit:
ca. $^1/_2$ Stunde

Für 2 Personen

1 kleiner Bund Petersilie
8–10 Blätter Rucola (Rauke)
1–2 Knoblauchzehen
2–3 eingelegte
Sardellenfilets
6 EL kaltgepreßtes Olivenöl
$^1/_2$ TL Kräutersalz
160 g Vollkornspaghetti
1 TL Meersalz
2 EL Pinienkerne

1. Die Petersilie und die Rucola waschen und trockenschütteln. Die Petersilienblättchen abzupfen. Die Rucola in kleine Stücke zupfen.
2. Den Knoblauch schälen. Die Sardellenfilets kalt abspülen, trockentupfen und restliche Gräten entfernen.
3. Petersilie, Rucola, Knoblauch und Sardellen zusammen mit dem Schneidstab sehr fein pürieren. Nach und nach das Olivenöl hinzufügen und darunterrühren. Die Paste mit dem Kräutersalz würzig abschmecken und einige Zeit ziehen lassen.
4. In der Zwischenzeit die Spaghetti in reichlich leicht gesalzenem Wasser bißfest garen.

5. Die Kräuter-Sardellen-Sauce auf den Nudeln verteilen. Mit den Pinienkernen bestreuen.

ca. 640 kcal je Portion

Tips

■ Essen Sie vorher einen neutralen Salat (S. 55 bis 57) oder schneiden Sie pro Person 2 dicke Fleischtomaten auf.

■ Die Pinienkerne schmecken besonders aromatisch, wenn Sie sie in einer Pfanne ohne Fettzugabe goldgelb rösten.

Ofenkartoffeln mit Butterbohnen

Zubereitungszeit:
ca. 1 Stunde

Für 2 Personen

**8 kleine Kartoffeln
(ca. 400 g)
4 EL kaltgepreßtes
Sonnenblumenöl
1 TL getrockneter Thymian
1½ TL Kräutersalz
2 TL Paprikapulver edelsüß
1–2 Knoblauchzehen
50 g Sahne
100 g Butterkäse,
60 % Fett i. Tr.
(z. B. Wörishofener Käse)
800 g grüne Bohnen
1 EL Butter
1 Zweig Bohnenkraut
2 TL vegetarische Gemüse-
brühe (Instantpulver)**

1. Die Kartoffeln schälen, waschen und mit Küchenkrepp trockentupfen. Die Kartoffeln mehrmals wie einen Fächer senkrecht einschneiden, aber nicht durchschneiden. Den Backofen auf 180 °C Grad vorheizen.
2. Öl, Thymian, Kräutersalz und Paprikapulver zu einer Marinade verrühren. Diese in die Einschnitte der Kartoffeln träufeln.
3. Die Knoblauchzehen schälen, in sehr dünne Scheiben schneiden und in die Einschnitte stecken.

4. Die Sahne mit 200 ml Wasser mischen und in eine Auflaufform gießen. Die Kartoffeln hineinsetzen.
5. Die Form mit Alufolie zudecken und die Kartoffeln im Ofen auf der mittleren Schiene etwa 25 Minuten garen.
6. Dann den Käse fein würfeln. Die Folie von der Form abnehmen und auf die Kartoffeln streuen. Das Ganze eine weitere ¼ Stunde offen weiterbacken.
7. Während die Kartoffeln im Ofen sind, die Bohnen waschen, putzen, wenn nötig abfädeln und in 3 cm große Stücke schneiden.
8. Die Butter in einem Topf schmelzen lassen und die Bohnen darin andünsten. 150 ml Wasser dazugießen und alles mit dem Bohnenkraut und der Brühe würzen. Die Bohnen zugedeckt bei geringer Hitze etwa 15 Minuten garen.
9. Die Ofenkartoffeln zusammen mit den Butterbohnen servieren.
(auf dem Foto: oben)

ca. 800 kcal je Portion

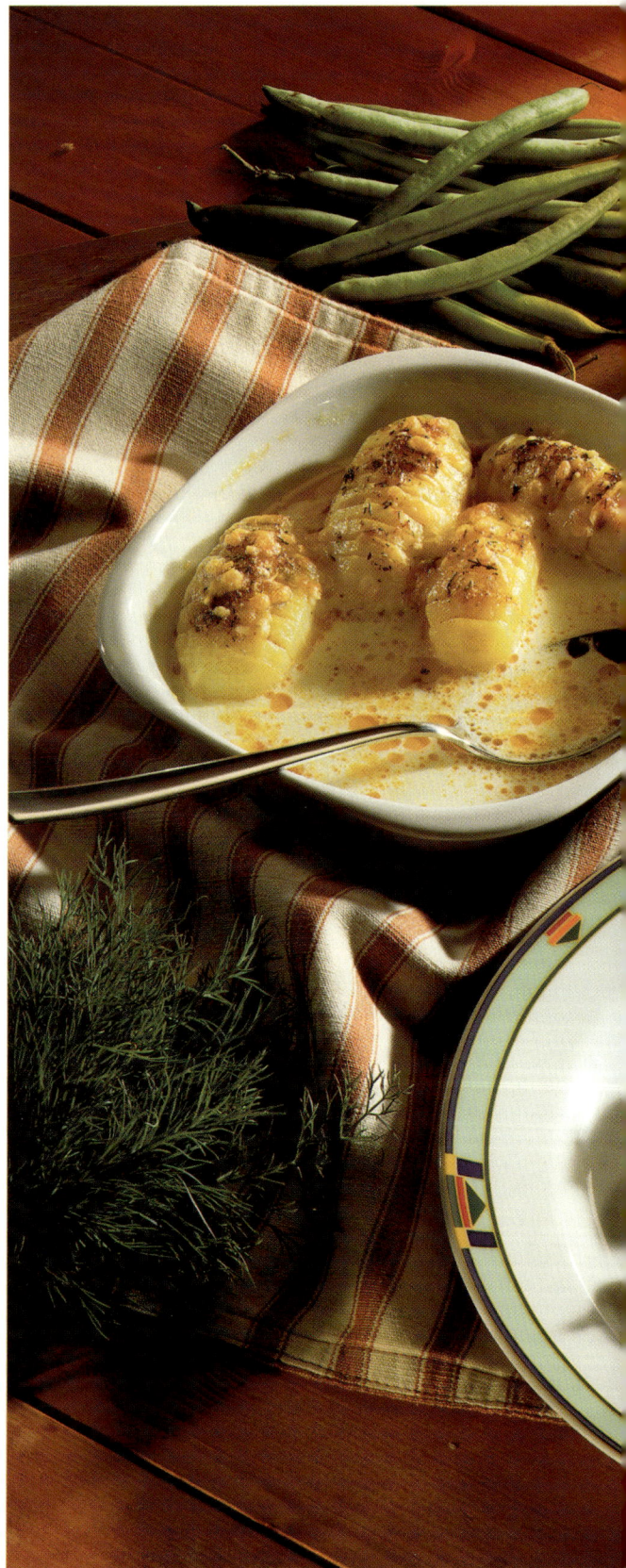

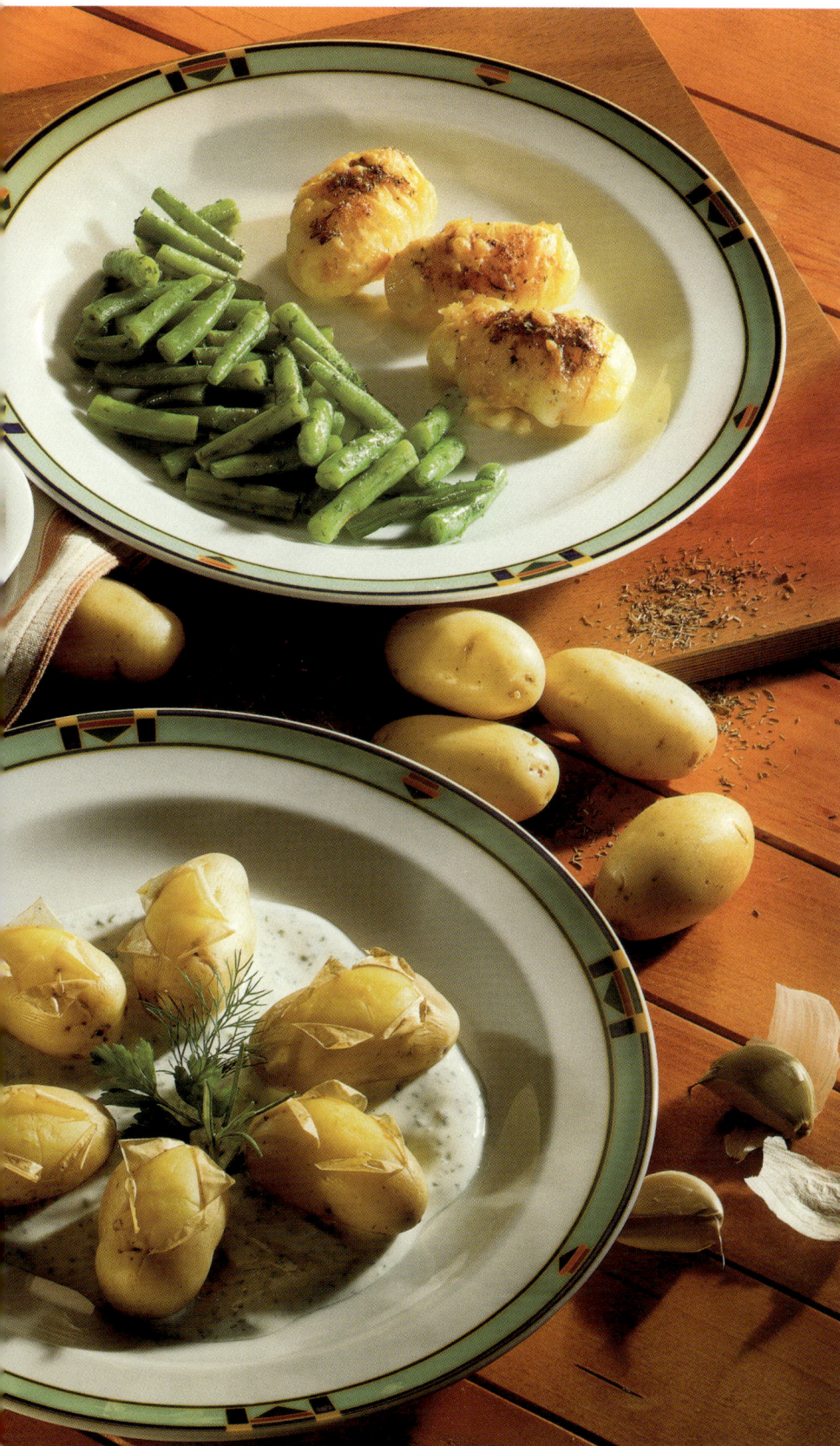

Pellkartoffeln mit Kräuterquark

Zubereitungszeit:
ca. 25 Minuten

Für 2 Personen

**400 g kleine neue
Kartoffeln
150 g gemischte frische
Kräuter (z. B. Dill, Kerbel,
Borretsch, Petersilie und
Sauerampfer)
1 kleine Zwiebel
250 g Quark, 20 % Fett i. Tr.
5 EL Mineralwasser
1 TL Kräutersalz**

1. Die Kartoffeln waschen
und in 18 bis 20 Minuten
als Pellkartoffeln garen.
2. In der Zwischenzeit die
Kräuter waschen, trocken-
schütteln, gut verlesen und
sehr fein hacken. Die
Zwiebel schälen und fein
würfeln.
3. Den Quark mit dem
Kräutersalz und dem Mine-
ralwasser cremigrühren.
Die gehackten Kräuter und
die Zwiebelwürfel dar-
untermischen.
4. Die Pellkartoffeln zusammen mit dem Quark
servieren.
(auf dem Foto: unten)

ca. 310 kcal je Portion

Tips
■ Essen Sie vorweg einen
neutralen Salat
(S. 55 bis 57).
■ Neue Kartoffeln können
Sie unbesorgt mit der Schale
essen.

Majorankartoffeln mit Rosenkohl und Kräuterbutter

Zubereitungszeit:
ca. $^3/_4$ Stunden

Für 2 Personen

450 g Kartoffeln
3 EL kaltgepreßtes Sonnenblumenöl
150 ml vegetarische Gemüsebrühe (aus Instantpulver hergestellt)
1–2 Majoranzweige oder
1 TL getrockneter Majoran
50 g Sahne
1 Frühlingszwiebel
2 EL Mandelblättchen

Für das Gemüse:
800 g Rosenkohl
2 TL vegetarische Gemüsebrühe (Instantpulver)
$^1/_2$ TL geriebene Muskatnuß
3 EL Kräuterbutter (S. 43)

1. Die Kartoffeln schälen, waschen, in große Würfel schneiden und gut trockentupfen.
2. Das Öl in einer Pfanne erhitzen und die Kartoffeln darin goldgelb anbraten. Dann Brühe, Majoran und Sahne dazugeben. Das Ganze zugedeckt etwa 20 Minuten bei geringer Hitze garen.

3. In der Zwischenzeit den Rosenkohl putzen, waschen und größere Röschen halbieren. Den Rosenkohl mit wenig Wasser aufsetzen und mit der Brühe sowie mit Muskat würzen. Zugedeckt etwa $^1/_4$ Stunde köcheln lassen.
4. Die Frühlingszwiebel putzen, waschen und in feine Ringe schneiden. Zusammen mit den Mandelblättchen auf die Kartoffeln streuen.
5. Den Rosenkohl mit einer Schaumkelle aus der Brühe nehmen und mit der Kräuterbutter garnieren. Zusammen mit den Kartoffeln servieren.
(auf dem Foto: oben)

---

ca. 670 kcal je Portion

Tip
Die Rosenkohlröschen werden schneller und gleichmäßiger gar, wenn Sie sie vor dem Dünsten unten am Strunk über Kreuz einschneiden.

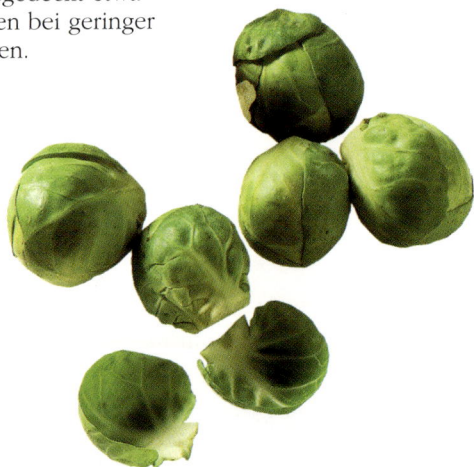

Kokosnußcurry mit Banane

Zubereitungszeit:
ca. $^3/_4$ Stunden

Für 2 Personen

100 g Hirse
$^1/_2$ l vegetarische Gemüsebrühe (aus Instantpulver hergestellt)
250 g Möhren
$^1/_2$ Blumenkohl
1 Zwiebel
1$^1/_2$ EL Butter
5 EL ungeschwefelte Rosinen
1 kleine rote Chilischote
2 TL Currypulver
1 große Banane
50 g frisch geraspelte Kokosnuß
1 TL Kräutersalz
6 Minzeblättchen

1. Die Hirse in heißem Wasser waschen. Sie danach in der Brühe zugedeckt bei geringer Hitze 25 bis 30 Minuten köcheln lassen. Zwischendurch umrühren.
2. Inzwischen die Möhren putzen, schälen und in dünne Scheiben schneiden. Den Blumenkohl waschen, putzen und in kleine Röschen zerteilen. Die Zwiebel schälen und fein würfeln.
3. Die Butter in einem großen Topf erhitzen und die Zwiebel darin glasig dünsten. Möhren und Blumenkohl dazugeben und kurz mit dünsten. Anschließend 200 ml Wasser dazugießen und das Ganze 12 bis 15 Minuten zugedeckt dünsten.

4. Die Rosinen heiß abspülen und zusammen mit der gewaschenen, feingewürfelten Chilischote zum Gemüse geben. Das Currypulver daruntermischen und alles kurze Zeit ziehen lassen. Dann die gegarte, leicht abgetropfte Hirse darunterrühren.
5. Die Banane schälen und in Scheiben schneiden. Zusammen mit den Kokosraspeln vorsichtig unter das Gemüse heben. Mit dem Kräutersalz würzen und mit den gewaschenen Minzeblättchen garnieren.
(auf dem Foto: unten)

---

ca. 650 kcal je Portion

Tips
■ Essen Sie vorher einen kleinen Teller Rohkost.
■ Und so einfach erhalten Sie frische Kokosraspel: Schlagen Sie 2 Augen am runden Ende einer frischen Kokosnuß mit einem Nagel durch, und lassen Sie das Kokoswasser abfließen. Dann die Schale der Kokosnuß in der Mitte rundherum mit dem Hammer anschlagen, bis die Schale Risse hat. Die Nuß nun auseinanderbrechen. Die harte, äußere Schale abbrechen und die dünne, braune Haut mit einem Sparschäler entfernen. Das weiße Kokosfruchtfleisch auf einer Reibe fein raspeln.
Sie können für dieses Gericht natürlich auch fertige Kokosraspeln kaufen, aber mit frischen schmeckt es viel aromatischer.

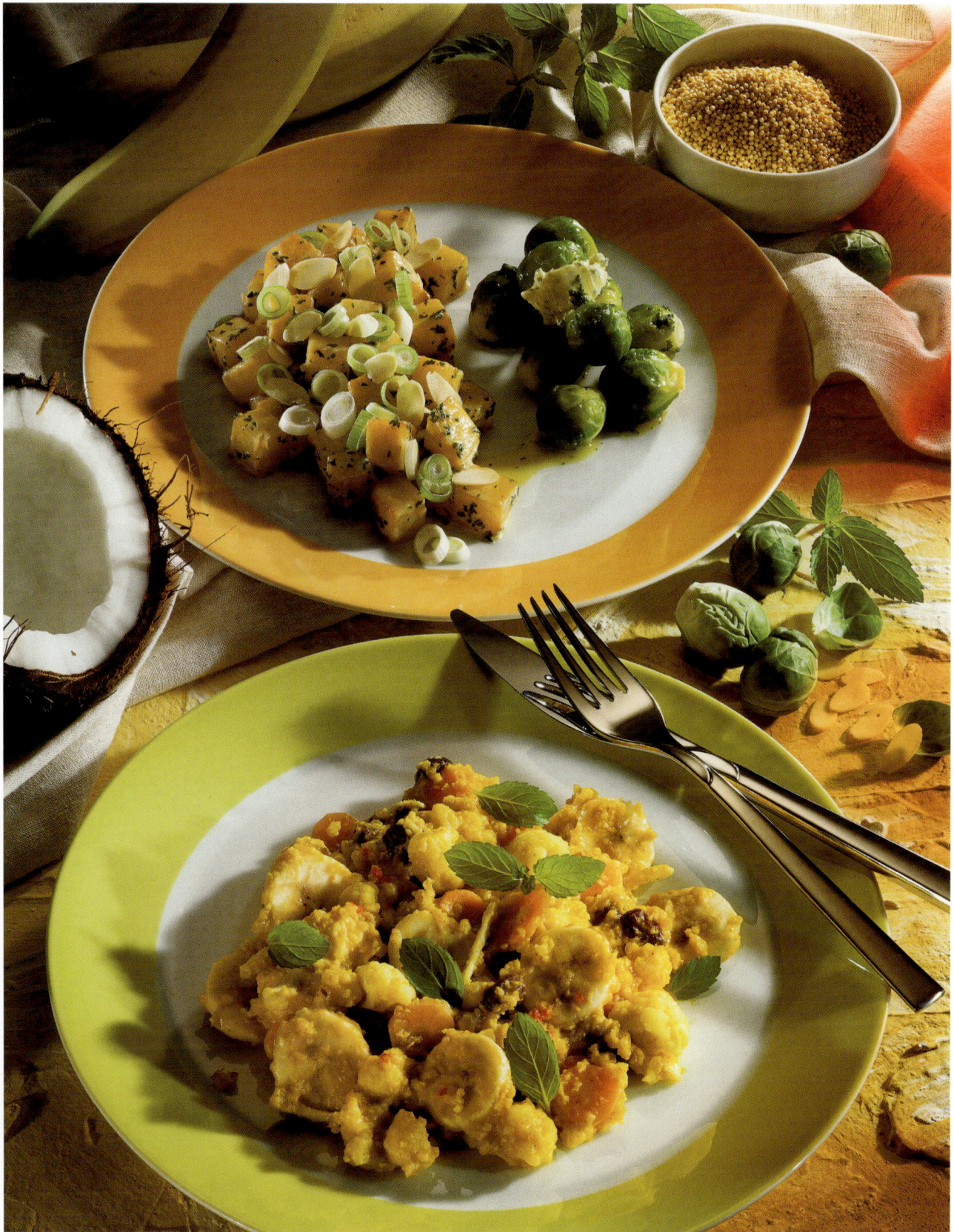

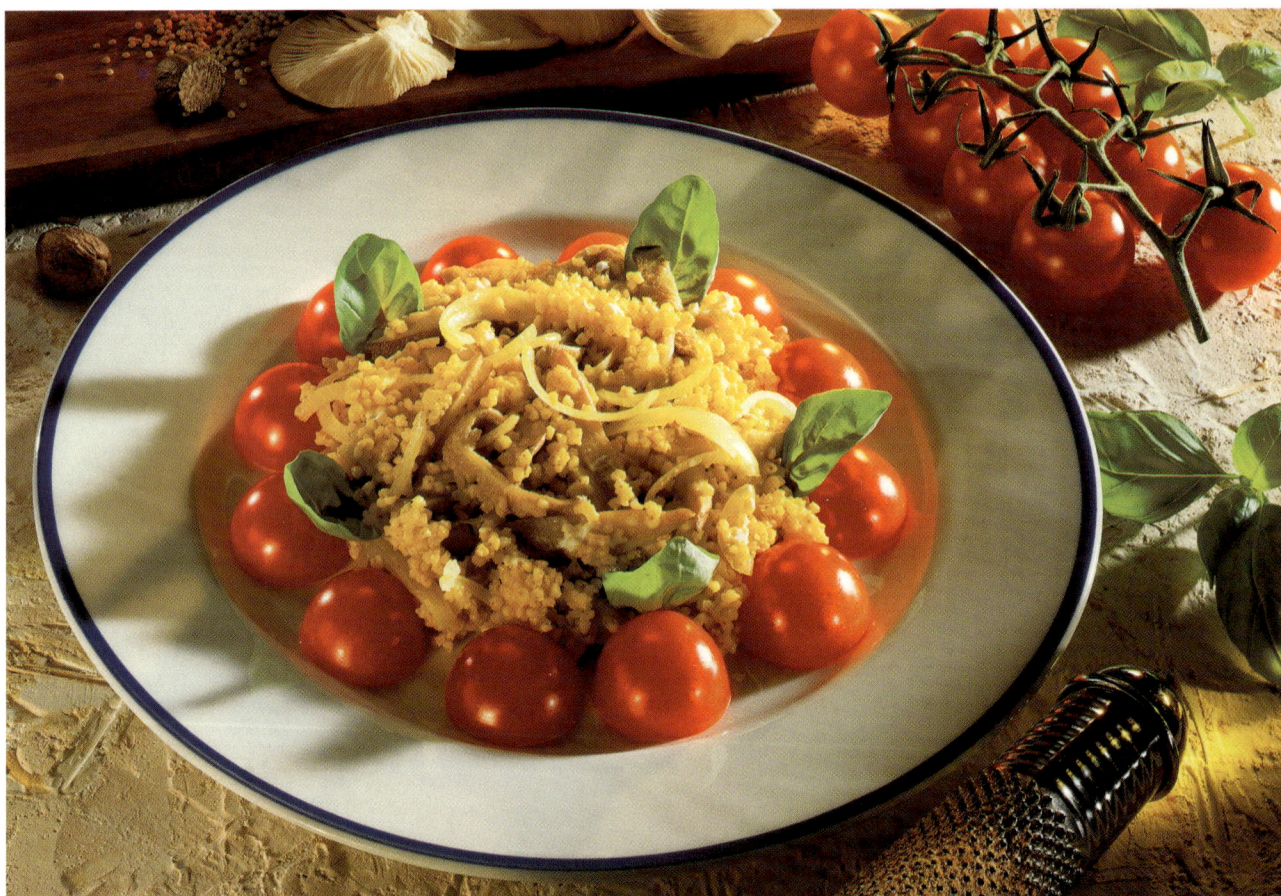

Pilzhirsotto

Zubereitungszeit:
ca. $^3/_4$ Stunden

Für 2 Personen

100 g Hirse
1 TL Meersalz
1 Döschen Safranpulver
1 große Zwiebel
350 g Austernpilze
1$^1/_2$ EL kaltgepreßtes
Olivenöl
1 EL vegetarische Gemüse-
brühe (Instantpulver)
$^1/_2$ EL Kräutersalz
1 Msp. geriebene
Muskatnuß
2 EL saure Sahne
12 Kirschtomaten
10 Basilikumblättchen

1. Die Hirse mit heißem Wasser abspülen. Danach zusammen mit $^1/_2$ l Wasser, dem Salz und dem Safran in einem Topf aufkochen und zugedeckt bei milder Hitze in etwa $^1/_2$ Stunde ausquellen lassen.
2. In der Zwischenzeit die Zwiebel schälen und in schmale Streifen schneiden. Die Pilze putzen, mit einem feuchten Tuch vorsichtig abreiben und in Streifen schneiden.

3. Das Olivenöl in einer Pfanne erhitzen. Zwiebel und die Pilze darin 10 bis 15 Minuten bei mittlerer Hitze unter Rühren braten. Mit der Brühe und dem Kräutersalz würzen.
4. Die abgetropfte Hirse mit etwa 100 ml Kochwasser zusammen unter die Pilze heben. Das Ganze mit wenig Muskat würzen. Die saure Sahne daruntermischen.
5. Die Tomaten waschen und halbieren. Das Hirsotto mit den Tomaten und dem Basilikum garnieren.

ca. 350 kcal je Portion

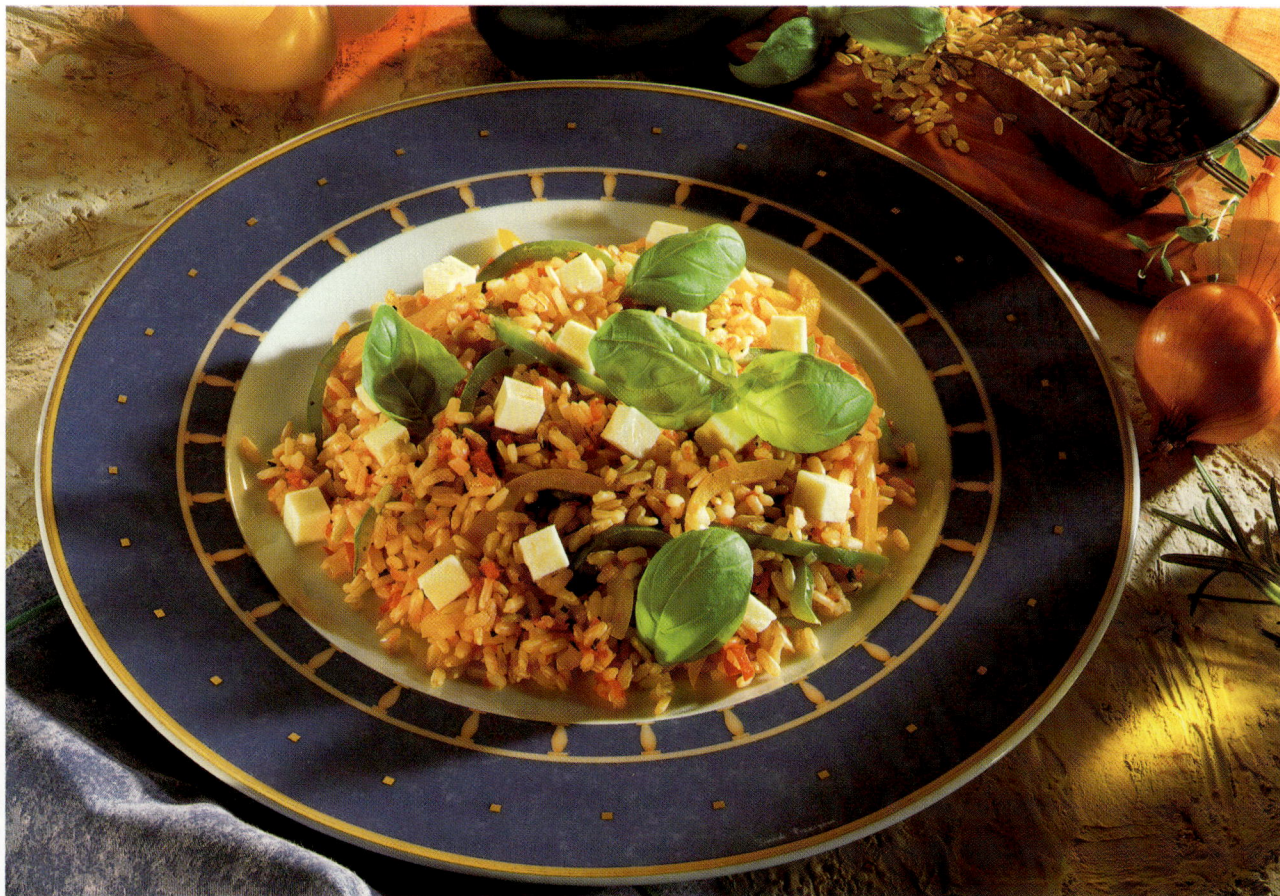

Paprikareis mit Feta

Zubereitungszeit:
ca. $1/2$ Stunde
Quellzeit: über Nacht
(ca. 8 Stunden)

Für 2 Personen

160 g Naturreis
2 rote Paprikaschoten
1 grüne Paprikaschote
1 gelbe Paprikaschote
1 mittelgroße Zwiebel
2 EL kaltgepreßtes Olivenöl
1 $1/2$ TL vegetarische Gemüsebrühe (Instantpulver)
1 Msp. Cayennepfeffer
1 TL Paprikapulver edelsüß
1 TL gerebelter Rosmarin
1 TL getrockneter Thymian
100 g Feta
10 Basilikumblättchen

1. Den Reis mit $1/2$ l Wasser bedecken und über Nacht quellen lassen.
2. Am nächsten Tag den Reis im geschlossenen Topf etwa 25 Minuten bei milder Hitze garen.
3. Inzwischen die Paprikaschoten vierteln, putzen entkernen und waschen. Die roten Schoten in grobe Stücke schneiden und mit dem Schneidstab fein pürieren. Die anderen Paprikaschoten in schmale Streifen schneiden.
4. Die Zwiebel schälen und sehr fein würfeln. Das Öl in einer Pfanne nicht zu stark erhitzen und die Zwiebelwürfel darin glasig dünsten. Die Paprikastreifen dazugeben und unter Rühren etwa 5 Minuten mitdünsten.

5. Das Paprikapüree zum Gemüse geben. Alles gut umrühren und mit Brühe, Cayennepfeffer, Paprikapulver, Rosmarin und Thymian würzen.
6. Den gegarten Reis unter das Gemüse mischen. Den Feta würfeln und darauf streuen. Mit den gewaschenen Basilikumblättchen garnieren.

ca. 610 kcal je Portion

Reis mit Romanesco und Kressesauce

Zubereitungszeit:
ca. ³/₄ Stunden
Quellzeit: über Nacht
(ca. 8 Stunden)

Für 2 Personen

Für den Reis:
120 g Naturreis
3 EL Mandelblättchen
1 kleiner Kopf Romanesco
1 TL Meersalz
1 Zwiebel
2 EL Butter
1½ TL vegetarische
Gemüsebrühe
(Instantpulver)

Für die Sauce:
1 Kästchen Kresse
150 g Doppelrahmfrischkäse
mit Kräutern
125 g Naturjoghurt,
3,5 % Fett

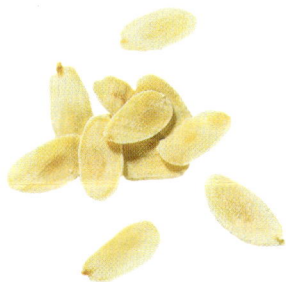

1. Den Reis in einem Topf mit ½ l Wasser bedecken und über Nacht quellen lassen.
2. Am nächsten Tag den Reis bei milder Hitzezufuhr zugedeckt etwa 25 Minuten garen. Ihn dann in ein Sieb geben, mit kaltem Wasser abbrausen und gut abtropfen lassen.
3. Die Mandelblättchen in einer beschichteten Pfanne ohne Fettzugabe unter Rühren goldgelb rösten.
4. Den Romanesco waschen, putzen und in Röschen zerteilen. In kochendem Salzwasser in 8 bis 10 Minuten bißfest kochen.
5. In der Zwischenzeit die Zwiebel schälen, in Würfel schneiden und in der Butter glasig dünsten. Den Reis hinzufügen. Kurz anbraten.
6. Das Gemüse gut abtropfen lassen und unter den Reis mischen. Alles mit der Brühe würzen.
7. Die Kresse abspülen, abschneiden und zusammen mit Frischkäse und Joghurt mit dem Schneidstab pürieren.
8. Die Sauce zusammen mit dem Reis auf Tellern anrichten. Mit den Mandelblättchen bestreuen.
(auf dem Foto: oben)

ca. 600 kcal je Portion

Variation
Statt Romanesco können Sie auch Blumenkohl oder grüne Bohnen nehmen.

Tip
Das Reisgericht schmeckt auch kalt als Salat sehr gut.

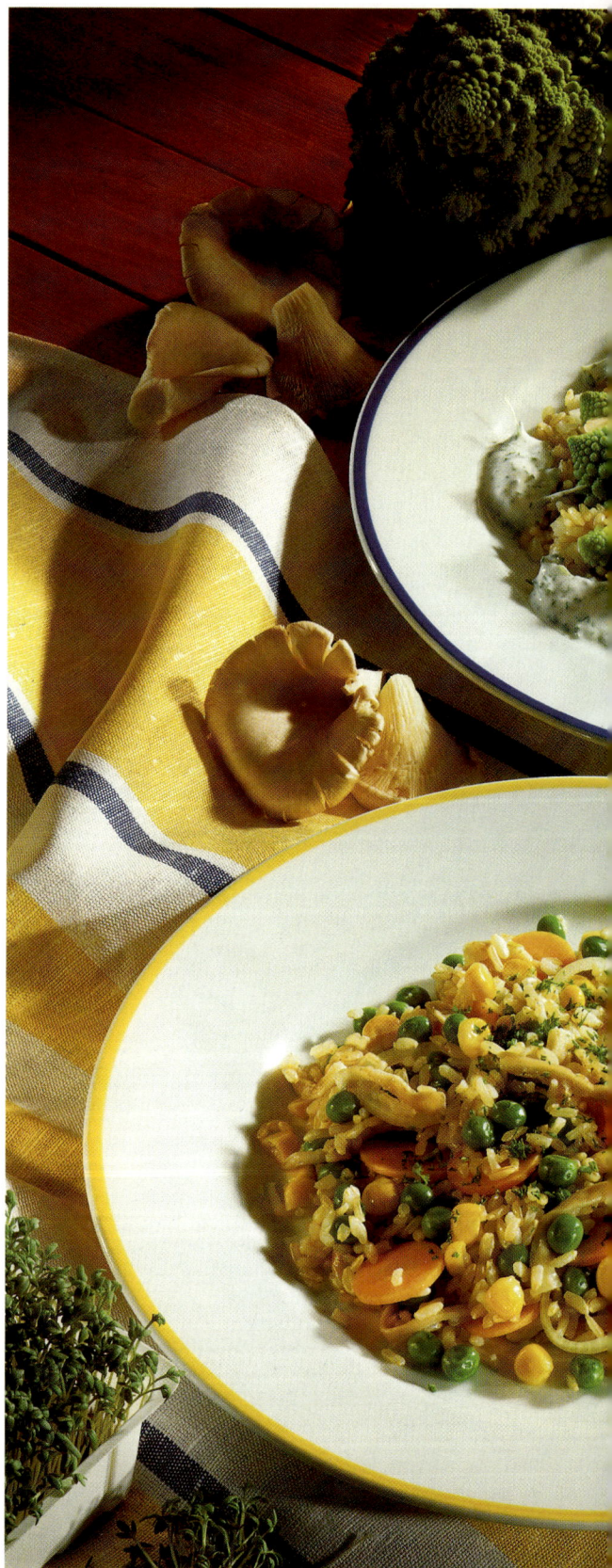

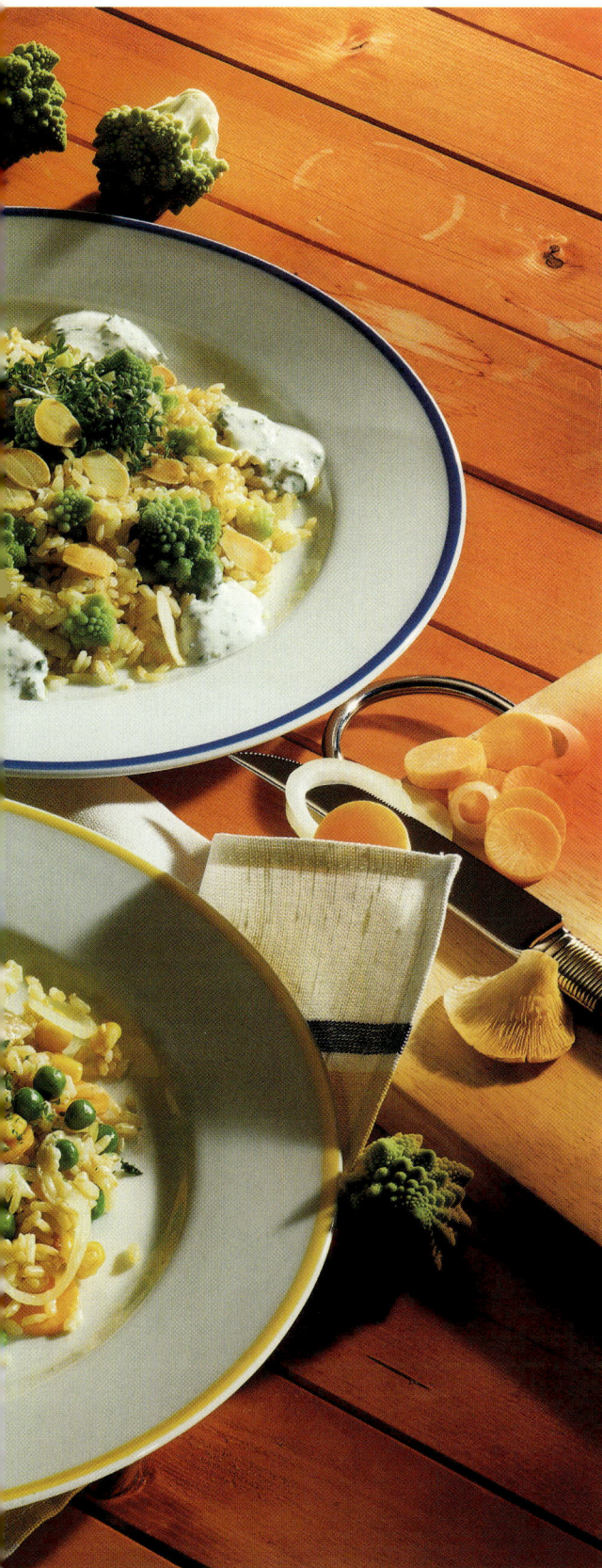

Reispfanne nach Bauernart

Zubereitungszeit:
ca: 40 Minuten
Quellzeit: über Nacht
(ca. 8 Stunden)

Für 2 Personen

120 g Naturreis
250 g Möhren
300 g Austernpilze
1 große Zwiebel
2 EL Butter
100 g TK-Mais
100 g TK-Erbsen
**$\frac{1}{8}$ l vegetarische Gemüse-
brühe (aus Instantpulver
hergestellt)**
1 TL Kräutersalz
2 EL gehackte Petersilie

1. Den Reis in einen Topf geben, mit $\frac{1}{2}$ l Wasser bedecken und über Nacht quellen lassen.

2. Am nächsten Tag den Reis zugedeckt ungefähr 25 Minuten bei milder Hitze garen. Anschließend abgießen.

3. In der Zwischenzeit die Möhren putzen, schälen und in dünne Scheiben schneiden. Die Austernpilze putzen, mit einem feuchtem Tuch vorsichtig abreiben und in dünne Streifen schneiden.

4. Die Zwiebel schälen und in Ringe schneiden. Die Butter in einer Pfanne zerlassen und die Zwiebelringe darin glasig dünsten.

5. Möhren und Pilze, sowie Mais und Erbsen (beides unaufgetaut) hinzufügen und unter Rühren kurz mitdünsten lassen. Die Gemüsebrühe angießen und alles bei geringer Hitze etwa 10 Minuten zugedeckt garen.

6. Den abgetropften Reis zum Gemüse geben. Alles locker mischen und kurze Zeit ziehen lassen. Eventuell mit dem Kräutersalz nachwürzen. Zuletzt die Reispfanne mit der gehackten Petersilie bestreuen. (auf dem Foto: unten)

ca. 460 kcal je Portion

Variation
Dieses Gericht schmeckt auch mit gegarter Hirse oder mit Buchweizen sehr gut.

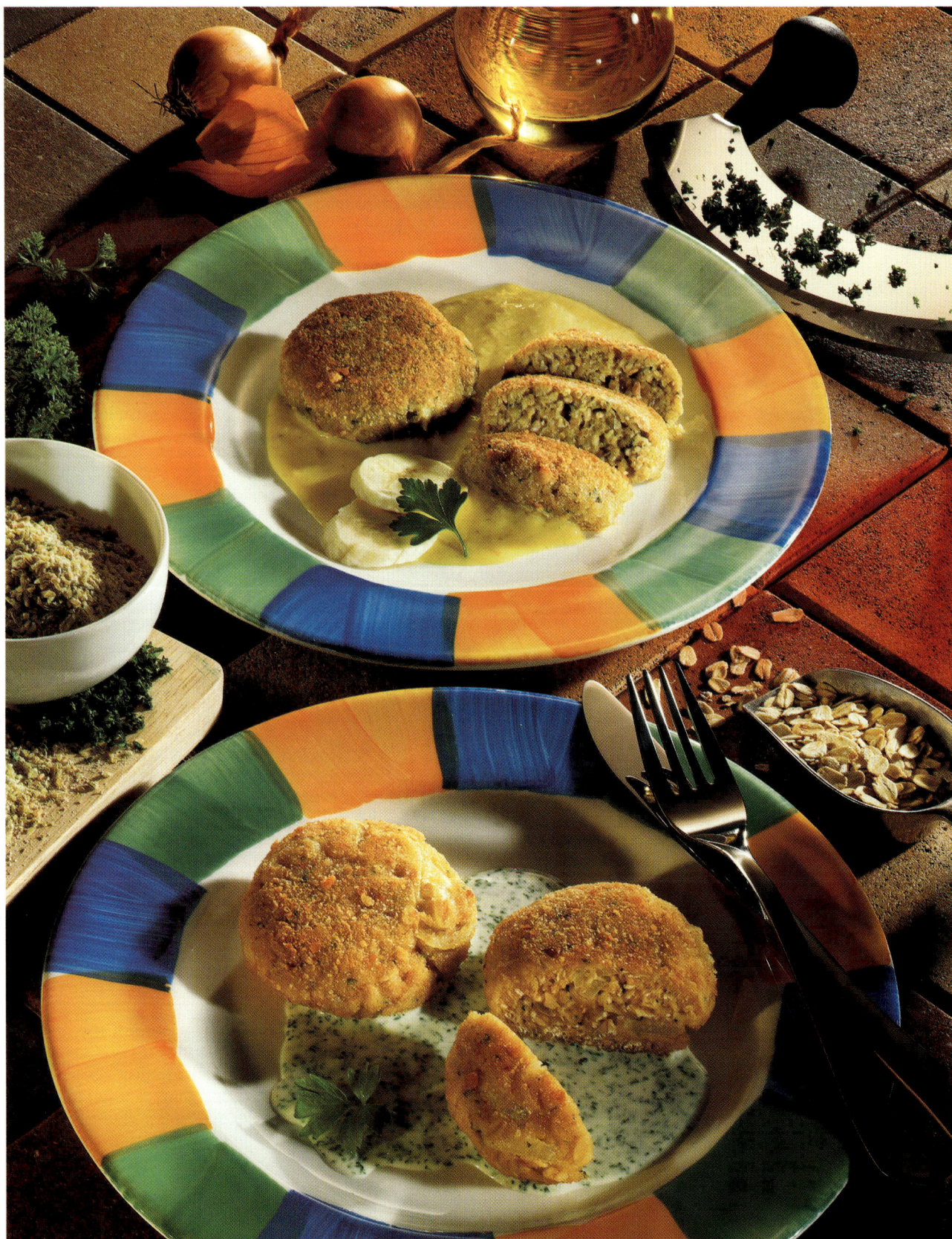

Grünkernburger mit Bananen-Curry-Sauce

Zubereitungszeit:
ca. 1 Stunde

Für 2 Personen

Für die Grünkernburger:
1 Zwiebel
1¹/₂ EL Butter
160 g mittelfeines Grünkernschrot
1¹/₂ EL vegetarische Gemüsebrühe (Instantpulver)
1 TL gehackter Liebstöckel
3 EL gehackte Petersilie
2 EL Sonnenblumenkerne
1 Eigelb
2 EL Vollkornsemmelbrösel
3 EL kaltgepreßtes Sonnenblumenöl

Für die Sauce:
1 Zwiebel
1 reife Banane
1 EL kaltgepreßtes Sonnenblumenöl
2 EL Currypulver
80 ml vegetarische Gemüsebrühe (aus Instantpulver hergestellt)
2 EL saure Sahne

Außerdem:
4 Zweige glatte Petersilie

1. Die Zwiebel schälen und sehr fein würfeln. Die Butter in einem Topf erhitzen und die Zwiebel darin glasig dünsten.
2. Das Grünkernschrot in den Topf streuen, alles rasch miteinander verrühren und ¹/₄ l Wasser angießen. Das Ganze unter Rühren aufkochen lassen, dann den Herd auf kleine Stufe stellen.
3. Die Grünkernmischung mit der Brühe und dem Liebstöckel würzen. Dann die Petersilie zusammen mit den Sonnenblumenkernen und dem Eigelb unter den Grünkern mischen.

Ihn unter Rühren so lange bei milder Hitze zugedeckt quellen lassen, bis ein dicker, fester Brei entstanden ist. Den Topf vom Herd nehmen und die Grünkernmasse noch etwa ¹/₂ Stunde quellen lassen.
4. In der Zwischenzeit für die Sauce die Zwiebel schälen und in sehr feine Würfel schneiden. Die Banane schälen und in Scheiben schneiden.
5. Das Öl in einer Pfanne erhitzen und die Zwiebelwürfel darin glasig dünsten. Die Bananenscheiben hinzufügen und mit einer Gabel ein wenig zerdrücken. Das Currypulver darüberstreuen und unter Rühren leicht anrösten.
6. Die Bananenmasse mit der Brühe ablöschen. Die Sauce kräftig verrühren, bis sie glatt ist, und vom Herd nehmen. Dann die saure Sahne daruntermischen.
7. Aus der Grünkernmasse mit feuchten Händen 4 Burger formen und in den Semmelbröseln wenden. 3 Eßlöffel Öl in einer Pfanne erhitzen und die Burger darin in etwa 10 Minuten von beiden Seiten goldbraun braten.
8. Die Grünkernburger zusammen mit der Sauce anrichten und mit der Petersilie garnieren.
(auf dem Foto: oben)

ca. 790 kcal je Portion

Tip
Essen Sie dazu das Möhrengemüse von S. 69.

Haferflocken-bratlinge mit Kräutersauce

Zubereitungszeit:
ca. ¹/₂ Stunde

Für 2 Personen

Für die Bratlinge:
1 große Zwiebel
1¹/₂ EL Butter
120 g kernige Haferflocken
220 ml vegetarische Gemüsebrühe (aus Instantpulver hergestellt)
1 TL gehackter Majoran
1 Eigelb
2 EL Vollkornsemmelbrösel
3 EL kaltgepreßtes Sonnenblumenöl

Für die Sauce:
5 EL gemischte frische Kräuter (Petersilie, Kerbel, Sauerampfer)
75 g saure Sahne
100 g Naturjoghurt, 3,5 % Fett
1 TL Kräutersalz

1. Die Zwiebel schälen und in dünne Ringe schneiden. In der Butter glasig dünsten.

2. Die Haferflocken zur Zwiebel geben, die Gemüsebrühe angießen und alles mit dem Majoran würzen. Das Ganze unter Rühren zu einem dicken Brei kochen. Diesen dann abkühlen lassen und das Eigelb daruntermischen.
3. Aus dem Teig mit angefeuchteten Händen 4 Bratlinge formen und in den Semmelbröseln wenden.
4. Das Öl in einer Pfanne erhitzen und die Bratlinge darin von beiden Seiten 5 bis 7 Minuten braten.
5. Inzwischen für die Sauce die Kräuter verlesen, waschen, trockenschütteln und sehr fein hacken.
6. Die saure Sahne mit dem Joghurt cremigrühren. Die Kräuter darunterrühren und die Sauce mit dem Kräutersalz würzen.
(auf dem Foto: unten)

ca. 580 kcal je Portion

Tip
Essen Sie vorher eine Rohkost. Oder schneiden Sie 2 Stangen Staudensellerie und 2 Möhren längs in Stifte und geben etwas Kräutersauce darüber.

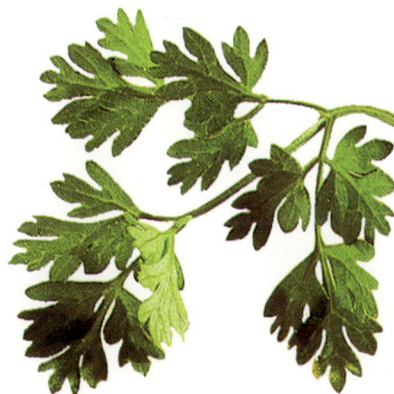

Dinkel-Quark-Auflauf

Zubereitungszeit:
ca. 1 Stunde
Quellzeit: über Nacht
(ca. 8 Stunden)

Für 2 Personen

120 g Dinkelkörner
3 Kohlrabiknollen
250 g Quark, 20 % Fett i. Tr.
100 ml Mineralwasser
4 EL gehackte Petersilie
½ TL geriebene Muskatnuß
2 Eigelb
1 TL Meersalz
etwas Butter für die Form
50 g Roquefort,
60 % Fett i. Tr.
2 EL Sonnenblumenkerne

1. Den Dinkel in einen Topf geben, knapp mit Wasser bedecken und über Nacht quellen lassen.
2. Am nächsten Morgen den Dinkel bei geringer Hitze zugedeckt etwa 25 Minuten garen. In ein Sieb geben und gut abtropfen lassen.
3. Inzwischen den Kohlrabi putzen und schälen. 1 Knolle in hauchdünne Scheiben schneiden und in kochendem Wasser 2 Minuten blanchieren. Mit einem Schaumlöffel herausnehmen und abtropfen lassen. Die beiden anderen Knollen in mundgerechte Stifte schneiden und beiseite stellen.

4. Den Quark mit Mineralwasser, Petersilie, Muskat und Eigelben cremig rühren. Leicht salzen. Den Backofen auf 175 °C vorheizen.
5. Eine Auflaufform mit der Butter ausfetten und den Boden mit einem Teil der blanchierten Kohlrabischeiben belegen. Darauf einen Teil der gekochten Dinkelkörner, dann eine Schicht Quarkcreme geben. So in Schichten fortfahren, bis alle Zutaten verbraucht sind. Mit einer Quarkschicht abschließen.
6. Den Roquefort in kleine Würfel schneiden und zusammen mit den Sonnenblumenkernen auf den Auflauf streuen. Im Ofen auf der mittleren Schiene 18 bis 20 Minuten backen. Dazu die Kohlrabistifte als Rohkost essen.
(auf dem Foto: oben)

ca. 610 kcal je Portion

Buttermilchpfannkuchen mit pikanter Gemüsefüllung

Zubereitungszeit:
ca. 1 Stunde

Für 2 Personen

Für die Füllung:
2 Möhren
100 g kleine Champignons
1 Zwiebel
1 EL Butter
2 TL vegetarische Gemüsebrühe (Instantpulver)
1 EL feines Dinkelvollkornmehl
2 EL saure Sahne
3 EL geschälte Kürbiskerne

Für die Pfannkuchen:
120 g feines Dinkelvollkornmehl
1½ TL Weinsteinbackpulver
300 g Buttermilch
2 Eigelb
1 EL kaltgepreßtes Sonnenblumenöl
½ TL Meersalz
1½ EL Butter

1. Für die Füllung die Möhren putzen, schälen und in kleine Würfel schneiden. Die Champignons putzen, mit einem feuchten Tuch vorsichtig abreiben und in feine Scheiben schneiden. Die Zwiebel schälen und fein würfeln.

2. Die Butter in einer Pfanne schmelzen lassen und das vorbereitete Gemüse darin andünsten. Mit der Brühe würzen, 100 ml Wasser angießen und alles etwa 10 Minuten unter gelegentlichem Rühren schmoren.
3. Danach das Gemüse mit dem Vollkornmehl bestäuben, alles gut mischen und vom Herd nehmen. Die Füllung mit der sauren Sahne verfeinern und die Kürbiskerne darunterrühren. Die Gemüsemischung zugedeckt warmhalten.
4. Für die Pfannkuchen das Mehl mit dem Backpulver mischen. Nach und nach Buttermilch, Eigelbe, Öl und Salz daruntermischen. Alles zu einem glatten, geschmeidigen Teig verrühren.
5. Die Butter in einer Pfanne schmelzen lassen und aus dem Teig nacheinander 4 dünne Pfannkuchen ausbacken. Fertige Pfannkuchen im Ofen bei 50 °C zugedeckt warmhalten.
6. Die Gemüsefüllung auf die Pfannkuchen verteilen und diese zusammenrollen.
(auf dem Foto: unten)

ca. 670 kcal je Portion

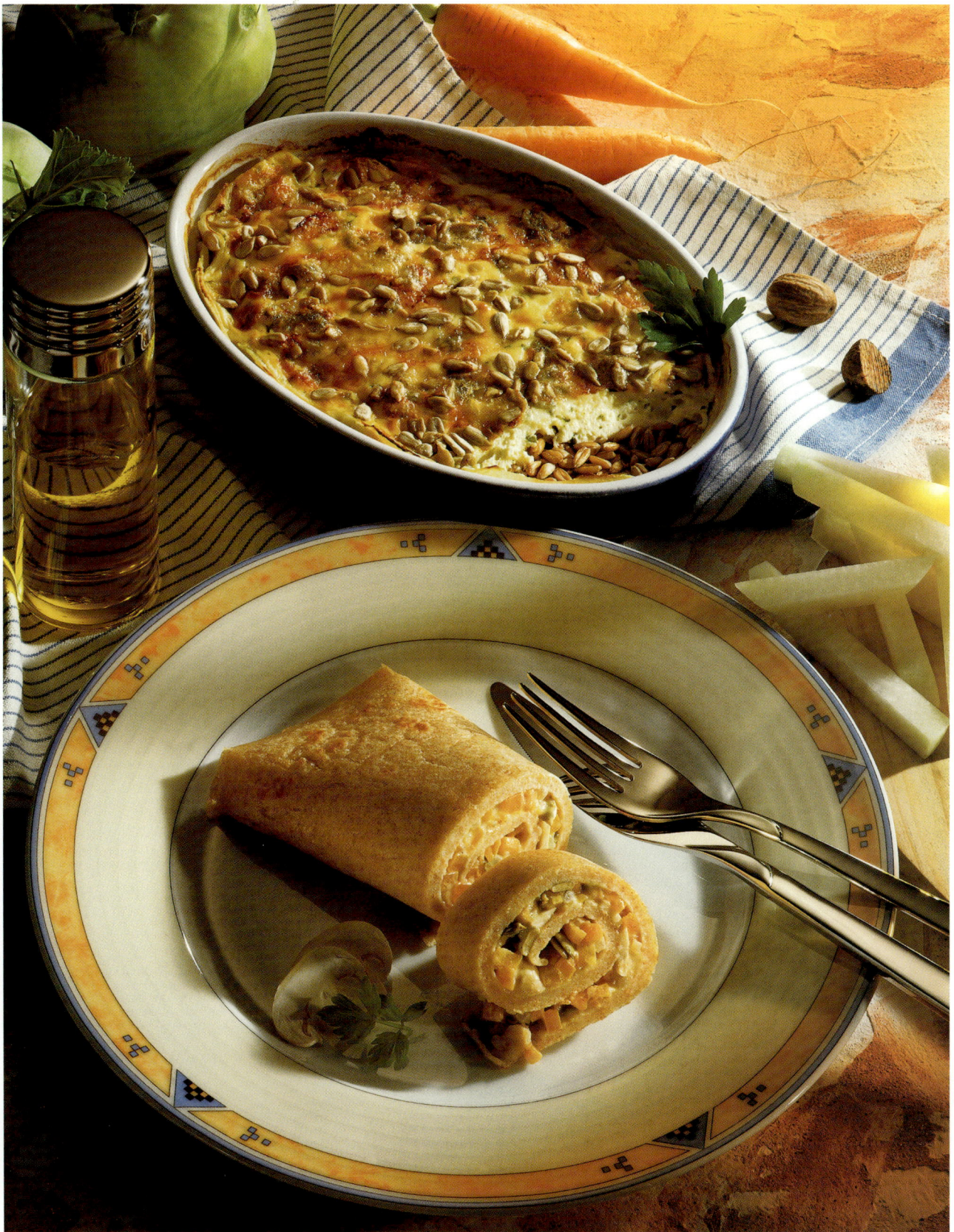

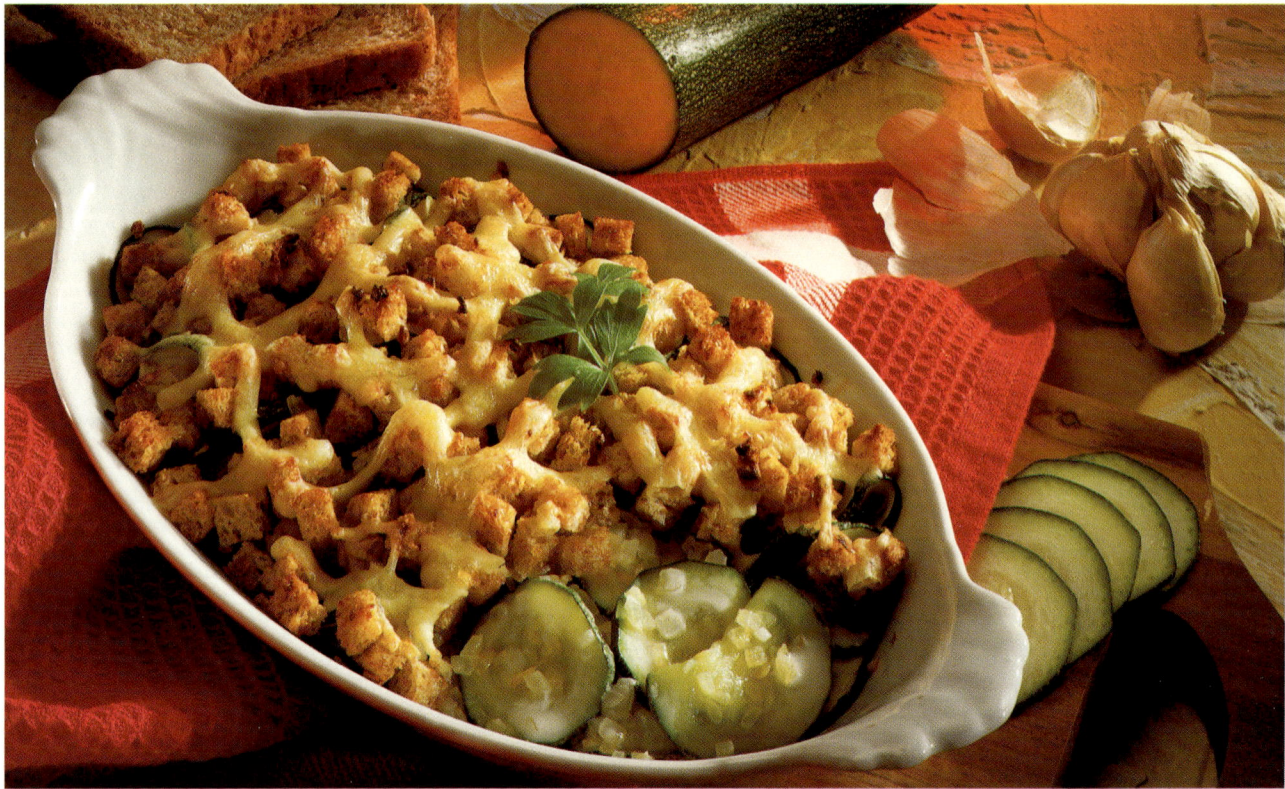

Zucchinigemüse mit knuspriger Käsekruste

Zubereitungszeit:
ca. $^3/_4$ Stunden

Für 2 Personen

4 Scheiben
Vollkorntoastbrot
2 Zwiebeln
1 Knoblauchzehe
3 EL kaltgepreßtes Olivenöl
fein abgeriebene Schale von
$^1/_2$ unbehandelten Zitrone
700 g Zucchini
$1^1/_2$ EL Butter
1 EL vegetarische Gemüse-
brühe (Instantpulver)
50 g Sahne
100 g Butterkäse
(60 % Fett i. Tr.),
z. B. Wörishofener Käse
5 Blättchen Petersilie

1. Das Toastbrot in kleine Würfel schneiden. Die Zwiebeln schälen und fein würfeln. Den Knoblauch schälen und durch eine Presse drücken.
2. Das Öl in einer Pfanne erhitzen und die Brotwürfel, die Hälfte der Zwiebeln und den Knoblauch darin rösten. Anschließend beiseite stellen und die Zitronenschale darunterrühren. Den Backofen auf 175 °C vorheizen.
3. Die Zucchini waschen, putzen und in dünne Scheiben hobeln. Die Butter in einer Pfanne schmelzen lassen und die restlichen Zwiebelwürfel darin glasig dünsten.
4. Die Zucchinischeiben hinzufügen, mit der Gemüsebrühe leicht würzen und die Sahne darunterrühren. Das Gemüse etwa 5 Minuten zugedeckt dünsten. Zwischendurch wenden.

5. Das Gemüse in eine Auflaufform geben und die Brotwürfel-Zwiebel-Mischung darüberstreuen. Den Käse in feine Streifen schneiden und darauf legen. Im Backofen etwa $^1/_4$ Stunde überbacken. Mit der gewaschenen Petersilie garnieren.

ca. 680 kcal je Portion

Variation
Mit der knusprigen Käsekruste können Sie auch andere Gemüsesorten, z. B. Paprikaschoten, Blumenkohl und Lauch, überbacken.

Gemüse-Kartoffel-Gratin

Zubereitungszeit:
ca. 1 Stunde

Für 2 Personen

1 Blumenkohl
400 g Kartoffeln
1 TL Meersalz
1 rote Paprikaschote
100 g Sahne
2 TL vegetarische Gemüse-
brühe (Instantpulver)
1 Msp. Cayennepfeffer
½ TL getrockneter Lieb-
stöckel
1 TL gerebelter Majoran
100 g Butterkäse,
60 % Fett i. Tr.,
(z. B. Wörishofener Käse)

1. Den Blumenkohl waschen, putzen und in kleine Röschen zerteilen. Die Kartoffeln schälen, waschen und in 1 cm dicke Scheiben schneiden.
2. Beides zusammen in kochendem, leicht gesalzenem Wasser etwa 8 Minuten garen. Abtropfen lassen und in eine große, feuerfeste Form schichten. Den Backofen auf 150 °C vorheizen.
3. Die Paprikaschote halbieren, putzen, entkernen, waschen und in kleine Würfel schneiden. Diese gleichmäßig auf Blumenkohl und Kartoffeln verteilen.
4. Nun 200 ml Wasser mit der Sahne mischen und mit Gemüsebrühe, Cayennepfeffer, Liebstöckel und Majoran würzen. Über das Gemüse gießen.
5. Den Käse in kleine Würfel schneiden und auf den Auflauf geben. Im Ofen in 20 bis 25 Minuten goldgelb backen.

ca. 600 kcal je Portion

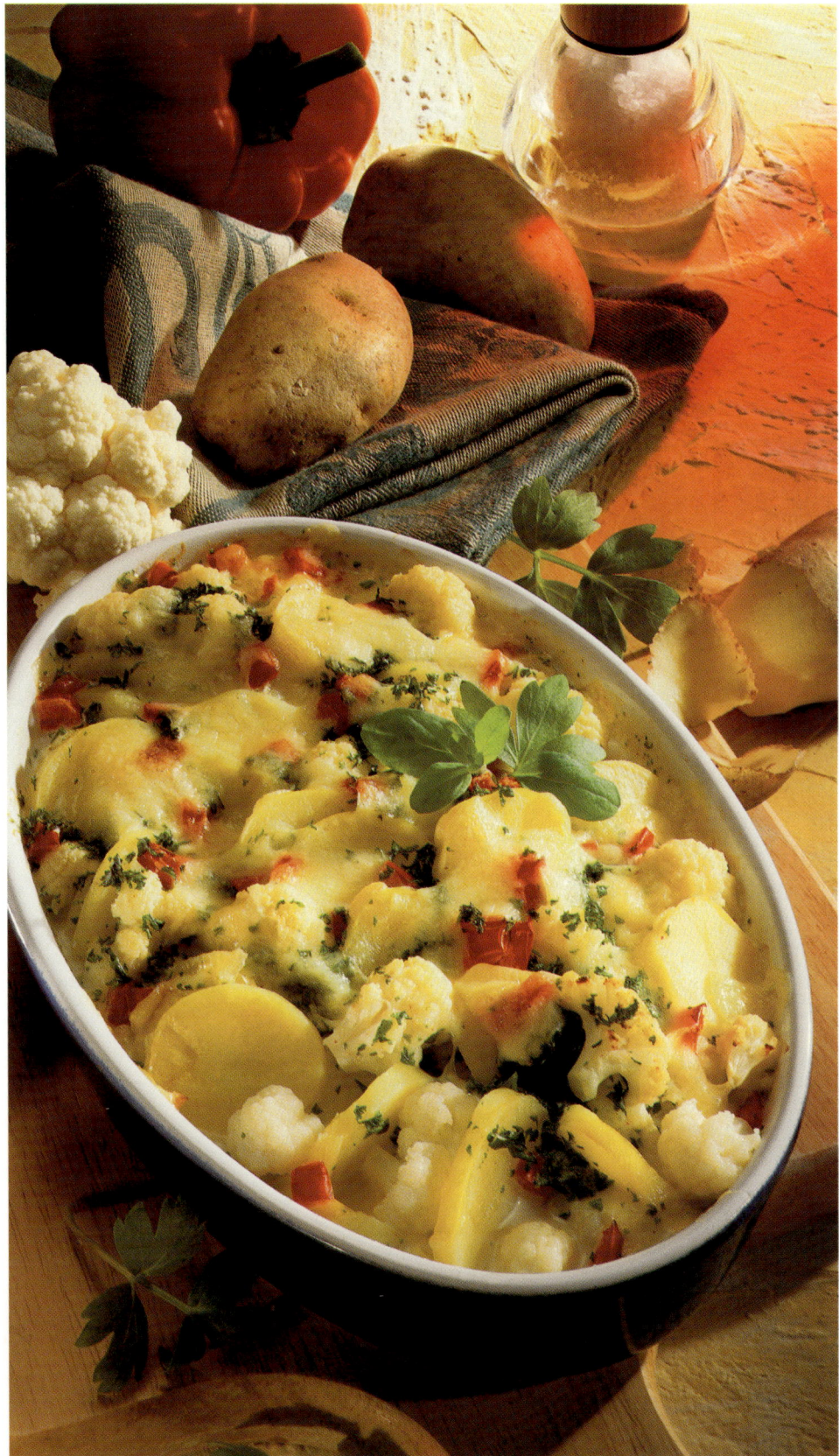

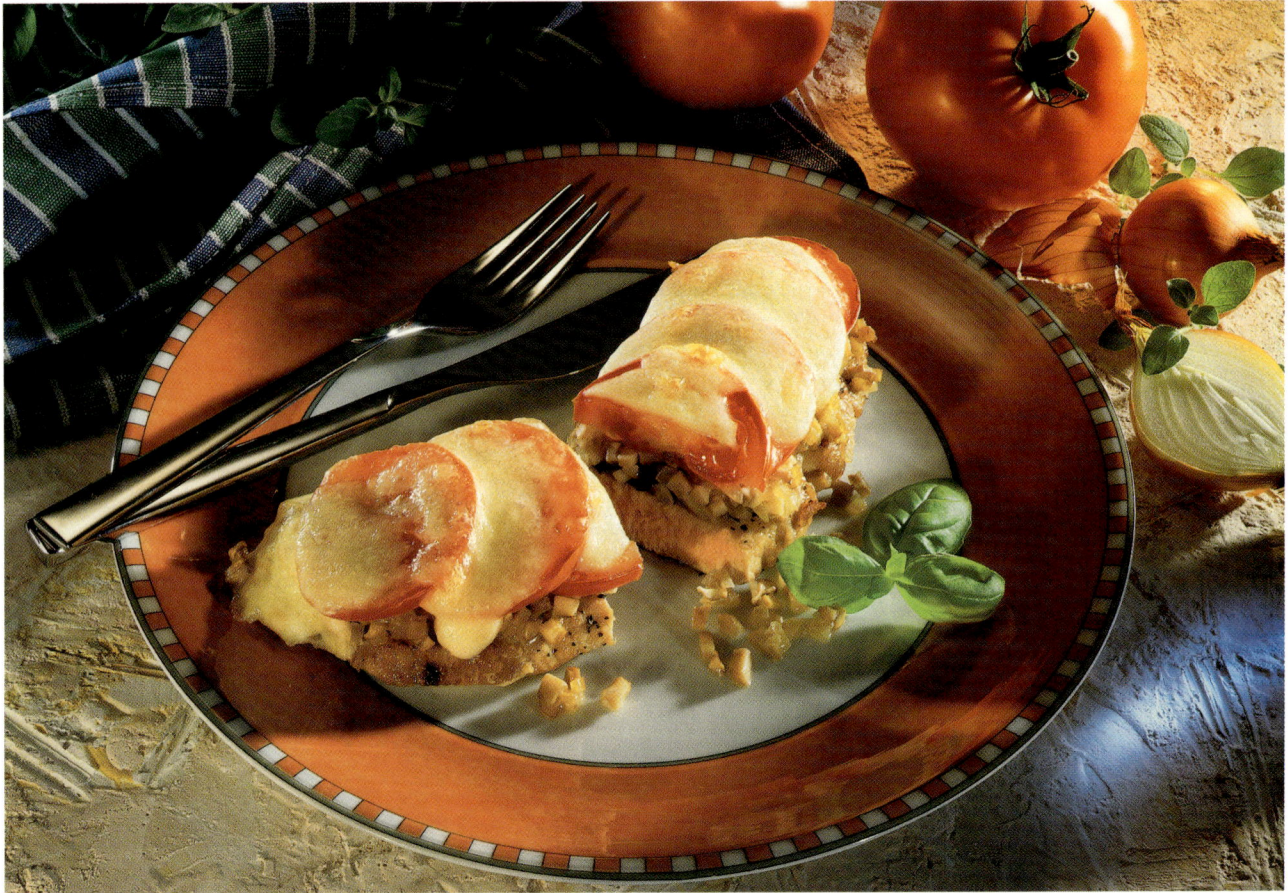

Kalbsschnitzel Florentiner Art

Zubereitungszeit:
ca. ¾ Stunden

Für 2 Personen

1 Zwiebel
120 g Champignons
**2 dünne Kalbsschnitzel
à 150 g**
1 TL Kräutersalz
1 TL gerebelter Oregano
3 EL kaltgepreßtes Olivenöl
**1 TL vegetarische Gemüse-
brühe (Instantpulver)**
1 Fleischtomate
75 g Mozzarella
6 Basilikumblättchen

1. Die Zwiebel schälen und fein würfeln. Die Champignons putzen, mit einem feuchten Tuch vorsichtig abreiben und in kleine Würfel schneiden.
2. Das Fleisch waschen, gut trockentupfen und dünn mit dem Oregano bestreuen. Den Backofen auf 175 °C vorheizen.
3. Das Öl in einer Pfanne erhitzen und das Fleisch darin von jeder Seite etwa 1 Minute braten. Die Schnitzel anschließend nebeneinander in eine feuerfeste Form legen.
4. Zwiebel- und Champignonwürfel im restlichen Öl in der Pfanne kurz unter Rühren dünsten. Mit der Brühe würzen und danach gleichmäßig auf dem Fleisch verteilen.

5. Die Tomate waschen, vom Stielansatz befreien, in Scheiben schneiden und auf das Fleisch legen. Zum Schluß den Mozzarella in Scheiben schneiden und darauf legen.
6. Die Schnitzel im Backofen auf der mittleren Schiene 12 bis 15 Minuten gratinieren. Mit den gewaschenen Basilikumblättchen garnieren.

ca. 440 kcal je Portion

Tip
Essen Sie dazu einige aufgeschnittene Tomaten.

Variationen
■ Statt der Kalbsschnitzel können Sie auch Putenschnitzel oder Hähnchenbrustfilet nehmen. Aber auch Fischfilets eignen sich gut zum Überbacken.
■ Wer es würzig mag, der sollte für dieses Gericht einmal Gorgonzola statt Mozzarella verwenden. Die Käserinde aber bitte vor dem Belegen abschneiden, denn sie wird sonst hart und bitter.

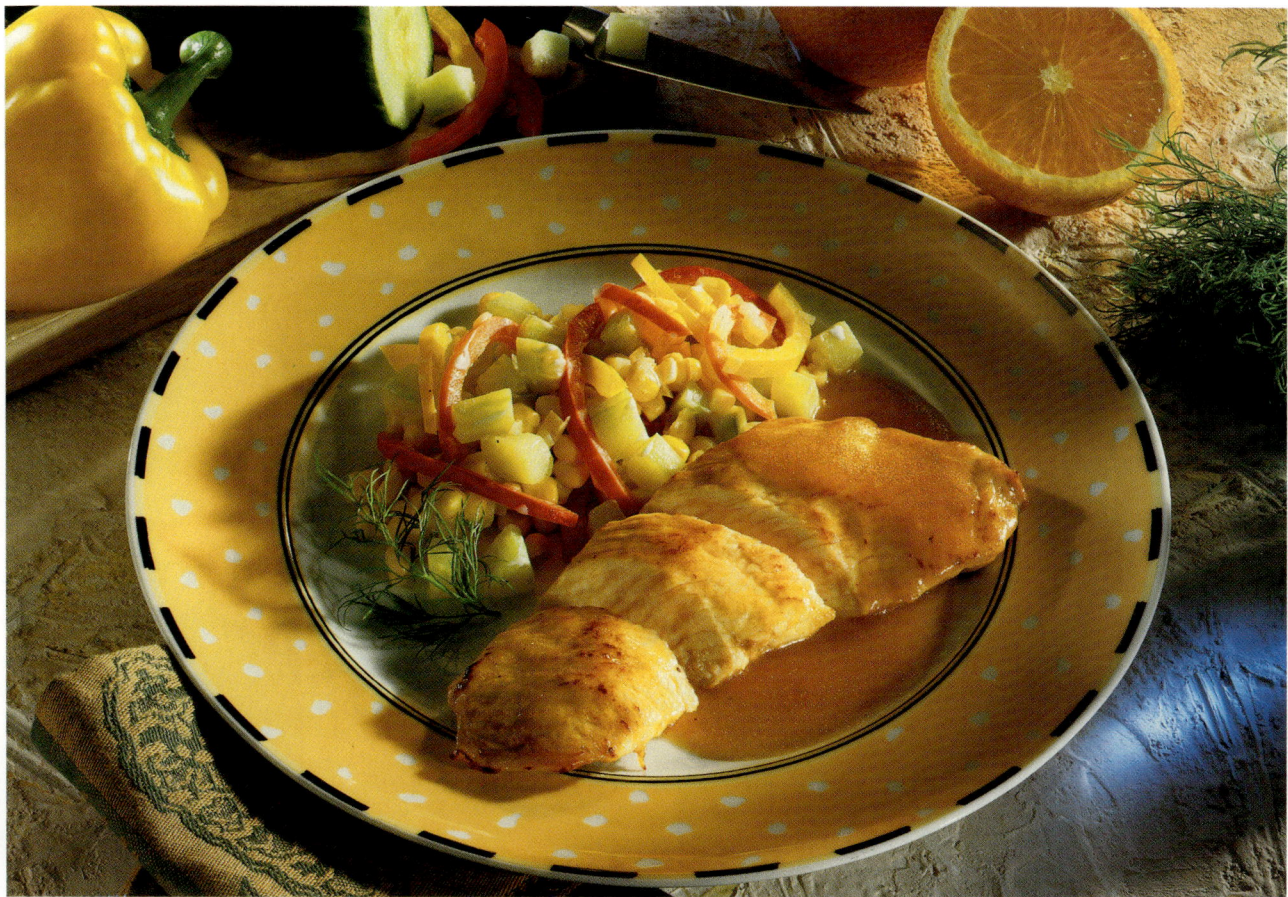

Marinierte Putenschnitzel mit buntem Gurkengemüse

Zubereitungszeit:
ca. ³/₄ Stunde
Marinierzeit:
ca. 1 Stunde

Für 2 Personen

Für das Fleisch:
2¹/₂ EL kaltgepreßtes
Sonnenblumenöl
¹/₈ l frisch gepreßter
Orangensaft
1 TL Kräutersalz
1¹/₂ TL Paprikapulver
edelsüß
1 Msp. Cayennepfeffer
2 Putenschnitzel
5 EL Sahne

Für das Gemüse:
1 Salatgurke
1 gelbe Paprikaschote
1 rote Paprikaschote
1 Zwiebel
1¹/₂ EL Butter
2 TL vegetarische Gemüse-
brühe (Instantpulver)
100 g TK-Mais
5 EL Sahne
4 Dillzweige

1. Für die Marinade 1 Eßlöffel Öl mit dem Orangensaft gut verrühren und mit
Kräutersalz, Paprikapulver
und Cayennepfeffer pikant
würzen.
2. Das Fleisch waschen,
trockentupfen und für
etwa 1 Stunde in die
Marinade einlegen.

3. Inzwischen die Gurke
schälen, der Länge nach
halbieren und die Kerne
mit einem Löffel heraus-
schaben. Das Fruchtfleisch
in kleine Stücke schneiden.
Die Paprikaschoten halbieren, putzen, entkernen,
waschen und in dünne
Streifen schneiden. Die
Zwiebel schälen und fein
würfeln.
4. Nach der Marinierzeit
1¹/₂ Eßlöffel Öl in einer
Pfanne erhitzen. Die
Schnitzel aus der Marinade
nehmen, gut abtupfen und
im heißen Öl von beiden
Seiten jeweils 5 bis 6 Minuten braten.
5. Die Marinade zu den
Schnitzeln geben, alles aufkochen lassen und zuletzt
die Sahne darunterrühren.
Zugedeckt warmhalten.

6. Die Butter in einem
Topf erhitzen und die
Zwiebel darin glasig dün-
sten. Gurkenstücke und
Paprikastreifen dazugeben.
Das Gemüse mit der Brühe
würzen und zugedeckt
6 bis 8 Minuten schmoren.
7. Zuletzt die Maiskörner
unter das bunte Gemüse
mischen. Alles mit der
Sahne verfeinern und mit
dem gewaschenen Dill
garnieren.
8. Die Putenschnitzel zusammen mit dem Gurken-
gemüse servieren.

ca. 740 kcal je Portion

Gratinierte Paprikaschoten in Tomaten-Hack-Sauce

Zubereitungszeit:
ca. 1 Stunde

Für 2 Personen

4 grüne Paprikaschoten
450 g reife Tomaten
1 Zwiebel
1–2 Knoblauchzehen
1 EL kaltgepreßtes Olivenöl
300 g Hackfleisch (Rind oder Lamm)
1½ TL vegetarische Gemüsebrühe (Instantpulver)
1 Msp. Cayennepfeffer
1 TL gerebelter Liebstöckel
3 TL Paprikapulver edelsüß
1 TL gehackter Majoran
50 g Sahne
200 g Hüttenkäse
60 g geriebener Parmesan

1. Die Paprikaschoten halbieren, putzen, entkernen, waschen und in grobe Würfel schneiden. Diese kurz in kochendem Wasser blanchieren.

2. Die Tomaten über Kreuz einritzen, kurz überbrühen, abschrecken, enthäuten und die Stielansätze herausschneiden. Das Fruchtfleisch mit dem Schneidstab pürieren. Den Backofen auf 175 °C vorheizen.
3. Die Zwiebel und den Knoblauch schälen, beides kleinwürfeln und in dem Öl glasig dünsten. Das Hackfleisch dazugeben und gut anbraten.
4. Die pürierten Tomaten zum Fleisch geben. Alles mit Brühe, Cayennepfeffer, Liebstöckel, Paprikapulver und Majoran gut würzen und mit der Sahne verfeinern.
5. Die Hälfte der Hackfleischsauce in eine Auflaufform geben. Die Paprikawürfel darauf streuen und die restliche Hackfleischsauce darübergeben.
6. Den Hüttenkäse mit einer Gabel zerdrücken und mit 2 Eßlöffeln Wasser und dem Parmesan gut mischen.
7. Die Käsemischung auf das Gratin geben und alles etwa 20 Minuten im Ofen garen.
(auf dem Foto: unten)

ca. 790 kcal je Portion

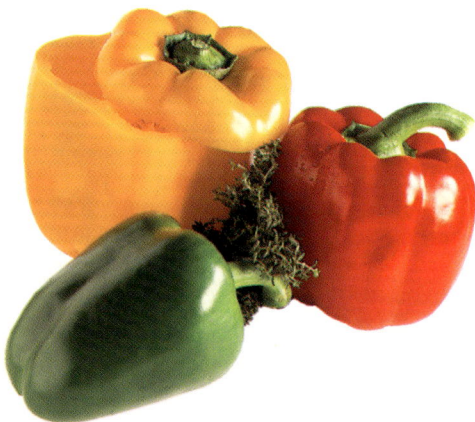

Deftiger Bohneneintopf

Zubereitungszeit:
ca. 1 Stunde

Für 2 Personen

500 g grüne Bohnen
500 g reife Tomaten
1 Zwiebel
2 EL kaltgepreßtes Sonnenblumenöl
350 g Hackfleisch (Rind oder Lamm)
2 TL vegetarische Gemüsebrühe (Instantpulver)
1 TL getrockneter Rosmarin
1 TL gerebelter Oregano
4 EL Sahne

1. Die Bohnen waschen, putzen, wenn nötig abfädeln und in etwa 3 cm lange Stücke schneiden. Die Tomaten über Kreuz einritzen, kurz überbrühen, abschrecken und enthäuten. Dann die Stielansätze herausschneiden und die Früchte mit dem Schneidstab pürieren.
2. Die Zwiebel schälen, fein hacken und in einem Topf in dem Öl glasig dünsten. Das Hackfleisch hinzufügen und unter Rühren gut anbraten.
3. Die Bohnen zum Fleisch geben und bei geringer Hitze kurze Zeit mitdünsten. Ab und zu umrühren.
4. Das Tomatenpüree zusammen mit $\frac{1}{8}$ l Wasser zum Hackfleisch geben.
5. Den Eintopf mit Gemüsebrühe, Rosmarin und Oregano würzen. Dann zugedeckt bei mittlerer Hitze 15 bis 18 Minuten köcheln lassen. Zum Schluß mit der Sahne verfeinern.
(auf dem Foto: oben)

ca. 670 kcal je Portion

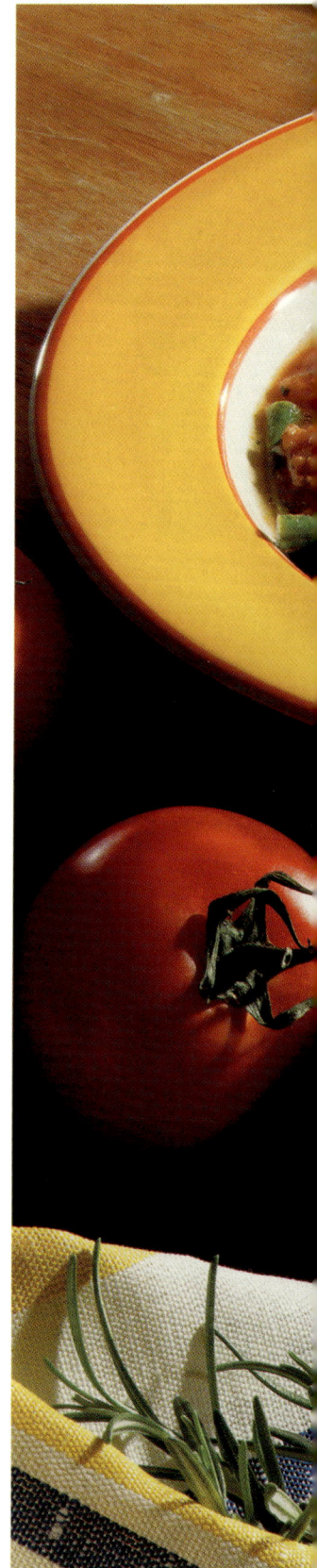

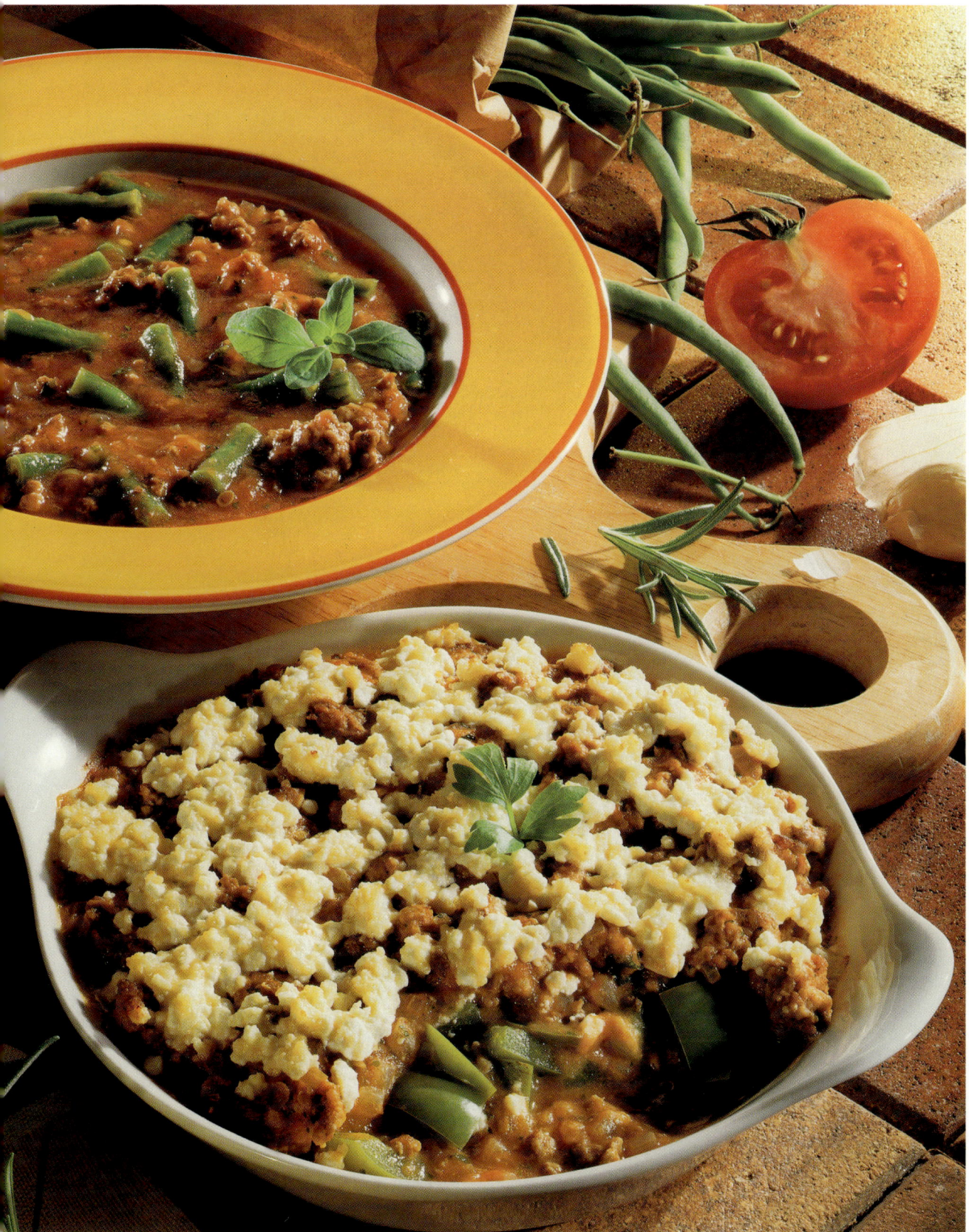

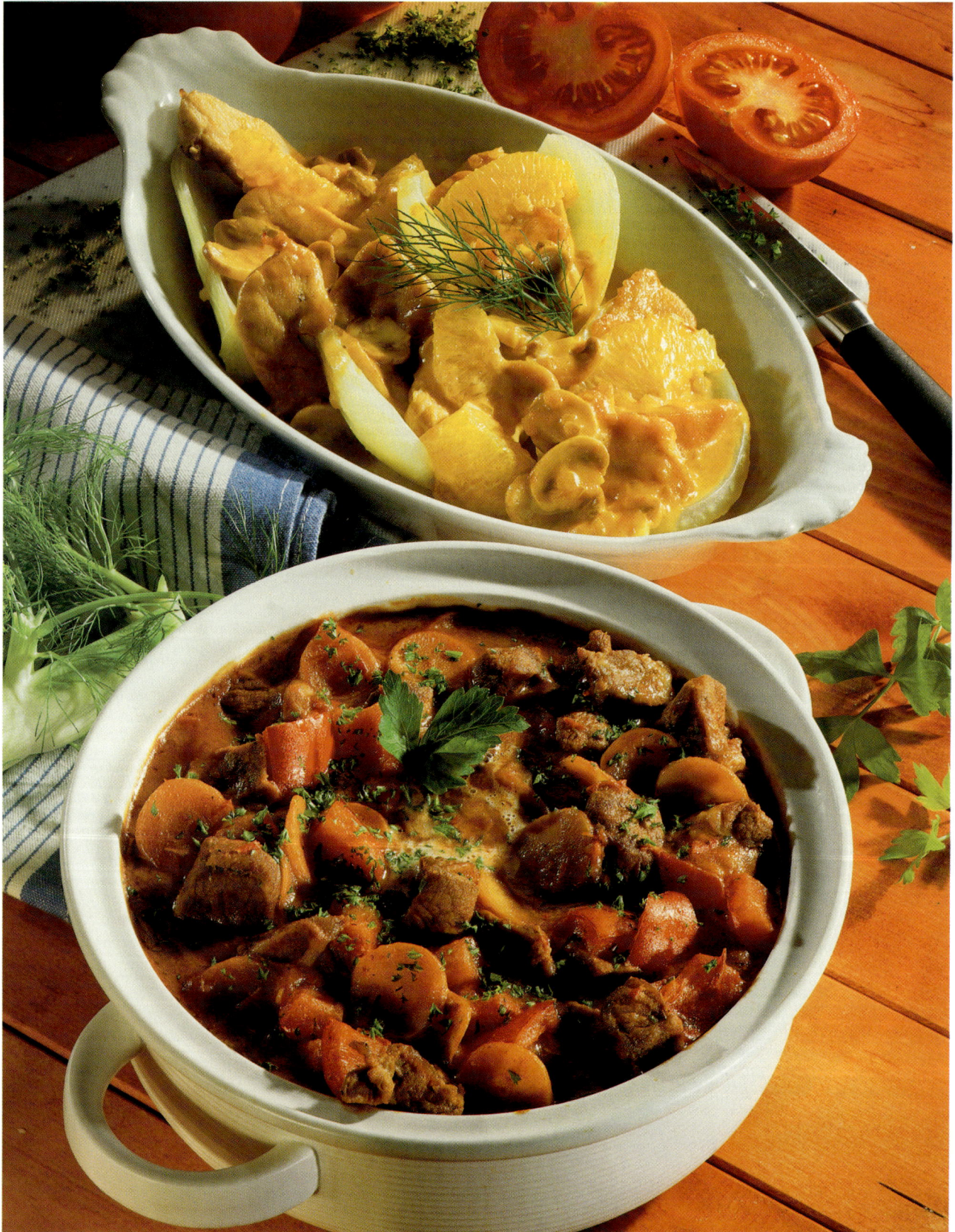

Fencheltopf mit Hähnchensauce

Zubereitungszeit:
ca. 1 Stunde

Für 2 Personen

2 Fenchelknollen (500 g)
4 Orangen
1 Zwiebel
150 g Champignons
300 g Hähnchenbrustfilet
1¹/₂ EL Sonnenblumenöl
1¹/₂ TL Kräutersalz
¹/₂ TL gemahlener
Kardamom
1 Msp. Cayennepfeffer
50 g Sahne

1. Die Fenchelknollen waschen, putzen und halbieren. Das Fenchelgrün abschneiden und beiseite legen. Die Fenchelhälften in kochendem Wasser etwa 5 Minuten blanchieren. Dann herausnehmen und beiseite stellen.
2. Nun 2 Orangen auspressen und den Saft beiseite stellen. Die 2 anderen Orangen sorgfältig schälen und dabei auch die weiße Haut entfernen. Die Filets mit einem Messer aus den Trennhäuten herausschneiden und halbieren.
3. Die Zwiebel schälen und fein würfeln. Die Champignons putzen, mit einem feuchten Tuch vorsichtig abreiben und in dünne Scheiben schneiden.

4. Das Hähnchenfleisch waschen, trockentupfen und quer zur Faser in schmale Streifen schneiden. Den Backofen auf 175 °C vorheizen.
5. Das Öl in einer Pfanne erhitzen und das Fleisch darin von allen Seiten anbraten. Zwiebelwürfel und Champignonscheiben hinzufügen und alles unter Rühren kurze Zeit braten.
6. Nun ¹/₈ l Wasser und den Orangensaft zum Fleisch geben. Mit Kräutersalz, Kardamom und Cayennepfeffer würzen. Zuletzt die Sahne darunterrühren.
7. Die Fenchelhälften in eine große Auflaufform legen und die einzelnen Blattlagen etwas auseinanderziehen. Die Fleischsauce auf dem Gemüse verteilen.
8. Die Form mit Alufolie verschließen und den Fencheltopf etwa ¹/₄ Stunde im Backofen garen. Danach die Folie entfernen und das Ganze etwa 5 Minuten offen schmoren lassen. Vor dem Servieren mit dem Fenchelgrün garnieren.
(auf dem Foto: oben)

ca. 500 kcal je Portion

Geschmortes Lammfleisch mit Paprikaschoten

Zubereitungszeit:
ca. 2¹/₄ Stunden

Für 2 Personen

3 rote Paprikaschoten
250 g Möhren
400 g Tomaten
200 ml trockener Rotwein
1 TL gerebelter Oregano
2 TL Kräutersalz
2 TL Paprikapulver
edelsüß
1 TL gehackter Liebstöckel
1 Knoblauchzehe
300 g Lammfleisch
aus der Keule
5 EL Sahne
1 EL gehackte Petersilie

1. Die Paprikaschoten vierteln, putzen, entkernen, waschen und in 4 cm große Stücke schneiden. Die Möhren putzen, schälen und in Scheiben schneiden.
2. Die Tomaten waschen, vierteln, die Stielansätze herausschneiden und die Tomaten mit dem Schneidstab pürieren.

3. Die Paprikastücke mit dem Tomatenmus in einer großen Auflaufform mischen und den Rotwein angießen. Alles mit Oregano, Kräutersalz, Paprikapulver und Liebstöckel würzen. Die Knoblauchzehe schälen und durch eine Presse dazudrücken.
4. Das Fleisch waschen, trockentupfen und in mundgerechte Stücke schneiden. Unter das Gemüse mischen.
5. Die Auflaufform mit einem passenden Deckel oder mit Alufolie verschließen und in den kalten Backofen stellen. Den Ofen auf 160 °C aufheizen und alles etwa 1³/₄ Stunden garen.
6. Das Ragout mit der Sahne verfeinern und mit der Petersilie bestreuen.
(auf dem Foto: unten)

ca. 540 kcal je Portion

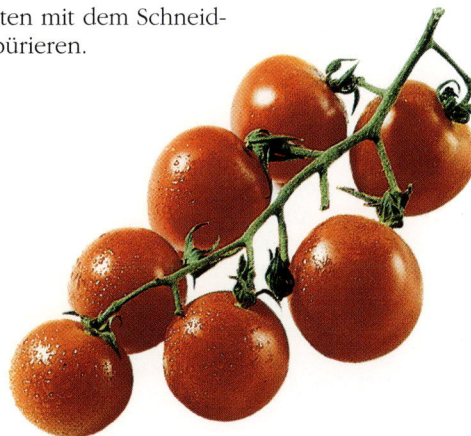

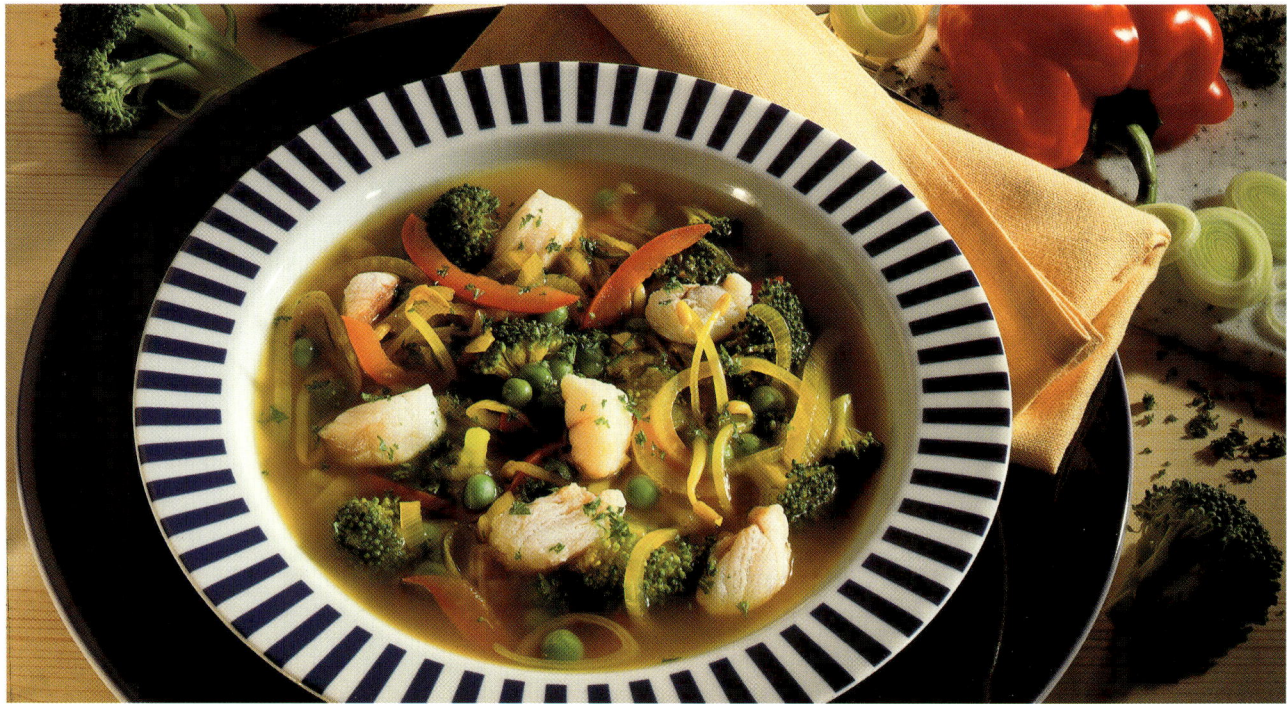

Indische Fisch-Gemüse-Suppe

Zubereitungszeit:
ca. $^3/_4$ Stunden

Für 2 Personen

1 große rote Paprikaschote
250 g Brokkoli
1 dicke Stange Lauch
1 Zwiebel
2 EL kaltgepreßtes Olivenöl
700 ml vegetarische Gemüsebrühe (aus Instantpulver hergestellt)
400 g Kabeljaufilet
$^1/_2$–1 TL gemahlener Kardamom
$^1/_2$–1 TL Kurkumapulver
$^1/_2$–1 TL Korianderpulver
$^1/_2$–1 TL Ingwerpulver
$^1/_2$ TL Cayennepfeffer
$^1/_2$–1 TL gemahlene Gewürznelken
2 TL Currypulver
100 g TK-Erbsen
100 g Mungobohnenkeimlinge
1–2 EL Sojasauce
2 EL gehackte Petersilie

1. Die Paprikaschote vierteln, putzen, entkernen, waschen und in feine Streifen schneiden. Den Brokkoli waschen, putzen und in kleine Röschen zerteilen. Die Stiele schälen und in Stücke schneiden.
2. Den Lauch putzen, waschen und in dünne Scheiben schneiden. Die Zwiebel schälen und in Ringe schneiden.
3. Die Zwiebel in einem Topf im heißen Öl glasig dünsten. Das Gemüse hinzufügen und alles kräftig anbraten. Dann die Gemüsebrühe angießen und das Ganze etwa 12 Minuten zugedeckt köcheln lassen.
4. Inzwischen den Fisch kurz mit kaltem Wasser abbrausen, trockentupfen und in mundgerechte Stücke schneiden.

5. Alle Gewürze miteinander mischen und die Fischwürfel darin wenden.
6. Die Fischwürfel sowie die Erbsen und die Keimlinge in die Gemüsesuppe geben. Bei schwacher Hitze zugedeckt 5 bis 8 Minuten köcheln lassen.
7. Die Suppe mit der Sojasauce abschmecken und mit der gehackten Petersilie bestreuen.

ca. 450 kcal je Portion

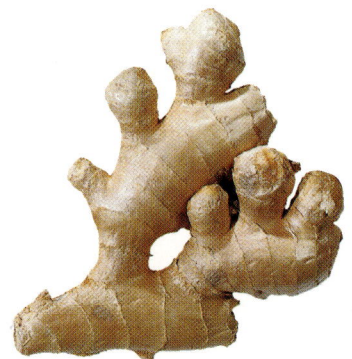

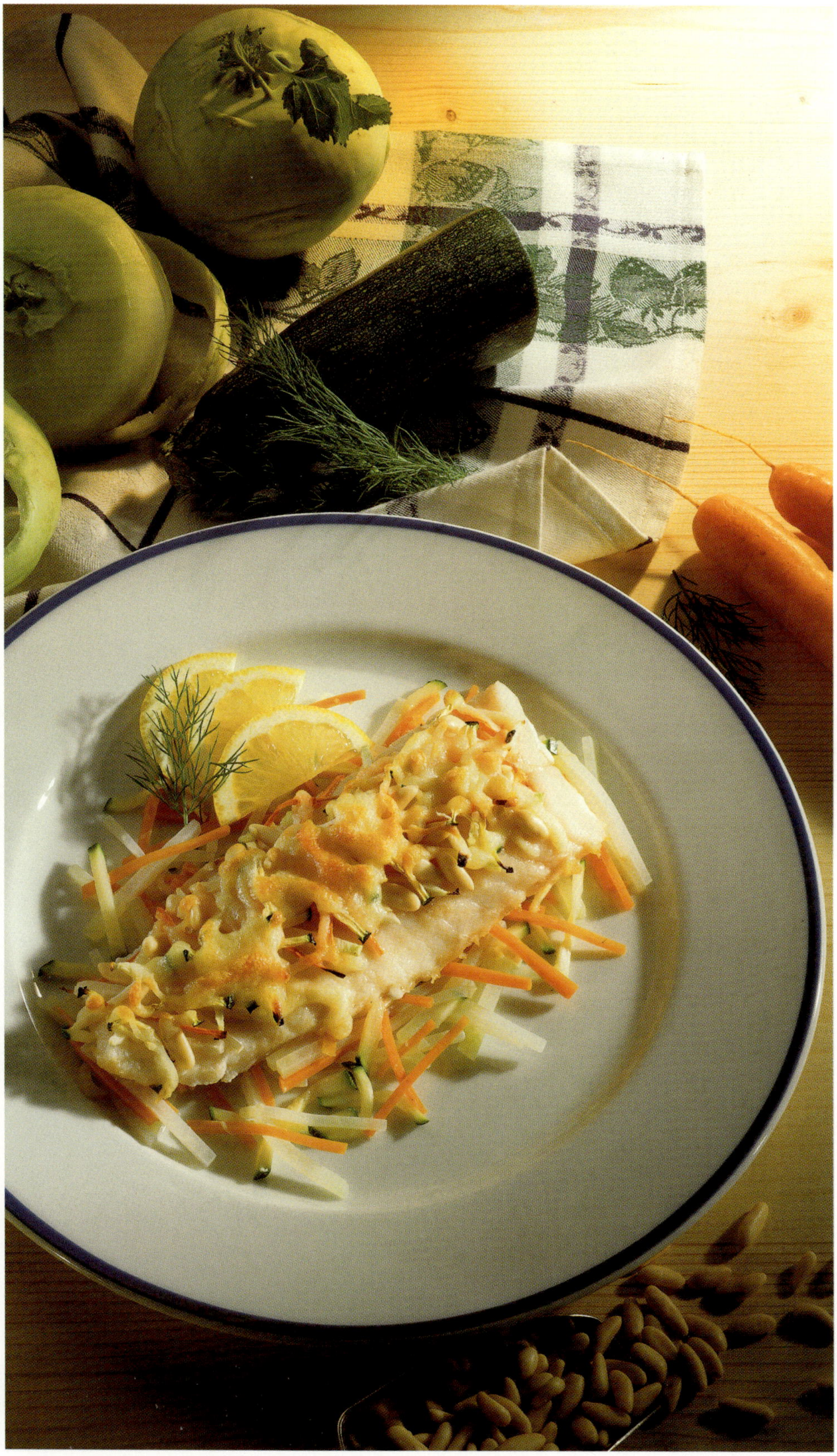

Rotbarsch mit Gemüse-Käse-Kruste

Zubereitungszeit:
ca. 1 Stunde

Für 2 Personen

200 g Möhren
1 Kohlrabiknolle
1 mittelgroße Zucchini
100 ml trockener Weißwein
50 g Sahne
2 TL vegetarische Gemüse-brühe (Instantpulver)
400 g Rotbarschfilet
4 EL Zitronensaft
1 TL Kräutersalz
3 EL Pinienkerne
100 g geriebener Gruyère (Greyerzer)

1. Die Möhren und den Kohlrabi putzen, schälen und in feine Stifte schneiden. Den Zucchini waschen, putzen und in feine Stifte schneiden.
2. Das Gemüse miteinander mischen und zwei Drittel davon in eine feuerfeste Form geben.
3. Den Wein und die Sahne zum Gemüse gießen und die Brühe darüberstreuen. Den Backofen auf 180 °C vorheizen.
4. Das Rotbarschfilet waschen und trockentupfen. Mit Zitronensaft beträufeln, mit Kräutersalz bestreuen und auf das Gemüse in der Form legen.
5. Das restliche Gemüse zusammen mit den Pinienkernen auf dem Fisch verteilen. Mit dem Käse bestreuen.
6. Den Fisch im Backofen 25 bis 30 Minuten auf der mittleren Schiene überbacken, bis er gut durchgegart ist und der Käse eine Kruste gebildet hat.

ca. 730 kcal je Portion

Überbackener Gemüse-Frucht-Salat

Zubereitungszeit:
ca. ³/₄ Stunden

Für 2 Personen

Für den Salat:
300 g Brokkoli
1 reife Avocado
etwas Zitronensaft
¹/₂ frische Ananas
1 rote Paprikaschote
1 kleiner Eisbergsalat

Für die Sauce:
2 EL kaltgepreßtes Sonnenblumenöl
2 EL Balsamessig (Aceta balsamico)
1 TL Kräutersalz
¹/₂ TL gemahlener Kardamom
1 EL feingehackte frische Ingwerwurzel

Außerdem:
200 g Raclettekäse

1. Den Brokkoli waschen, putzen und die Röschen abschneiden. Die Stiele schälen und in Scheiben schneiden. Den Brokkoli in etwa 5 Minuten in wenig kochendem Wasser bißfest garen. Anschließend den Brokkoli gut abtropfen lassen.
2. Die Avocado schälen, längs halbieren und den Stein herauslösen. Das Fruchtfleisch in schmale Spalten schneiden. Sofort mit etwas Zitronensaft beträufeln.
3. Die Ananashälfte schälen, über die Längsachse achteln und die harten Strünke abschneiden. Das Fruchtfleisch in kleine Stücke schneiden.
4. Die Paprikaschote vierteln, putzen, entkernen, waschen und quer in sehr feine Streifen schneiden. Den Backofen auf 175 °C vorheizen.
5. Den Eisbergsalat verlesen, waschen, trockenschleudern und in mundgerechte Stücke zupfen. Eine Auflaufform damit auslegen.
6. Die Salatblätter mit Brokkoliröschen, Avocadospalten, Ananaswürfeln und Paprikastreifen belegen.
7. Für die Sauce das Öl mit dem Balsamessig und 100 ml Wasser verrühren. Mit Kräutersalz, Kardamom und gehacktem Ingwer würzen. Die Sauce über den Gemüse-Frucht-Salat gießen. Alles mit dem Raclettekäse belegen.
8. Den Salat im Ofen 8 bis 10 Minuten auf der mittleren Schiene überbacken. Der Käse sollte dabei gut verlaufen, der Salat jedoch nur gut heiß sein.
(auf dem Foto: oben)

ca. 820 kcal je Portion

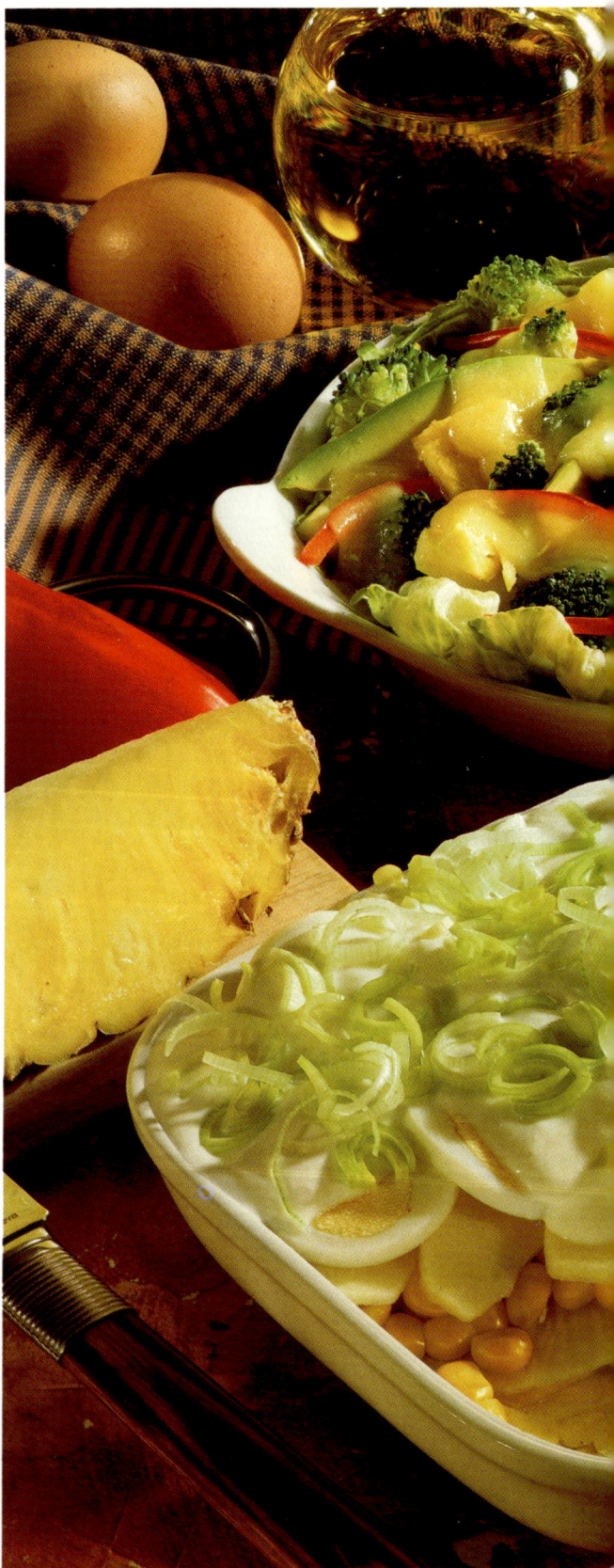

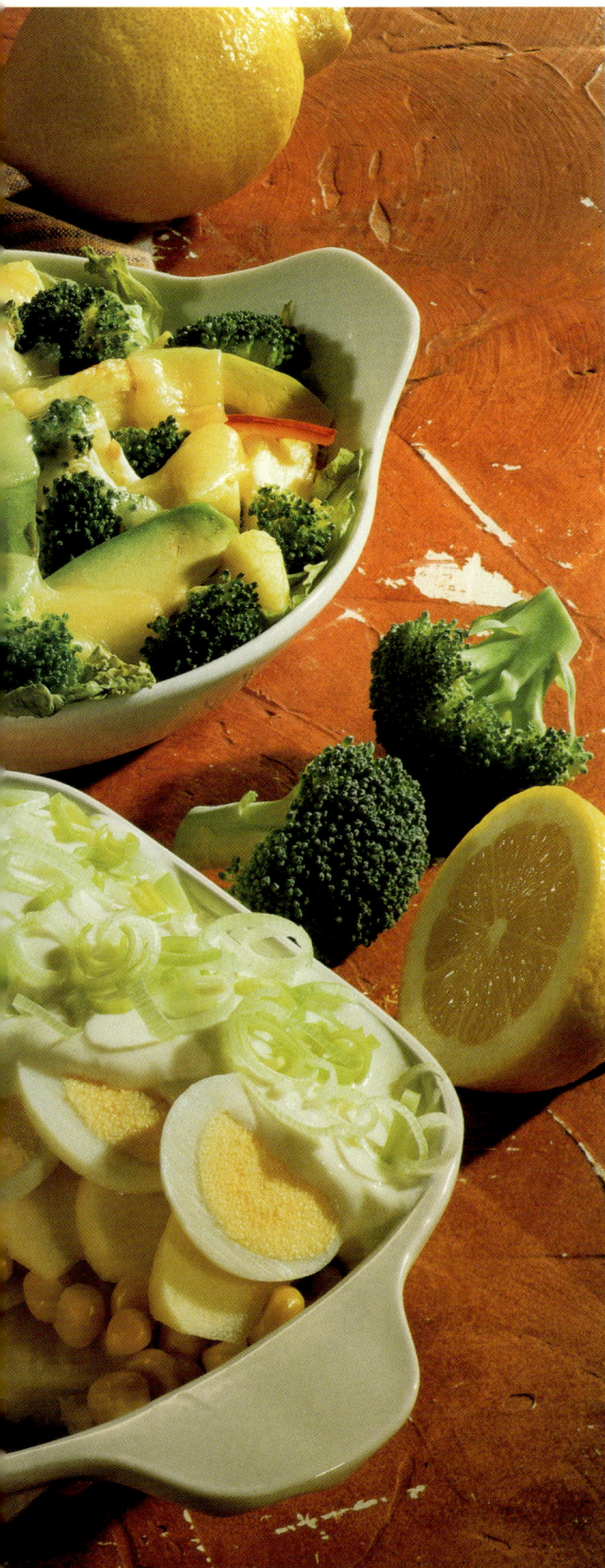

Schichtsalat

Zubereitungszeit:
ca. 35 Minuten
Zeit zum Durchziehen:
ca. 24 Stunden

Für 2 Personen

1 reife, süße Ananas
1 kleine Sellerieknolle
2 säuerliche Äpfel
2–3 EL Zitronensaft
4 Eier
250 g saure Sahne
175 g Sahnedickmilch
2 Lauchstangen
200 g TK-Maiskörner

1. Von der Ananas Schopf und Boden abschneiden und die Frucht schälen. Dann die Ananas der Länge nach achteln und das Fruchtfleisch quer in kleine Stücke schneiden. Die Ananasstücke zusammen mit 100 ml Wasser in einem Topf kurz aufkochen. Dann auskühlen lassen.
2. Den Sellerie putzen, waschen und in kochendem Wasser etwa 20 Minuten garen. Anschließend abkühlen lassen, schälen, würfeln und in sehr feine Scheiben oder Stifte schneiden.
3. Die Äpfel waschen oder schälen, vierteln, entkernen und in dünne Spalten schneiden. Sofort mit dem Zitronensaft beträufeln.
4. Die Eier hartkochen, abschrecken, pellen und in Scheiben schneiden.

5. Saure Sahne und Dickmilch zusammen mit dem Schneebesen glattrühren. Den Lauch putzen, der Länge nach halbieren, gut waschen und in sehr feine Streifen schneiden.
6. Nun die Ananasstücke in eine Schüssel geben und die Selleriescheiben gleichmäßig darauf verteilen. Als dritte Schicht die Maiskörner darauf geben. Anschließend folgen die Apfelspalten, danach die Eierscheiben.
7. Die Sauce gleichmäßig über die Eischeiben geben und alles mit den Lauchstreifen bedecken. Den Schichtsalat etwa 24 Stunden zugedeckt im Kühlschrank durchziehen lassen.
(auf dem Foto: unten)

ca. 810 kcal je Portion

Tip
Rohe Ananasstücke können Sie für diesen Salat nicht verwenden, denn sie enthalten ein eiweißspaltendes Enzym, welches den Salat nach längerem Stehen bitter werden läßt. Durch das kurze Aufkochen der Ananasstücke wird das Enzym zerstört, und es kann dann nichts mehr passieren.

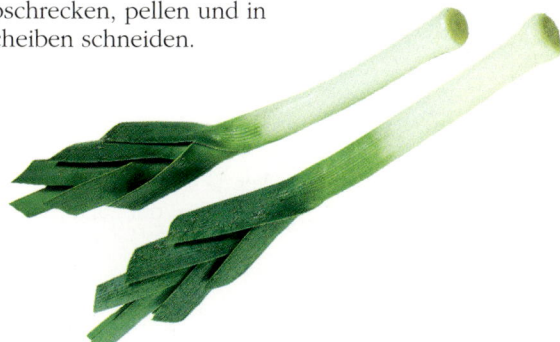

Asiatisches Tofugemüse

Zubereitungszeit:
ca. ³/₄ Stunden

Für 2 Personen

1 Zucchini (300 g)
100 g frische Shiitake-
oder Austernpilze
1 rote Paprikaschote
1 gelbe Paprikaschote
100 g Mungobohnen-
keimlinge
1 Zwiebel
1 Knoblauchzehe
1 EL feingehackte frische
Ingwerwurzel
2 EL kaltgepreßtes
Sonnenblumenöl
40 g Cashewkerne
150 g fester Tofu
¹/₈ l vegetarische Gemüse-
brühe (aus Instantpulver
hergestellt)
2 EL salzarme Sojasauce
einige Spritzer
Worcestershiresauce
1 EL feingehackter
Liebstöckel

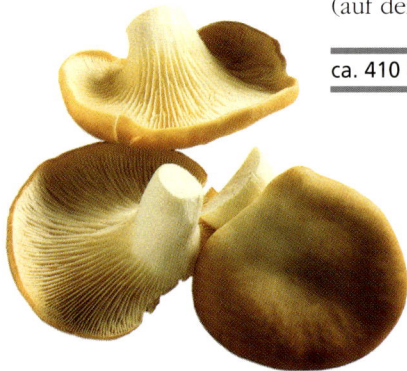

1. Den Zucchini waschen, putzen und in dünne Scheiben schneiden. Die Pilze putzen, mit einem feuchten Tuch vorsichtig abreiben und in Streifen schneiden.
2. Die Paprikaschoten halbieren, putzen, entkernen, waschen und kleinwürfeln. Die Mungobohnenkeime gut verlesen und heiß abspülen.
3. Die Zwiebel schälen und in dünne Spalten schneiden. Den Knoblauch schälen und zerdrücken.
4. Zwiebel und Knoblauch zusammen mit dem Ingwer im heißen Öl glasig dünsten. Dann das Gemüse, die Pilze und die Cashewkerne hinzufügen. Alles gründlich durchrühren.
5. Den Tofu in etwa 2 cm große Würfel schneiden und zum Gemüse geben. Die Brühe angießen, alles mit Sojasauce würzen und zugedeckt etwa ¹/₄ Stunde garen.
6. Das Gemüse nach Belieben mit einigen Spritzern Worcestershiresauce würzen und mit dem Liebstöckel bestreuen.
(auf dem Foto: oben)

ca. 410 kcal je Portion

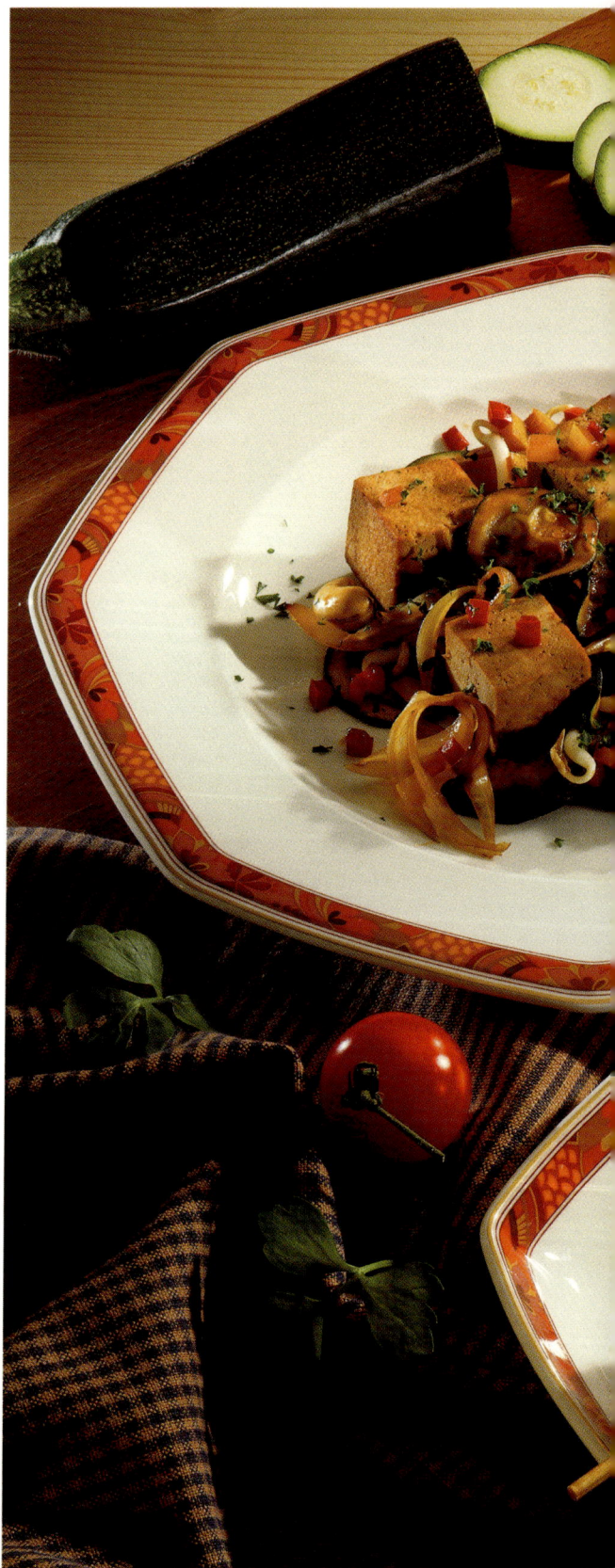

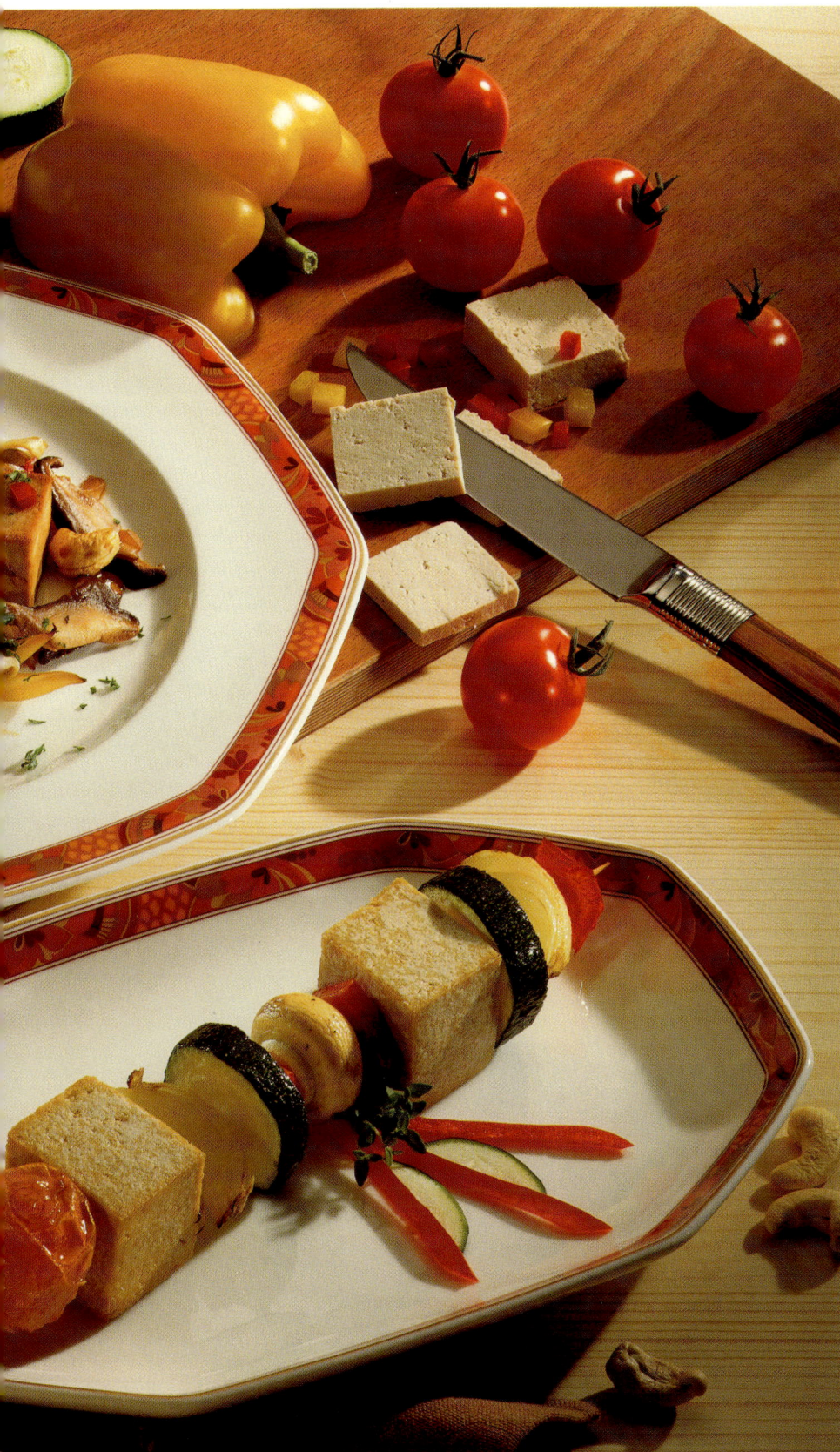

Tofuspießchen

Zubereitungszeit:
ca. 40 Minuten

Für 2 Personen

**2–3 Zwiebeln
1 Zucchini (300 g)
1 rote Paprikaschote
16 kleine Champignons
16 Kirschtomaten
250 g fester Tofu
8 EL kaltgepreßtes Olivenöl
3–4 TL Kräutersalz**

1. Die Zwiebeln schälen und achteln. Den Zucchini waschen, putzen und in etwa 1 cm dicke Scheiben schneiden.
2. Die Paprikaschote vierteln, putzen, entkernen, waschen und in quadratische Stücke schneiden. Die Champignons putzen und mit einem feuchten Tuch vorsichtig abreiben. Die Kirschtomaten waschen. Den Tofu in 2 bis 3 cm große Würfel schneiden.
3. Das Gemüse und die Tofuwürfel in bunter Reihe auf Schaschlikspieße stecken. Mit dem Öl bestreichen und mit dem Kräutersalz bestreuen.
4. Die Spieße in einer beschichteten Pfanne ohne Fettzugabe bei mittlerer Hitze in etwa $1/4$ Stunde von allen Seiten goldbraun braten.
(auf dem Foto: unten)

ca. 520 kcal je Portion

Tip

Essen Sie dazu den Knoblauchdip von S. 68 und einen neutralen Salat.

Italienischer Bohneneintopf

Zubereitungszeit:
ca. 40 Minuten

Für 2 Personen

400 g grüne Bohnen
etwas Meersalz
1 Zweig Bohnenkraut
1 Zwiebel
1 Knoblauchzehe
1 große rote Paprikaschote
4 vollreife Tomaten
1 Zucchini (150 g)
100 g kleine Champignons
2 EL kaltgepreßtes Olivenöl
$^1/_4$ l vegetarische Gemüse-
brühe (aus Instantpulver
hergestellt)
1 TL gerebelter Thymian
1 TL gerebelter Oregano
1 TL Kräutersalz
50 g saure Sahne

1. Die Bohnen waschen, putzen und, wenn nötig, abfädeln. In wenig leicht gesalzenem Wasser bei mäßiger Hitze in etwa $^1/_4$ Stunde zugedeckt bißfest garen. Mit dem Bohnenkraut würzen.
2. In der Zwischenzeit die Zwiebel und den Knoblauch schälen und beides in Streifen schneiden. Die Paprikaschote halbieren, putzen, entkernen, waschen und in schmale Streifen schneiden.

3. Die Tomaten über Kreuz einritzen, kurz überbrühen, abschrecken und enthäuten. Die Tomaten von den Stielansätzen befreien und in kleine Würfel schneiden. Die Zucchini waschen, putzen, längs halbieren und in Scheiben schneiden. Die Pilze putzen, mit einem feuchten Tuch vorsichtig abreiben und halbieren.
4. Das Öl in einer Pfanne erhitzen und Zwiebel sowie Knoblauch darin anbraten.
5. Paprikastreifen, Zucchini, Pilze und Tomatenwürfel hinzufügen, kräftig anbraten und mit der Brühe ablöschen. Mit Thymian, Oregano und Kräutersalz würzen. Zugedeckt etwa 8 Minuten bei geringer Hitze schmoren lassen. Die Bohnen abgießen und zum Gemüse geben. Das nicht mehr kochende Gemüse mit der sauren Sahne verfeinern.
(auf dem Foto: oben)

---

ca. 260 kcal je Portion

Gebackene Tomaten mit Fetafüllung

Zubereitungszeit:
ca. 1 Stunde

Für 2 Personen

4 mittelgroße oder 8 kleine
Fleischtomaten
1 Knoblauchzehe
1 milde frische Peperoni
16 schwarze Oliven
2 EL kaltgepreßtes Olivenöl
200 g milder Feta
50 g Sahne
1$^1/_2$ TL vegetarische Gemü-
sebrühe (Instantpulver)
1 TL gerebelter Oregano
10 Basilikumblättchen

1. Die Tomaten waschen, oben jeweils einen Deckel abschneiden und die Kerngehäuse mit einem Löffel herausschaben. Das herausgelöste Fruchtfleisch durch ein Sieb geben und den Saft dabei auffangen.
2. Die Zwiebel und den Knoblauch schälen und sehr fein hacken. Die Peperoni waschen, längs halbieren und die Kernchen herauskratzen. Die Oliven entkernen. Peperoni und Oliven in kleine Würfel schneiden.
3. Den Backofen auf 170 °C vorheizen. Das Olivenöl in einer Pfanne erhitzen und Zwiebel-, Knoblauch-, Peperonisowie Olivenwürfel darin kurz andünsten.

4. Den Feta mit einer Gabel grob zerdrücken. Die Hälfte der Zwiebelmischung darunterrühren. Die Masse in die Tomaten füllen und die Deckel aufsetzen.
5. Den aufgefangenen Tomatensaft mit der restlichen Zwiebelmischung, der Sahne und 75 ml Wasser verrühren. Mit der Brühe und dem Oregano würzen.
6. Die Sauce in eine feuerfeste Form gießen und die gefüllten Tomaten hineinsetzen. Im Backofen 20 bis 25 Minuten garen. Mit den gewaschenen Basilikumblättchen garnieren.
(auf dem Foto: unten)

---

ca. 620 kcal je Portion

Tip
Essen Sie dazu das Italienische Bohnengemüse (S. 70).

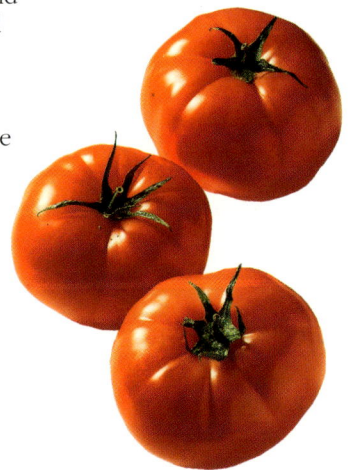

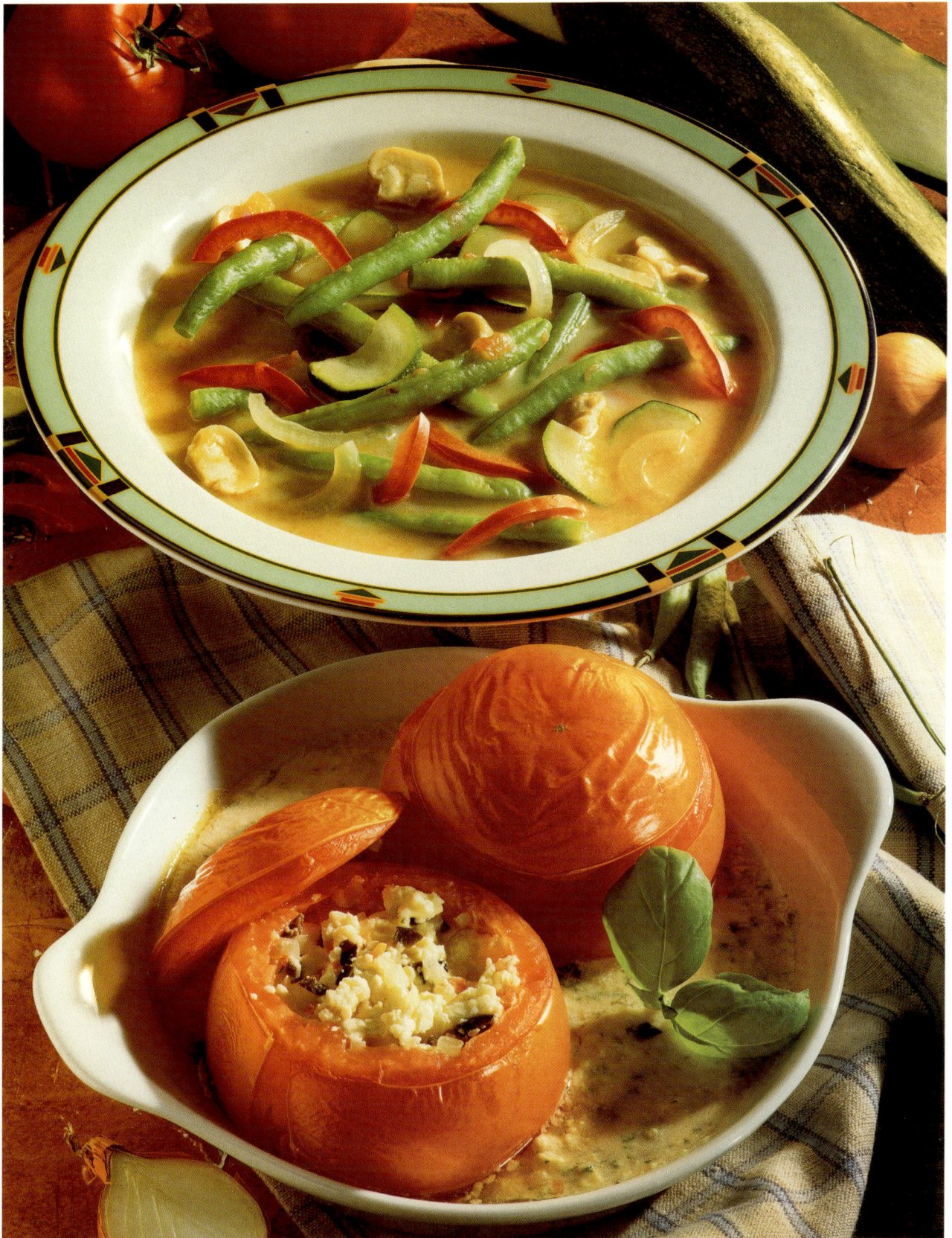

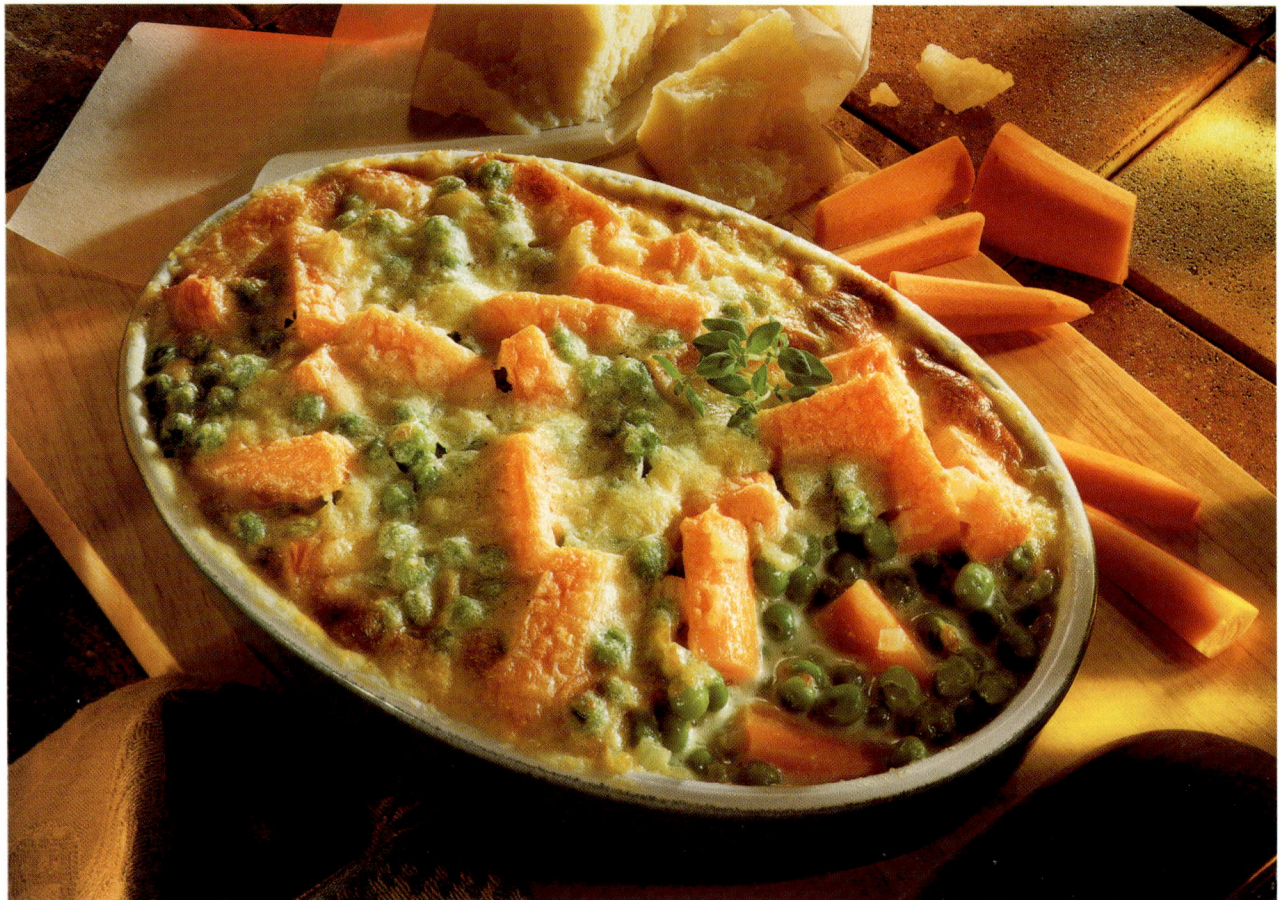

Möhren-Erbsen-Gratin

Zubereitungszeit:
ca. 1 Stunde

Für 2 Personen

1 große Zwiebel
1 EL Butter
600 g Möhren
200 g TK-Erbsen
250 g saure Sahne
50 g Sahne
80 g geriebener Parmesan
1 TL Kräutersalz
1 Msp. Cayennepfeffer

1. Die Zwiebel schälen, fein würfeln und in der Butter glasig dünsten.
2. Die Möhren putzen, schälen und in etwa 4 cm lange Stücke schneiden. Wenn die Möhren relativ dick sind, sie vor dem Kleinschneiden der Länge nach halbieren oder vierteln. Den Backofen auf 175 °C vorheizen.
3. Zwiebelwürfel, Möhrenstücke und Erbsen in einer Auflaufform mischen. Die saure Sahne mit der süßen Sahne und 200 ml Wasser verrühren. Parmesan, Kräutersalz und Cayennepfeffer darunterrühren.

4. Den Sahneguß über das Gemüse geben. Das Gratin mit Alufolie abdecken und im Ofen etwa 20 Minuten backen. Danach die Folie entfernen und das Gratin weitere 10 Minuten backen, bis sich eine leichte Kruste gebildet hat.

ca. 590 kcal je Portion

Variation

Ersetzen Sie den Parmesan doch einmal durch Gorgonzola oder einen anderen Edelpilzkäse, und geben Sie noch 1 Teelöffel gerebelten Rosmarin an den Guß. Diese Variante werden all diejenigen lieben, die es besonders würzig mögen.

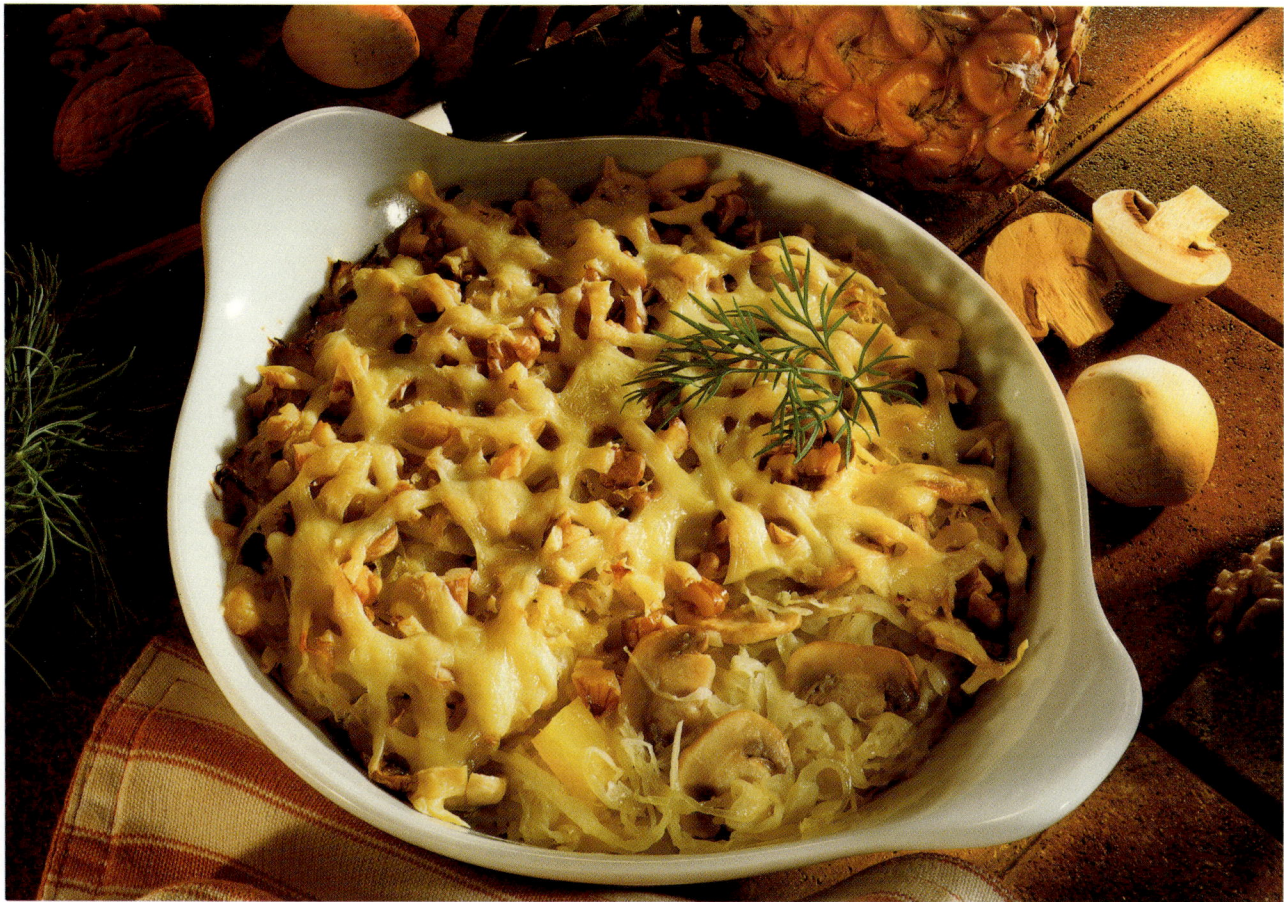

Gratinierte Champignons mit Sauerkraut

Zubereitungszeit:
ca. 55 Minuten

Für 2 Personen

200 g Champignons
1 große Zwiebel
1 kleine frische Ananas
2 EL Butter
500 g Sauerkraut
1 TL Kräutersalz
8 EL Sahne
6 gehackte Walnußkern-
hälften
100 g geriebener Käse,
45 % Fett i. Tr. (z. B. Gouda)

1. Die Champignons putzen, mit einem feuchten Tuch vorsichtig abreiben und in Scheiben schneiden. Die Zwiebel schälen und fein würfeln. Von der Ananas Schopf und Boden abschneiden und die Frucht schälen. Die Ananas längs vierteln, die Innenstrünke herausschneiden und das Fruchtfleisch in kleine Würfel schneiden.
2. Die Butter in einer Pfanne schmelzen lassen und die Pilze zusammen mit den Zwiebelwürfeln darin leicht andünsten.
3. Das Sauerkraut etwas zerpflücken und kleinschneiden. Zusammen mit der Ananas zu den Pilzen geben. Alles mit Kräutersalz leicht würzen und die Sahne darunterrühren.

4. Das Gemüse etwa 10 Minuten unter Rühren dünsten. In der Zwischenzeit den Backofen auf 200 °C vorheizen.
5. Das Gemüse in eine Auflaufform geben und mit den gehackten Walnußkernen bestreuen. Den Käse darauf streuen. Das Ganze im Ofen auf der mittleren Schiene in etwa $1/4$ Stunde überbacken.

ca. 700 kcal je Portion

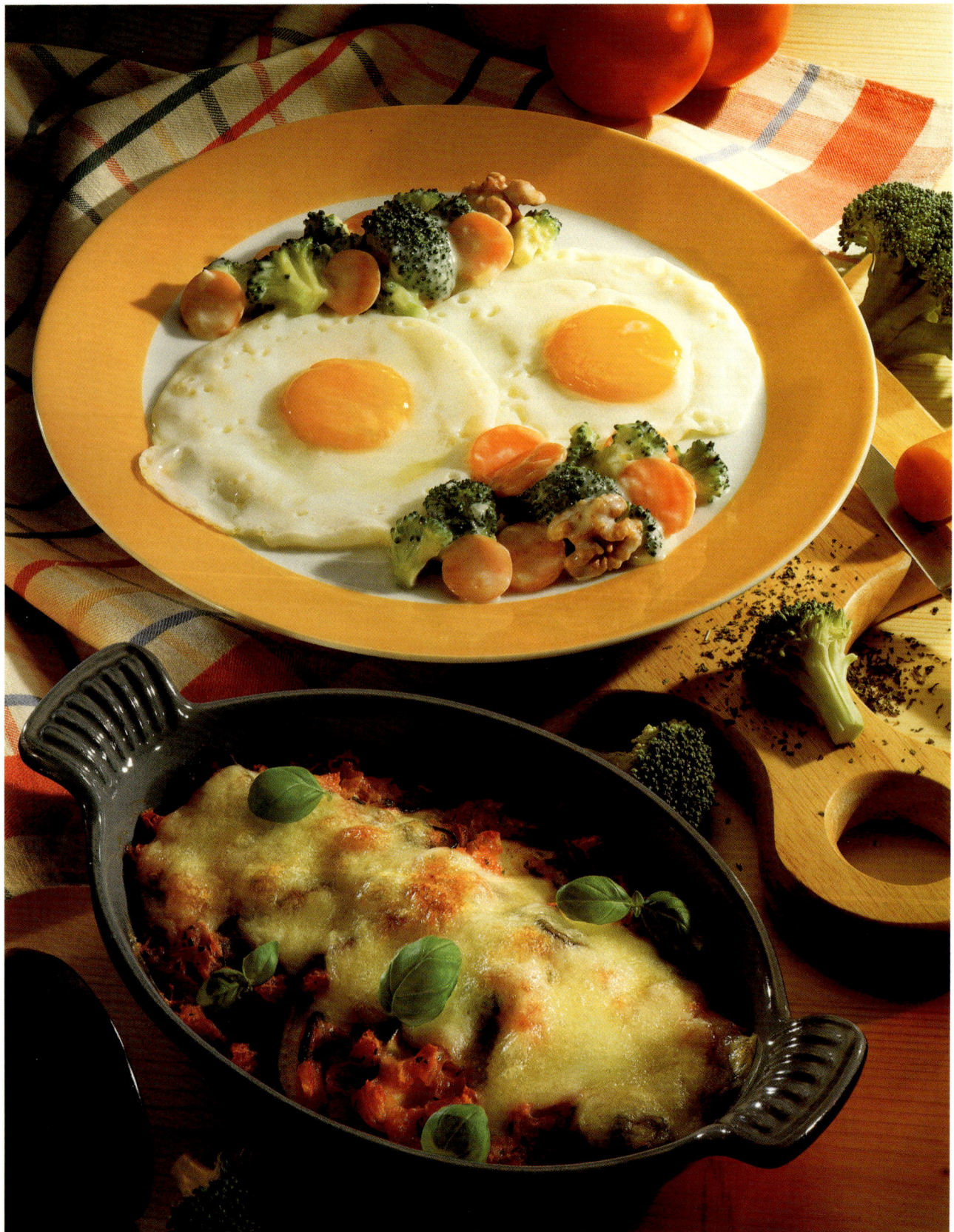

Brokkoli-Möhren-Ragout mit Spiegeleiern

Zubereitungszeit:
ca. 50 Minuten

Für 2 Personen

Für das Ragout:
350 g Brokkoli
1/2 TL Meersalz
400 g Möhren
1 Zwiebel
1 1/2 EL Butter
80 g Sahne
100 g Ricotta
(italienischer Frischkäse)
2 TL vegetarische Gemüse-
brühe (Instantpulver)
8 Walnußkernhälften

Für die Eier:
2 EL kaltgepreßtes Sonnen-
blumenöl
4 Eier
2 Msp. Meersalz

1. Den Brokkoli waschen, putzen und in kleine Rös-chen zerteilen. Die Stiele schälen und in kleine Stücke schneiden. Das Gemüse in wenig Salz-wasser in 5 bis 8 Minuten halbgar kochen.
2. Die Möhren putzen, schälen und in Scheiben schneiden. Die Zwiebel schälen und fein würfeln.

3. Die Butter in einem Topf erwärmen und Zwie-belwürfel sowie Möhren-scheiben darin bei milder Hitze einige Minuten braten.
4. Die Sahne und 120 ml Wasser angießen, alles auf-kochen und weitere 5 bis 8 Minuten auf kleiner Flamme köcheln lassen.
5. Dann den Ricotta in die Sauce einrühren und alles mit der Brühe ab-schmecken. Zum Schluß den Brokkoli und die Walnußkerne dazugeben. Alles kurz erhitzen.
6. Das Öl in einer Pfanne erhitzen, die Eier hinein-schlagen und zu Spiegel-eiern braten. Mit dem Salz leicht würzen. Das Gemü-seragout zusammen mit den Spiegeleiern servieren. (auf dem Foto: oben)

ca. 690 kcal. je Portion

Aubergine in Tomatensauce

Zubereitungszeit:
ca. 1 1/4 Stunden

Für 2 Personen

1 große Aubergine
1–2 TL Meersalz
500 g reife Tomaten
15 entsteinte schwarze
Oliven
1 EL kaltgepreßtes Olivenöl
50 g Sahne
1 TL Kräutersalz
2 TL gerebelter Oregano
1 TL getrockneter Rosmarin
1 Knoblauchzehe
150 g Mozzarella
ca. 16 Basilikumblättchen

1. Die Aubergine waschen und den Stielansatz entfer-nen. Die Frucht der Länge nach in 1/2 cm dicke Scheiben schneiden. Diese jeweils auf beiden Seiten leicht salzen, 10 Minuten ruhen lassen und dann mit Küchenkrepp abtupfen. Den Backofen auf 160 °C vorheizen.

2. Die Tomaten über Kreuz einritzen, kurz überbrühen, abschrecken und enthäu-ten. Die Tomaten vierteln, von den Stielansätzen be-freien und in kleine Würfel schneiden.
3. Die Oliven in Scheiben schneiden und zusammen mit dem Öl, der Sahne, Salz, Oregano und Rosma-rin unter die Tomatenwür-fel mischen. Die Knob-lauchzehe schälen und durch eine Presse dazu-drücken. Den Mozzarella in recht dünne Scheiben schneiden.
4. Die Auberginenscheiben abwechselnd mit den To-maten und den Mozzarella-scheiben in eine Auflauf-form schichten. Die letzte Schicht sollte aus Mozza-rella bestehen.
5. Den Auflauf in den Ofen stellen und etwa 3/4 Stun-den backen. Sollte der Käse zu braun werden, die Form mit Alufolie ab-decken. Den Auflauf zu-letzt mit dem gewaschenen Basilikum garnieren. (auf dem Foto: unten)

ca. 490 kcal je Portion

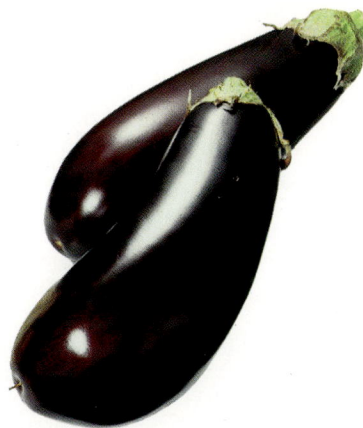

Literaturverzeichnis

Aihara, H.: Säuren und Basen. Mahajiva Verlag Holthausen/Münster, 2. Auflage 1990.

Anemüller, Dr. med. H.: Das Grunddiätsystem: Leitfaden der Ernährungstherapie. Hippokrates Verlag, Stuttgart, 3. Auflage 1987.

Bänziger, E., Vasey C.: Abnehmen mit dem Säure-Basen-Gleichgewicht. Midena Verlag, Augsburg, 1996.

Bircher-Benner, M. O.: Ordnungsgesetze des Lebens als Wegweiser zur Gesundheit. Bircher-Benner Verlag, Bad Homburg.

Bircher-Rey, H.: Wie ernähre ich mich richtig im Säure-Basen-Gleichgewicht. Humata Verlag, 9. Auflage (o.J.).

Braun, M.: Die Bedeutung der Säuren und Basen in der Ernährung des Menschen. Diplomarbeit, Institut für Ernährungswissenschaft der Justus Liebig Universität, Gießen, 1989.

Brecht, E. A.: Säuren – Basen. Brecht's Kochrezepte, Juni/Juli 1970.

Dörries, S.: Der Säure-Basen-Haushalt des Menschen. Neue Theorien über mögliche Beeinflussung, Störungen und sich daraus ergebene Auswirkungen. Diplomarbeit, Universität Gießen, 1992.

Ellmau, H.: Bioelektronik nach Vincent und Säure-Basen-Haushalt in Theorie und Praxis. Haug Verlag, Heidelberg, 1985.

Glaesel, K. O.: Heilung ohne Wunder und Nebenwirkungen. Gesundheit biologisch gesteuert. Labor Glaesel Verlag, Konstanz, 2. Auflage 1989.

Heine, Prof. Dr. med. H.: Lehrbuch der biologischen Medizin. Hippokrates Verlag, Stuttgart, 1991.

Heintze, Dr. med. T.: Säure-Basen-Haushalt in der Trennkost. Vortrag auf der UGB-Fachtagung „Säure-Basen-Haushalt und Vollwerternährung", Oktober 1991.

Heintze, Dr. med. T.: Alles über die Haysche Trennkost. Falken Verlag, Niedernhausen, 3. Auflage 1997.

Hoffmann, Dr. K.; Berendes, A.; Briel, E.: Revolution in der Küche – das Rezeptbuch der säurefreien und allergiearmen Kost. Vier Flamingos Verlag, Rheine, 1. Auflage 1995.

Hosch, Dr. H.: Gesund durch Entsäuerung. Joop Verlag, Wiesbaden 1994.

Jörgensen, H. H.: Säure-Basen-Haushalt – ein praxisnahes Meßverfahren zur Bestimmung der Pufferkapazität. Ärztezeitschrift für Erfahrungsheilkunde, 5/1985 (Seite 372–377).

Jörgensen, H. H.: Mit der Pufferkapazität steht und fällt die Leistung. H. P. Heilkunde, 6/93, 1988.

Jörgensen, H. H.: Die großen Irrtümer über den Säure-Basen-Haushalt. Der Naturarzt, 10/1989.

Jörgensen, H. H.: Das Kalium-Mißverständnis. Vortrag im Rahmen der „Medizinischen Woche", Baden-Baden, 02.11.1995.

Kern, Dr. med.: Verhütung von Schlaganfällen durch Entsäuerung – Analogie zum Herzinfakt. Arzt für Naturheilverfahren, 2/1984.

Koch, F.: Saure Nahrung macht krank. Frech Verlag, Stuttgart, 1988.

Kuhn, Dr. med. C.: Säure-Basen-Haushalt und Fasten. Vortrag auf der UGB-Fachtagung „Säure-Basen-Haushalt und Vollwerternährung", Oktober 1991.

Körber, Karl von; Männle, T.; Leitzmann C.: Vollwerternährung. Haug Verlag, Heidelberg, 7. Auflage 1993.

Kraske, Dr. med. E.-M.: Wie neugeboren durch Säure-Basen-Balance. Gräfe und Unzer Verlag, 1996.

Leitzmann, Prof. Dr. C.: Bedeutung des Säure-Basen-Haushaltes in der Vollwerternährung. Vortrag auf der UGB-Fachtagung „Säure-Basen-Haushalt und Vollwerternährung", Oktober 1991.

Oetinger-Papendorf, I.: Durch Entsäuerung zu seelischer und körperlicher Gesundheit. Selbstverlag, 6. Auflage.

Pirlet, Prof. Dr. med. K.: Ist die Vollwertkost Naturgemäß? Kann sie auch schaden? Ärztezeitschrift für Erfahrungsheilkunde, 5/1992, S. 345 ff.

Rau, Dr. med. T.: Übereiweißung und Übersäuerung. Sanum Post, Nr. 33, 1995.

Rauch, Dr. med., E.: Blut- und Säftereinigung. Karl F. Haug Verlag, Heidelberg, 19. Auflage.

Rauch, Dr. med., E.: F. X. Mayr-Kur und danach gesünder leben. Haug Verlag, Heidelberg, 1992.

Rumler, Dr. K.: Alkalogene Diät als Basistherapie. Der Praktische Arzt. Österreichische Zeitschrift für Allgemeinmedizin aus dem Kongreßband des 10. Kongreß der Akademie für Allgemeinmedizin Graz, 22. Nov. 1979: „Neue Erkenntnisse in der Medizin und ihre Bedeutung für die Allgemeinpraxis".

Sander, F.: Der Säure-Basen-Haushalt des Menschen. Hippokrates Verlag, Stuttgart, 2. Auflage 1985.

Silbernagl, S.: Taschenatlas der Physiologie. Deutscher Taschenbuchverlag, Stuttgart, 3. Auflage 1988.

Treutwein, N.: Übersäuerung – Krank ohne Grund? Südwest Verlag, München, 3. Auflage 1994.

Vasey, C.: Das Säure-Basen-Gleichgewicht. Midena Verlag, CH-Küttingen, 5. Auflage 1994.

Walb, L.; Heintze T.; Lehmann, P.: Original Haysche Trennkost. Haug Verlag, 44. Auflage 1996.

Weise, Dr. D. O.: Harmonische Ernährung. Smaragdina Verlag, München, 2. Auflage (o. J.).

Wendt, Prof. Dr. med. L.: Die Eiweißspeicherkrankheit. Haug Verlag, Heidelberg, 2. Auflage 1987.

Worlitschek, Dr. M.: Praxis des Säure-Basen-Haushaltes. Grundlagen und Therapie. Haug Verlag, Heidelberg, 1991.

Worlitschek, Dr. M.: Der Säure-Basen-Haushalt. Gesund durch Entsäuerung. Haug Verlag, Heidelberg, 1994.

Register

Alphabetisches Rezeptverzeichnis

Erklärung der Symbole
■ = Kohlenhydratgericht
■ = Eiweißgericht
■ = neutrales Gericht

Rezeptverzeichnis nach Rubriken

Erklärung der Symbole

- = Kohlenhydratgericht
- = Eiweißgericht
- = neutrales Gericht

Über die Autoren

Dr. med. Thomas M. Heintze, Facharzt für Innere Medizin, Naturheilverfahren und Homöopathie, ist Chefarzt der Asklepios Klinik Dr. Walb in Homberg/Ohm (überregionales Krankenhaus für Ganzheitsmedizin) und Präsident der Internationalen Gesellschaft für Haysche Trennkost (IGHT). Er behandelt tagtäglich Patienten mit einem gestörten Säure-Basen-Gleichgewicht – unter anderem auch mit Trennkost.

Ursula Summ gilt in Deutschland als eine der Mitbegründer der Trennkostbewegung. Sie ist Trennkostspezialistin und hat im FALKEN Verlag schon viele sehr erfolgreiche Bücher veröffentlicht. Die Autorin leitete über 10 Jahre Kurse für Übergewichtige und gründete 1994 einen Trennkostclub für den deutschsprachigen Raum. Informationen dazu erhalten Sie über:
Ursula Summ, Postf. 400 216, 65709 Hofheim/Ts.

Im FALKEN Verlag sind zahlreiche Titel zum Thema „Trennkost" erschienen.
Sie erhalten sie überall dort, wo es Bücher gibt.

Dieses Buch wurde auf chlorfrei gebleichtem und säurefreiem Papier gedruckt.

ISBN 3 8068 7366 6

© 1998 by FALKEN Verlag, 65527 Niedernhausen/Ts.
Die Verwertung der Texte und Bilder, auch auszugsweise, ist ohne Zustimmung des Verlags urheberrechtswidrig und strafbar. Dies gilt auch für Vervielfältigungen, Übersetzungen, Mikroverfilmung und für die Verarbeitung mit elektronischen Systemen.

Umschlaggestaltung: Peter Udo Pinzer
Redaktion: Birgit Wenderoth
Herstellung: Wilfried Sindt und Albert Brühl
Umschlagfotos: TLC-Foto-Studio GmbH, Velen-Ramsdorf (vorne: „Buttermilchpfannkuchen mit pikanter Gemüsefüllung", S. 86; hinten: „Pilzhirsotto", S. 80)
Rezeptfotos: TLC-Foto-Studio GmbH, Velen-Ramsdorf
Weitere Fotos im Innenteil: Manfred Blum, Rennerod: S. 7; **hapo,** Rielasingen-Worblingen: S. 41;
Fotostudio Hohl, Homberg/Ohm: S. 6; **Bildarchiv Huber,** Garmisch-Partenkirchen: S. 15 (Dolden),
28 (Schmid) und 14 (Siering); **IFA Bilderteam,** Frankfurt/Main: S. 13 (Adams); **Gisela Kelbert,** Idstein: S. 5;
Reinhard Tierfoto, Heiligkreuzsteinach: S. 4, 24, 27 und 29; **TLC-Foto-Studio GmbH,** Velen-Ramsdorf:
S. 40; **FALKEN Archiv: Anschlag & Goldmann:** S: 26 re. u. / **M. Brauner:** S. 2 / **W. Feldmann:** S. 96 u. /
W. Feiler: S. 1, 20, 35 li. zweites v. o., 36 o., 37 li. u., 55, 66, 95, 99 re. und 107 / **R. Feuz:** S. 17 und 73 /
B. Harms: S. 43 / **U. Kopp:** S. 36 zweites v. o., 60 u. und 82 li. / **Photo-Illustrations Ltd.:** S. 18 / 19 /
Schilling & Schmitz: S. 35 li. o. / **Tessmann + Endress:** S. 35 li. u. / **TLC:** S. 3, 9, 10, 11, 12, 16, 22,
26 li. o., 26 li. u., 26 re. o., 30, 31, 32, 34, 35 re. o., 35 re. u., 37 li. o., 37 li. zweites v. o., 37 re. u., 38, 39,
50 li., 52, 57 u., 58 li., 59 re., 62 li., 78, 85, 92 li., 100 li. und 102.

Die Ratschläge in diesem Buch sind von den Autoren und vom Verlag sorgfältig erwogen und geprüft, dennoch kann eine Garantie nicht übernommen werden. Eine Haftung der Autoren bzw. des Verlags und seiner Beauftragten für Personen-, Sach- und Vermögensschäden ist ausgeschlossen.

Satz/Lithobearbeitung: DM-SERVICE Mahncke & Pollmeier oHG, Rodgau
Druck: Westermann Druck Zwickau GmbH

817 2635 4453 6271